सूर्य चिकित्सा एक बहुत पुरानी प्राकृतिक रासायनिक तत्त्वों वाली चिकित्सा है। सूर्य स्नान, सतरंगी किरणों के सातों रंग, लाल, हरे एवं नीले रंगों के गुण ही इस चिकित्सा की मुख्य विशेषताएं हैं। सूर्य की किरणें एवं इसके सात रंगों द्वारा हमारे शरीर को लाभ देने की उत्तम एवं लाभकारी तकनीक है। सूर्य की किरणों के सातों रंग हरेक रोग के सफल इलाज के अतिरिक्त रोगी को तंदूरुस्ती प्रदान करने में महत्वपूर्ण भूमिका निभाती है। इसीलिए 'क्रोमोपैथी' हानिरहित, बिना लागत, प्राकृतिक रासायनिक तत्त्व सूर्य देव के अमूल्य आशीर्वाद से सुसज्जित है। इस पुस्तक में सूर्य चिकित्सा द्वारा आसान तरीके से विभिन्न रोगों के उपचार बताए गए हैं। एक साधारण व्यक्ति भी इस निःशुल्क चिकित्सा से लाभ प्राप्त कर सकता है।

दिव्य सूर्य किरण एवं रंग चिकित्सा

सूर्य चिकित्सा

(क्रोमोथेरेपी)

हरी ओम गुप्ता

डायमंड बुक्स

प्रकाशक : **डायमंड पॉकेट बुक्स (प्रा.) लि.**
X-30 ओखला इंडस्ट्रियल एरिया, फेज-II
नई दिल्ली-110020
फोन : 011-40712200
ई-मेल : wecare@diamondbooks.in
वेबसाइट : www.diamondbooks.in
संस्करण : 2025
मुद्रक : रेप्रो (इंडिया)

(Divya Surya Kiran Evanm Rang Chikitsa)
by: Hari Om Gupta

भूमिका

पूरे विश्व में प्रचलित यह एक बहुत पुरानी प्राकृतिक रासायनिक तत्त्वों वाली चिकित्सा है। इस चिकित्सा की मुख्य विशेषताएं सूर्य स्नान, सतरंगी किरणों के सातों रंग, लाल, हरे एवं नीले रंग के गुण हैं। सूर्य की किरणें एवं इसके सातों रंगों द्वारा हमारे शरीर को लाभ देने की उत्तम एवं लाभकारी तकनीक है। रोज की खाने-पीने, मलने या अन्य इस्तेमाल की वस्तुओं को अलग-अलग रंग की सूर्य किरणों से चार्ज करके इस्तेमाल करने से कैंसर तथा एड्स जैसे जटिल रोगों से भी छुटकारा पाया जा सकता है। हमारे शरीर में स्वयं ठीक होने की क्षमता होती है। जिसे हम रोगग्रस्त भाग को सूर्य किरणों से जाग्रत कर स्वस्थ, निरोगी एवं सुंदर बना सकते हैं। यह सातों रंग हरेक रोग को ठीक कर अच्छी सेहत प्रदान करने में अहम भूमिका निभाते हैं। 'क्रोमोपैथी' हानिरहित, बिना लागत, प्राकृतिक रासायनिक तत्त्व सूर्य देव के अमूल्य आशीर्वाद से सुसज्जित है। एक साधारण व्यक्ति भी इस निःशुल्क चिकित्सा से लाभ प्राप्त कर सकता है।

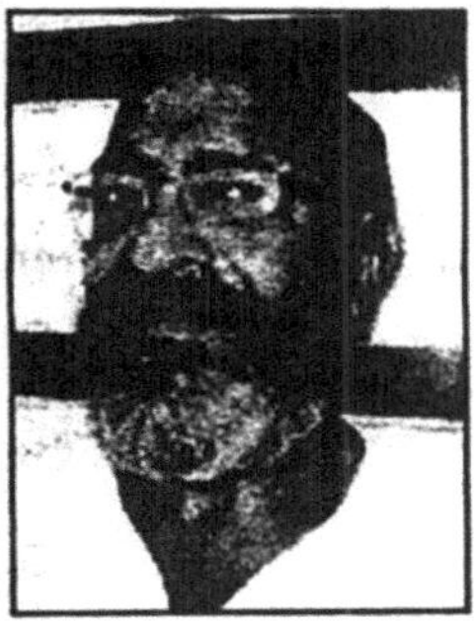

प्रस्तावना

उत्कृष्ट समाज सेवा के प्रतीक – श्री हरी ओम गुप्ता

प्रणाम! उस 'मां' को जिसने तुम्हें जन्म दिया। श्री हरी ओम गुप्ता जिन्हें लोग प्यार तथा आदर से गुप्ता साहिब कहते हैं। एक सफल उद्योगपति तथा प्रिय व्यक्ति हैं। मेरे तो वह परम घनिष्ट मित्र तथा साथी हैं। उन्होंने अपना जीवन एक कुशल उद्योगपति के तौर पर व्यतीत किया परन्तु अब वह तन, मन तथा धन से समाज सेवा में जुट गए हैं। प्रारम्भ में उन्होंने लोगों की सेवा अपने घर पर ही सूर्य किरण और रंग चिकित्सा के माध्यम से की। इस पद्धति का इस्तेमाल उन्होंने घरेलू वस्तुओं मिश्री, शहद, वैसलीन, देसी घी, तेल और पानी को औषधीय गुणयुक्त बनाकर औषधि के रूप में प्रयोग करवाया। वह सुदूर गांवों में भी जाकर बेसहारा तथा असमर्थ मरीजों का इलाज करते हैं। हम सब उनके मित्र तथा साथी उनकी लगन की सराहना करते हैं। अब तो रोगियों की सेवा करना ही इनका परम धर्म बन गया है। गुप्ता साहिब लोगों को अपने घर पर ही निःशुल्क दवाई देते हैं।

अब लगभग पांच वर्ष से मुझे तो ऐसा लगता है कि परमात्मा ने उनका तीसरा ज्ञान चक्षु खोल दिया है। उन्होंने अपनी कलम उठाई तथा लिखना प्रारम्भ कर दिया। उन्होंने इस समय में केवल सूर्य किरण तथा रंग चिकित्सा के माध्यम से विभिन्न रोगों के उपचार हेतु किताबों की झड़ी लगा दी है। जो आजकल हर निकटतम बुक स्टाल पर उपलब्ध है। उनकी पद्धति को अपनाने से मनुष्य स्वस्थ, निरोग, सुन्दर, सुडौल और जीवन भर सुखपूर्वक तथा आनन्द से रहता है। मुझे आशा है कि इन पुस्तकों में दिए गए ज्ञान का अनुसरण तथा अभ्यास कर पाठक शारीरिक, मानसिक तथा आध्यात्मिक विकास करके सुखमय जीवन व्यतीत करेंगे।

–वेद प्रकाश खारा

M.A., M.Ed., P.E.S. (Retd.)
Acting President Sr. Citizen Assn. (Regd.),
Nehru Rose Garden, Ludhiana.

निरोगी होने की अद्भुत कहानी लेखक की जुबानी

मुझे बीमारियों ने इतना घेर लिया था कि मैं खुदकुशी करने को मजबूर हो गया था और एक दिन मैंने यह फैसला किया कि ऐसी जिन्दगी से तो मर जाना ही अच्छा है। यह निर्णय लेकर एक दिन मैं खुदकुशी करने के लिए अपनी गाड़ी लेकर हरिद्वार के लिए चल दिया।

लेकिन, हरिद्वार जाने की बजाय मैं ऋषिकेश चला गया। यह सोचकर कि अगर मैंने चारपाई पकड़ ली तो मुझे अस्पताल दाखिल करवा दिया जाएगा और मुझसे यह बर्दाश्त नहीं होगा। मुझे जो बीमारियां लगी हुई थीं, वह इस प्रकार थीं – माइग्रेन – जिसमें कि मैं हर समय सिर पर गमछा कस कर बांधे रखता था, मधुमेह ने भी पूरा जोर पकड़ा हुआ था। यहां तक कि मेरी पीठ पर फोड़े रोज निकल आते थे। सिर पर भी फोड़े हो गए थे तथा पैरों से पानी रिसना शुरू हो गया था, मेरे हाथों के पोरों की चमड़ी उखड़ने लग गई थी। सो कर उठता था तो हाथ की उंगलियां जहां की तहां अकड़ जाती थीं। दर्द के कारण मुझे पंद्रह-बीस मिनट उंगलियों को हरकत में लाने के लिए लग जाते थे। चलने में काफी मुश्किल होती थी और जब मैं सीढ़ियां चढ़ता था तो अपने घुटनों को पकड़ कर एक-एक सीढ़ी बहुत मुश्किल से चढ़ता था। ब्लड प्रेशर, शरीर की कमजोरी, रात को नींद न आना (नींद न आने का तो मुझे बहुत ज्यादा दुख होता था)। मानसिक रोग और छोटी-बड़ी कई बीमारियों ने जकड़ रखा था। हाथ की पकड़ने की ताकत भी समाप्त हो गई थी। इस अवस्था में मुझे कोई बारह से पन्द्रह गोलियां सुबह से शाम तक खानी पड़ती थीं। दवाई कम न पड़ जाए इस कारण मैं ज्यादा से ज्यादा मात्रा में दवाई लेकर रखता था।

ऋषिकेश में कुछ दिनों के बाद एक सज्जन मुझे मिले। मैंने बातों ही बातों में कहा कि मुझे रात को नींद नहीं आती। फिर वह सज्जन बोले कि यह कौन सी बड़ी बात है? उन्होंने मुझे शीशी में दस बारह बूंद तेल की डालकर दे दी और कहने लगे कि इसकी पांच-छः बूंदें रात को सोते समय सिर में तालू पर डालकर हाथ की अगली पोरों से धीरे-धीरे पन्द्रह-बीस मिनट तक मल लेना। साथ में माथे और कनपटी पर भी मल लेना। आपको नींद आ जाएगी। परन्तु नींद की गोली मत खाना और मैंने उनके कहे अनुसार ही किया। रात भर मुझे गहरी और मीठी नींद आई।

जब मैं सुबह उठा तो मेरा शरीर हल्का था। मन बहुत प्रसन्न हुआ। दूसरे दिन भी अच्छी नींद आई। इससे पहले मैं नींद की दो से चार गोली रात को लेकर ही सोता था। मैं सोच में पड़ गया कि इस तेल में कौन सा जादू है, जिसने कि एकदम रामबाण की तरह असर किया है। शाम को मैं उन सज्जन के कमरे में गया और मैंने कहा कि भाई साहब आपकी बहुत मेहरबानी है। इस दवाई ने तो मेरे ऊपर जादू की तरह असर किया है। वह कहने लगे कि गुप्ता जी इस तेल को इस्तेमाल करने वाले लोग इसे जादू का तेल ही कहते हैं। मैंने उनसे प्रार्थना की कि मुझे थोड़ा सा तेल और दे दो। उन्होंने कहा कि मैं क्षमा चाहता हूं कि आपको और तेल नहीं दे सकता। क्योंकि मैं भी घर से घूमने निकला हूं और सात-आठ महीने बाद ही घर जाना है।

उन्होंने मुझे कई तरह की दवाइयां दिखाई और बोले कि मेरे एक मित्र चंडीगढ़ में इन दवाइयों को सूर्य की रोशनी में चार्ज करके तैयार करते हैं। उनसे कोई मांगे तो वह थोड़ी बहुत कभी-कभी दे देते हैं। उनका यह कोई धंधा नहीं है। मेरे पास एक किताब है, उसे ले जाइए और पढ़ लें। उस किताब को मैं रात-भर पढ़ता रहा और जो कुछ भी मुझे अपने रोगों से मिलता-जुलता मिला उन पन्नों की मैंने दूसरे दिन प्रात: फोटोकॉपी करवा ली। वहां एक सप्ताह बिता कर वापिस आकर मैंने दिल्ली से यह किताब मंगवाई यह किताब श्री द्वारका नाथ नारंग जी की थी।

मैं उस किताब के अनुसार सूर्य किरण और रंग चिकित्सा (क्रोमोथेरेपी) के माध्यम से धीरे-धीरे दवाइयां तैयार करता रहा और लेता रहा और परहेज भी पूरे नियम अनुसार करता रहा। मैं तीन महीने में पूरी तरह ठीक हो गया। पहले मेरा वजन सतानवे किलो था और स्वस्थ होने के बाद मेरा वजन सत्तर किलो हो गया। मैंने सब दवाइयां छोड़ दी। मेरा जोड़ों का दर्द ठीक हो गया। मांसपेशियां, सिर पर फोड़े, पैरों में पानी निक़लना, सब ठीक हो गया और क्या-क्या बताऊँ, अब मैं पूर्णत: स्वस्थ हूँ। अब मैं हर रोज़ सुबह आठ-दस किलोमीटर और शाम को भी चार-पांच किलोमीटर तक सैर करता हूं। मुझे मिलने वाले लोग कहने लगे कि क्या बात हैं गुप्ता जी! पहले से स्वस्थ लग रहे हो। मेरा हर किसी से यही जवाब होता था कि मैं ठीक हूं। मेरे रोग भी ठीक हो गए हैं। लोग मुझे कहने लगे कि हमें भी कोई ऐसी दवाई दे दो कि हम लोग भी आपकी तरह स्वस्थ हो जायें। लोगों की इस उक्ति को ध्यान में रखकर मैं 'सूर्य किरण और रंग चिकित्सा (क्रोमोथेरेपी)' के माध्यम से दवाईयां तैयार करता हूँ। जिन लोगों ने विश्वास के साथ इलाज करवाया वे ठीक हो गए।

'कोई तन दुखी, कोई मन दुखी, कोई धनहित रहित उदास।
थोड़े-थोड़े सब दु:खी, इक सुखी राम का दास।'

मैंने यह निश्चय किया कि अब मैं रोगी व्यक्तियों की नि:शुल्क सेवा करूंगा। यही सोचकर मैंने 'आशीर्वाद सूर्य किरण और रंग चिकित्सा (क्रोमोथेरेपी)' के नाम से नि:शुल्क सेवा केन्द्र घर में ही खोल रखा है।

मैंने इस पुस्तक में अमूल्य निधि प्रकृति द्वारा निशुल्क इलाज करने के तरीके बताए हैं जो रोगी को स्वस्थ रखने के साथ-साथ ही बढ़ती उम्र में होने वाली बीमारियों से बचाता है। यह प्रकृति अनूठी और सरल है। मैंने रंग-चिकित्सा पद्धति के मूलभूत सिद्धान्तों का सामान्य ज्ञान प्राप्त करने के पश्चात ही यह पुस्तक लिखी।

सेवा भाव रखने वाले व्यक्ति और धार्मिक एवं स्वास्थ्य संगठन इस पद्धति को सृष्टि की भेंट मानकर इसके प्रचार, प्रसार व शिक्षा में सहयोगी बन सकते हैं। कोई भी व्यक्ति अपने स्वास्थ्य के लिए स्वयं इस पद्धति का उपयोग कर सकता है। इसके लिए किसी विशेष स्थान पर जाने की जरूरत नहीं है।

मैं उन अज्ञात ऋषि-मुनियों का ऋणी और आभारी हूँ जिन्होंने शताब्दियों से इस विज्ञान को सुरक्षित रखा है और उनका भी जो इस विज्ञान का प्रचार-प्रसार कर रहे हैं। मेरी इतनी ही प्रार्थना है कि हम विज्ञान के पीछे आंखें मूंद कर भागते हुए प्राकृतिक उपचार 'सूर्य किरण और रंग चिकित्सा' को न भूलें।

तारणहार तारे न तब तक, जब तक मिले न तार।
तार मिले तो तार तार से, निकल आए करतार॥

'सूर्य किरण और रंग चिकित्सा' पद्धति को हजारों रोगियों पर आजमा कर मैं इसे सफलतापूर्वक घरेलू इलाज के रूप में प्रयोग करने के विषय में लिख रहा हूँ।

दिव्य सूर्य किरण चिकित्सा एवं इसका महत्त्व

महर्षि चरक जी आयुर्वेद के मर्मज्ञ तथा सभी शास्त्रों के ज्ञाता थे। उन्होंने सूर्य किरण और रंग चिकित्सा का विस्तार से वर्णन किया है। उन्हीं के आशीर्वाद से उनका दर्शन, विचार, सांख्य दर्शन ही हमारा प्रतिनिधित्व करता है।

बहुत से रोगों का इलाज खान-पान से जैसे अंकुरित चना, ताजे फल, हरी सब्जियां लेने से ही हो जाता है। चिकने और मसालेदार वस्तुओं को अपने भोजन में से हटा देने से, विश्राम, व्यायाम (टहलना), विशेष व्यायाम जैसे व्यायाम आदि करने से तथा वायु परिवर्तन आदि से हो जाता है। मेरा तो एक ही फर्ज है कि रोगी को पीड़ा से मुक्ति मिले। रोग दूर हों व हर मनुष्य सुखी जीवन जी सकें।

इस किताब को लिखने का उद्देश्य केवल रोगियों को निरोगी बनाने का ही है तथा समाज के कल्याण के लिए सूर्य किरण और रंग चिकित्सा के बारे में जाग्रत करना है।

–हरी ओम गुप्ता

जिस संगति में सभी औषधियां एक संग रहती हैं
वह "सूर्य किरण और रंग चिकित्सा" ही है।

अनुक्रमणिका

1

सूर्य किरण और रंग चिकित्सा

क्रोमोथेरेपी क्या है?

सूर्य किरण और रंग चिकित्सा एक पुरानी प्राकृतिक चिकित्सा पद्धति है। जिसके अन्तर्गत आयुर्वेद पद्धति के मूल सिद्धान्त वात, पित्त तथा कफ की तरह ही शरीर में रंगों के घटने-बढ़ने से रोगों की उत्पत्ति मानी गई है। रोग ज्ञात होने पर जिस रंग की शरीर में कमी हो उस रंग के पूर्ण हो जाने पर रोगों से छुटकारा पाया जाता है। इन रंगों की उत्पत्ति के मूल स्रोत भगवान सूर्य स्वयं हैं। सूर्य की तेजस्वनी किरणें भिन्न-भिन्न रंगों को लिये हुए होती हैं। जिनको उसी रंग की पारदर्शी बोतलों में जल के द्वारा अवशोषित किया जाता है।

जिस रंग की बोतल होती है उसमें भरे जल में सूर्य की किरणें उसी रंग के चिकित्सकीय गुण छोड़ देती है। जिसके कारण वह जल साधारण जल न होकर एक औषधि के रूप में तैयार हो जाता है। यद्यपि यह जल दिखने में साधारण ही लगता है परन्तु जिस रंग की बोतल में यह सूर्य की रोशनी में चार्ज किया हुआ होता है उस रंग के पूर्ण चिकित्सकीय गुण इसमें समाहित होते हैं।

यह चिकित्सा सभी जगह सुलभ व नि:शुल्क प्राप्त होती है। जिसको प्राप्त करने में किसी भी व्यक्ति को कोई कठिनाई नहीं होती है। इस चिकित्सा से असाधारण से असाधारण रोग भी ठीक किए जा सकते हैं। इसके लिए रोगी को अपने मनोबल और चिकित्सा पर विश्वास कायम रखना चाहिए।

सूर्य किरण और रंग चिकित्सा (क्रोमोथेरेपी) की उपयोगिता

महर्षि आचार्य चरक के अनुसार जिस संगति में सभी औषधियां एक संग रहती हैं वह सूर्य किरण और रंग चिकित्सा ही है। इस पद्धति की औषधियों के माध्यम से सभी रोगों से बड़ी आसानी से मुक्ति मिल जाती है।

1. सूर्य किरण और रंग चिकित्सा के माध्यम से औषधि बनाने की विधि एकदम सरल है। उसी प्रकार सूर्य तप्त तथा सूर्य चार्ज से बनने वाली औषधियों को बनाने की विधि भी एकदम सरल है।

2. इस पद्धति से उपचार करते समय न तो दर्द होता है और न किसी प्रकार का कोई कष्ट होता है।
3. सूर्य किरण और रंग चिकित्सा के माध्यम से इस पद्धति में जहरीला प्रयोग नहीं होता और न ही बुरा प्रभाव (रियैक्शन) पड़ता है।
4. इस पद्धति में बेहोश करने की आवश्यकता नहीं पड़ती और न ही चीर-फाड़ करने की आवश्यकता होती है।
5. उसी प्रकार जख्म और घाव का निशान तक भी नहीं पड़ता है। सूर्य की किरणों में रोगों को नष्ट करने की विशेष क्षमता होती है।

सूर्य किरणों में सात रंगों के गुण

1. **बैंगनी** (Violet): शीतल, लाल कणों का वर्धक, क्षय रोग का नाशक है तथा विविधता का प्रतीक है।
2. **गहरा नीला** (Indigo): शीतल, पित्त रोगों का नाशक, ज्वर नाशक तथा शान्ति प्रदान करने वाला है। सूर्य शरीर को निरोगिता प्रदान करता है।
3. **आसमानी** (Blue): शीतल, पित्त रोगों का नाशक तथा ज्वरनाशक, आशा का प्रतीक होता है।
4. **हरा** (Green): समृद्धि और बुद्धि का प्रतीक है। समशीतोष्ण, वात रोगों का नाशक और रक्त शोधक है। ताजगी, उत्साह, स्फूर्ति और शीतलता का प्रतीक होता है।
5. **पीला** (Yellow): यश तथा बुद्धि का प्रतीक होता है। ऊष्ण, कफ रोगों का नाशक, हृदय और पेट रोगों का नाशक होता है। संयम, आदर्श, परोपकार का प्रतीक होता है।
6. **नारंगी** (Orange): आरोग्य तथा बुद्धि का प्रतीक है। ऊष्ण, कफ रोगों का नाशक, मानसिक रोगों में शक्तिवर्धक है तथा दैवी महत्वाकांक्षा का प्रतीक होता है।
7. **लाल** (Red): प्रेम भावना का प्रतीक होता है। अति गर्म, कफ रोगों का नाशक, उत्तेजना देने वाला और केवल मालिश के लिए उत्तम होता है।

आप की गाड़ी में हीटर पर लाल एवं ठंडक पर नीला निशान क्यों? जी हाँ, यह क्रोमोपैथी ही है।

रंग के तीन परिवारों का महत्त्व

1. पीला, नारंगी, लाल– इन तीनों रंगों में से नारंगी रंग ही ठीक रहता है।
2. हरा रंग– यह रंग समशीतोष्ण होने के कारण सबसे उत्तम होता है।
3. बैंगनी रंग, गहरा नीला रंग और आसमानी नीला रंग इन तीन रंगों में गहरा नीला रंग ही ठीक रहता है।

●●●

2

रोगी के दोष के अनुसार रंगों द्वारा चिकित्सा

नीले रंग के गुण और धर्म

पित्त दोष में शरीर में गर्मी बढ़ जाती है। इसका सन्तुलन नीले रंग की ठण्डक देने वाला सूर्य तप्त नीले पानी और सूर्य चार्ज दवाइयां तथा सूर्य चार्ज वायु आदि से होता है। यह हर प्रकार के पित्त जन्य प्रधान रोगों को दूर करता है तथा शान्तिवर्धक है। संदल, कासमी, संतरा, नीबू, क्लोरोफार्म, हाइड्रोजन, एल्यूमीनियम, नीलम आदि में नीले रंग की किरणों के तत्त्व समाए होने के साथ-साथ ही चुम्बकीय शक्ति भी विद्यमान हैं।

1. सूर्य चार्ज नीली बोतल का पानी सारे शरीर को ठण्डक देने वाला होता है।
2. शरीर की अग्नि को कम करता है। तेज बुखार को कम करता है। ज्वर में ज्यादा प्यास लगने को संतुलित करता है। प्यास बुझाता है। चोट के कारण बहने वाले खून को बंद करता है।
3. सूर्य चार्ज किए नीले तेल को सिर में, तालू और कनपटी पर मालिश करने से सिर दर्द ठीक हो जाता है और बुखार भी कम हो जाता है।
4. दस्त तथा खूनी पेचिश में प्रयोग करने से यकीनन आराम आ जाता है।
5. गर्मी से शरीर पर दाने, चेहरे के कील-मुंहासे, फोड़े-फुंसी आदि होने पर सूर्य चार्ज नारियल के नीले तेल से ठीक हो जाते हैं और अच्छा लाभ होता है।
6. मच्छर, बिच्छू तथा ततैया आदि के काटने पर सूर्य चार्ज नीला तेल लगाने से तुरन्त फायदा होता है।
7. सूर्य किरण और रंग चिकित्सा से तैयार नारियल के नीले तेल को लगाने से जल जाने की जगह पर दर्द में तुरन्त आराम आ जाता है। फफोला भी नहीं पड़ता। नीला तेल लगाना बहुत लाभकारी है।
8. टॉसिल बढ़ने पर सूर्य तप्त नीले पानी से गरारे करें और सूर्य चार्ज नीली ग्लिसरीन का गले में लेप करने से लाभ मिलता है।
9. दांत दर्द, मसूड़ों की सूजन, दांतों में भोजन या पानी गर्म-सर्द लगना तथा मुंह में

छालों के पड़ने पर सूर्य तप्त नीले पानी से गरारे करें और सूर्य चार्ज नीली ग्लिसरीन का मुंह में लेप करने से तुरन्त आराम मिलता है।

10. बच्चों के काग लटकने (घिन्डी) पर सूर्य चार्ज ग्लिसरीन मुंह में लगाने से कुछ ही दिन में आराम आ जाता है।
11. कील-मुहांसे, फोड़े-फुंसियां और सूजन हो जाने पर सूर्य चार्ज नीला तेल लगाने से लाभ मिलता है।
12. कान में दर्द होने पर सूर्य चार्ज नारियल का नीला तेल हल्का गर्म करके कान में डाला जाए तो तुरन्त आराम आ जाता है।
13. तेज बुखार में अर्थात् एक सौ एक डिग्री से ज्यादा अगर बुखार हो जाए तो सिर में, तालू पर सूर्य चार्ज नारियल के नीले तेल की धीरे-धीरे मालिश करने से और पीने के लिए सूर्य तप्त नीला पानी देने से रोगी को लाभ होता है। लेकिन अगर एक सौ डिग्री से कम बुखार हो तो नीला पानी बंद कर दें और सूर्य तप्त हरा पानी देने से लाभ होता है।
14. स्नायु तंत्र (नर्वस सिस्टम) के उत्तेजित होने पर सूर्य चार्ज नारियल के नीले तेल की सिर पर, तालू में हाथ की अगली पोरों से धीरे-धीरे मालिश करने से शांति मिलती है।
15. बवासीर के मस्सों या अर्श पर सूर्य चार्ज नारियल का नीला तेल कुछ दिन लगाने से बहुत लाभ होता है।
16. बच्चों के दांत निकलने पर सूर्य चार्ज नारियल के नीले तेल की तालू पर तीन-चार बूंदें डालकर हाथ की अगली पोरों से मालिश करने से बच्चों के दांत आसानी से निकल आते हैं।
17. दिमागी काम करने वालों के लिए सूर्य चार्ज नारियल के नीले तेल की तालू पर हाथ की अगली पोरों से धीरे-धीरे दस-पन्द्रह मिनट मालिश करें। यह दिमाग के लिए बहुत अच्छी औषधि है।
18. तेज ज्वर में सूर्य चार्ज नारियल के नीले तेल की सिर पर मालिश करने से तेज ज्वर में फायदा होता है।
19. सूखी खुजली, दाद-खाज आदि पर सूर्य चार्ज नारियल का नीला तेल लगाने से ठण्डक और शांति मिलतीं है।
20. सूर्य चार्ज नीले तेल से तैयार की हुई दवाई सब प्रकार की ठण्डक देने वाली दवाइयों से सर्वश्रेष्ठ होती है।
21. जो लोग नींद की गोली खाकर नींद लेते थे वे अब सूर्य चार्ज नारियल का नीला तेल सिर में तालू पर लगाकर हाथ की अगली पोरों से धीरे-धीरे मालिश करने से गहरी व मीठी नींद का आनन्द ले सकते हैं।

हरे रंग के गुण और धर्म

वात रोग का मूल कारण खून की खराबी है। इसका सन्तुलन हरे रंग की रक्तशोधक दवाइयों और हरे रंग की रोशनी से किया जा सकता है। यह छूत के रोगों को दूर करता है तथा रक्त का संचार करता है। इसमें हरड़, आंवला, नीम, साग, हरी सब्जियों, कार्बनडाइऑक्साइड, क्रोमियम, निकल, तांबा, क्लोरोफिल आदि में हरे रंग की किरणों के तत्त्व समाए हुए होते हैं।

1. हरे रंग में सबसे बड़ा गुण यह है कि यह शरीर की गंदगी को बाहर निकालने में सहायता करता है।
2. टायफाइड, मियादी बुखार, खसरा, चेचक और छूत की बीमारी जैसे भयानक रोग जो कि शरीर में गंदगी इकट्ठी हो जाने के कारण होते हैं उसे सूर्य तप्त हरे रंग का पानी देने से बहुत लाभ होता है।
3. गले में पस पड़ने पर तथा प्रसूती बुखार में भी सूर्य चार्ज हरे रंग की दवाई लाभदायक होती है।
4. आंखों की हर बीमारी में सूर्य तप्त हरे पानी से धोने या बूंदे डालने से आराम आ जाता है।
5. पेट या अंतड़ियों में जख्म होने पर सूर्य तप्त हरा पानी खाली पेट प्रयोग करने से लाभ मिलता है।
6. पेचिस में या पेट की ऐंठन तथा मरोड़ के लिए सूर्य तप्त हरा पानी इन रोगों को दूर करता है।
7. शरीर के किसी भी भाग में दुष्प्रभाव होने पर सूर्य तप्त हरे पानी से लाभ होता है। लेकिन इसको खाली पेट लेना चाहिए। हर प्रकार के ज्वरों में सूर्य तप्त हरा पानी लाभदायक होता है।
8. स्त्रियों के रोग, हर प्रकार के प्रदर (लिकोरिया) में सूर्य तप्त हरे पानी से बच्चेदानी को धोने पर या अन्दर तक छपके मारने पर लाभ होता है।
9. रतिज रोग आतशक, गर्मी (उपदंश रोग), सुजाक आदि में सूर्य तप्त हरे पानी से लाभ होता है।
10. चर्म रोग में सूर्य तप्त हरा पानी पीना और सूर्य चार्ज नारियल का नीला तेल लगाने से बहुत लाभ मिलता है। यह एग्जीमा तथा दाद को जड़ से उखाड़ कर दूर करता है। यह दवा रामबाण की तरह काम करती है। लोग इसे जादू का तेल भी कहते हैं।
11. हरे रंग की रोशनी से मोतियाबिंद के रोगियों को बहुत लाभ होता है। इस इलाज को मोतियाबिंद के पकने से पहले कर लेना चाहिए।

सूर्य किरणें केवल गर्मी ही नहीं देती बल्कि बुद्धि, लम्बी आयु और खुशी भी देती हैं।

12. सूर्य तप्त हरे पानी से पुरानी से पुरानी कब्ज खाली पेट पीने से दूर हो जाती है।
13. उच्च रक्तचाप (हाई बी.पी.) तथा दिल की धड़कन बढ़ने में सूर्य तप्त हरा पानी पीने से लाभ होता है लेकिन यह पानी खाली पेट लेना चाहिए।

लाल रंग के गुण और धर्म

लाल रंग का धर्म गर्म होता है। यह रंग गर्मी पहुंचाने वाला होता है। शरीर को इससे बल और उत्तेजना मिलती है। जो अंग किसी कारणवश शिथिल हो गए और ठण्ड के कारण जो अंग सिकुड़ जाते हैं और सूज जाते हैं यह औषधि उन अंगों को सक्रिय बनाती है और हर प्रकार के कफ (सर्दी) प्रधान रोगों को दूर करती है तथा शरीर के लिए शक्तिदायक टॉनिक है।

आम, खजूर, शहद, अजवायन, केडियम, जस्ता, बेरियम, नाइट्रोजन, लहसुन तथा लौह भस्म में लाल किरणों के तत्त्व समाए हुए हैं। लाल रंग बहुत गर्म होता है। इसलिए सूर्य चार्ज लाल रंग को बाहरी अंगों पर लगाने या मलने के लिए ही प्रयोग करना चाहिए।

नारंगी तेल के गुण

1. सूर्य तप्त नारंगी पानी से भूख बढ़ जाती है। यह हाजमे और ताकत का सबसे बढ़िया टॉनिक है।
2. पेट की गैस दूर हो जाती है तथा सबसे ज्यादा लाभ अम्लता (एसीडिटी) के रोगियों को होता है।
3. जिगर और तिल्ली की कमजोरी को दूर करता है।
4. सूर्य तप्त नारंगी पानी नियमानुसार लगातार लेने से खून में लाल कणों की बढ़ोतरी होती है। इसनोफिलीया के रोगी को भी बहुत लाभ होता है।
5. सूर्य तप्त नारंगी पानी की बोतल का पानी हर रोज इस्तेमाल करते रहने से होने वाले मलेरिया से बचाव होता है। वारी के बुखार में जिस दिन बुखार नहीं हो तो उस दिन मुंह फीका-फीका सा रहता है। उस दिन सूर्य तप्त नारंगी पानी पीएं। बुखार वाले दिन सूर्य तप्त नीले रंग की बोतल का पानी पीने से वारी के बुखार में लाभ होता है।
6. वृद्धों के लिए सूर्य तप्त नारंगी पानी एक अच्छा टॉनिक है।
7. मोटे और गठिया के रोगियों के लिए सूर्य तप्त नारंगी पानी रोजाना इस्तेमाल करने से लाभ होता है।
8. उल्टी, जी मिचलाना, पेट दर्द आदि में सूर्य तप्त नारंगी पानी समयानुसार पीने से लाभ मिलता है।
9. लकवा या अधरंग में सूर्य तप्त नारंगी पानी नियमानुसार पीने से और लाल रंग के सैलोफिन कागज से प्रभावित अंग पर सूर्य रोशनी डालने से और सूर्य चार्ज तिल्ली के लाल तेल की मालिश करने से सैंकड़ों रोगियों को लाभ मिला।

10. स्त्रियों के माहवारी के समय दर्द होने पर माहवारी कम होने पर सूर्य तप्त नारंगी पानी पीने से और सूर्य चार्ज तिल्ली के लाल तेल की पेडू पर और कमर पर मालिश करने से लाभ होता है।
11. बच्चों का सोते समय बिस्तर पर पेशाब निकल जाने पर तथा काली खांसी में सूर्य तप्त नारंगी पानी पीने से या सूर्य चार्ज लाल मिश्री लेने से बहुत लाभ होता है।

लाल तेल के गुण

1. सूर्य चार्ज लाल बोतल से तैयार किया हुआ तिलों का लाल तेल शेर की चर्बी और आयुर्वेदिक नारायणी तेल से भी अधिक ताकतवर होता है।
2. किसी भी अंग का मारा जाना (पैरालाएसिस) लकवा आदि में सूर्य चार्ज तिलों के लाल तेल की मालिश और रोशनी डालना अति लाभदायक होता है।
3. सर्दी का दर्द, मोच आने पर सूर्य चार्ज आशीर्वाद महानारायणी तेल से अत्यन्त लाभ होता है (यह तेल आशीर्वाद सूर्य किरण और रंग चिकित्सा के सेवा केन्द्र से नि:शुल्क मिलता है)।
4. शरीर की छाइयां, झुर्रियां आदि में सूर्य चार्ज तिलों के लाल तेल की मालिश से लाभ मिलता है।
5. ठण्ड के दिनों में पैरों की एड़ियों में बिवाइयां फटने पर सूर्य चार्ज लाल वैसलीन या सूर्य चार्ज तिलों का लाल तेल लाभदायक होता है।
6. पुरानी खांसी, दमा, निमोनिया आदि में सूर्य चार्ज तिलों के लाल तेल की मालिश छाती पर और पीठ पर करने से आराम आता है।
7. कान से कम सुनाई देने पर सूर्य चार्ज तिलों का लाल तेल गुनगुना करके कान में डालने से और सूर्य चार्ज लाल रोशनी का प्रयोग करने से लाभ मिलता है।
8. टी.बी. ग्लैंड पर सूर्य चार्ज तिलों का लाल तेल लगाने से फूट कर मवाद निकल जाता है और आराम आ जाता है।
9. जोड़ों का दर्द, कमर दर्द, गर्दन में पीड़ा होने पर सूर्य चार्ज महानारायणी तेल की मालिश करने से और लाल सैलोफिन कागज की रोशनी देने से अवश्य लाभ होता है।
10. नपुंसकता और शीघ्रपतन में सूर्य चार्ज तिलों के लाल तेल की पेडू पर और नाभि के नीचे से नाभि तक मालिश करने से नपुंसकता और शीघ्रपतन में अवश्य लाभ मिलता है। ऐसा प्रयोग करके कई रोगी ठीक हो चुके हैं।

सफेद रोशनी के गुण

1. सफेद रोशनी इन तीन मूल रंगों (नारंगी, हरा, नीला) का बराबर मात्रा में मिश्रण है। सूर्य तप्त सफेद रंग में तैयार किया हुआ पानी कीटाणु रहित हो जाता है तथा बच्चों के लिए टॉनिक का काम करता है। इसे सादे पानी के स्थान पर पी सकते हैं। इसका कोई दुष्प्रभाव नहीं होता। सूर्य तप्त सफेद पानी कैल्शियम युक्त हो जाता है और बच्चों

को शक्तिशाली बनाता है। इस सूर्य तप्त सफेद पानी को बच्चों को पिलाने से उनके दांत भी आसानी से निकलते हैं।

2. कमजोर आदमी को सूर्य तप्त हरे पानी के साथ-साथ सूर्य तप्त सफेद पानी बराबर मात्रा में मिलाकर लेने से ताकत में लाभ होता है।

सूर्य किरणों में सात रंगों के रासायनिक तत्व

डॉक्टरों द्वारा वैज्ञानिक प्रयोग के पश्चात् विभिन्न रंगों में पाए जाने वाले पदार्थों का वर्णन निम्न हैं -

1. **बैंगनी, गहरा नीला, आसमानी नीला:** चुम्बक गहरे बैगनी रंग में कैल्शियम, एल्युमीनियम तथा हाइड्रोजन आदि के तत्त्व समाए हुए पाए जाते हैं।
2. **हरा:** ऑक्सीजन, एल्युमीनियम, क्रोमियम, निकल, सोडियम, कैल्शियम, तांबा, कार्बन, नाइट्रोजन आदि के तत्त्व समाए हुए पाए जाते हैं।
3. **लाल, पीला और नारंगी:** केडियम, मैग्निशियम, नाइट्रोजन, बैरीयम, लोहा, ताँबा, जस्ता, निकल, एल्युमीनियम हाइड्रोजन, ऑक्सीजन, कार्बन डाईऑक्साइड, सोडियम, कैल्शियम, क्रोमियम, टिटेनियम आदि के तत्व समाए हुए पाए जाते हैं। यहां ध्यान रखने योग्य है कि सूर्य किरण और रंग चिकित्सा में ऊपर लिखे हुए तीन परिवारों से समस्त रोगों का उपचार किया जा सकता है।

• • •

3

रंगों की कमी के कारण उत्पन्न रोग

हरे रंग की कमी से

आंखों में जलन तथा नाखूनों पर अधिक सुर्खी, पेशाब में मैलापन या पीलापन, पतला दस्त, चमड़ी पर पीलापन या शरीर पर खुश्की, उष्णता बढ़ना, चंचलता, क्रोध की अधिकता, अतिसार, पाण्डु रोग आदि होता है।

लाल रंग की कमी से

नींद की अधिकता, सुस्ती, आलस्य, कब्ज, आंख, नाक, मलमूत्र आदि में सफेदी के साथ नीली झलक आदि होती है। दो रंगों की कमी होने पर ये लक्षण मिलते हैं। तीनों रंग कम हो जाने पर तीनों के लक्षण पाए जाएंगे।

नीले रंग की कमी से

नींद न आना, सिर दर्द, खुजली, बुखार, बवासीर, अधिक दिमागी काम से थकावट आदि। मच्छर, बिच्छू, मधुमक्खी, जल जाने पर, मुंह के रोग, दांत दर्द, मसूड़ों की सूजन आदि में बहुत लाभकारी है। अधिक प्यास, चक्कर आना, भ्रम, पागलपन आदि के रोगों में इसके प्रयोग से अच्छा लाभ मिलता है। स्वप्न-दोष, सुजाक, रक्त प्रदर, जल्दी रजस्वला, शीघ्र-पतन, बाल-झड़ना, बालों का असमय पकना, सिर में सिकरी आदि रोग इसके प्रयोग से ठीक हो जाते हैं।

सूर्य किरण और रंग चिकित्सा से रोगों का निदान

सूर्य किरण और रंग चिकित्सा द्वारा विभिन्न प्रकार के रंगों के माध्यम से तरह-तरह के पुराने व नए रोगों का उपचार किया जा सकता है। सूर्य की किरणों में सात रंग होते हैं, जो वायु को शुद्ध करते हैं और वातावरण और जमीनी कीटाणुओं का शमन करते हैं।

सूर्य किरण और रंग चिकित्सा, विज्ञान के विद्यार्थी को विभिन्न प्रकार के रोगों के नाम याद करने की आवश्यकता नहीं है। उसे तो यह देखना चाहिए कि रोग क्यों हुआ है और कैसे हुआ है? आमतौर से बीमारियों के तीन मुख्य कारण हैं जो कि नीचे दिये जा रहे हैं-1. गर्मी का बढ़ जाना, 2. सर्दी का बढ़ जाना, 3. पाचन क्रिया में कमी आ जाना।

गर्मी का बढ़ जाना

गर्मी बढ़ जाने से रोगी को जलन, बेचैनी, प्यास, खुश्की, घबराहट आदि महसूस होती है। पीड़ित स्थान गर्म होता है। रोगी को ठंड प्राप्त करने की विशेष इच्छा होती है। ऐसे लक्षण शरीर में लाल रंग की अधिकता से उत्पन्न होते है।

सर्दी का बढ़ जाना

सर्दी बढ़ जाने से रोगी की नसें सिकुड़ जाती हैं। मूत्र अधिक होता है। दस्त पतला हो जाता है और शरीर में पीलापन छाया रहता है तथा मुंह, नाक आदि से बलगम आने लगता है। रोगी गर्मी में सुख का अनुभव करता है। ऐसे लक्षण शरीर में नीले रंग की अधिकता से उत्पन्न होते है।

पाचन क्रिया में कमी आ जाना

शरीर के रसों का ठीक तरह से परिपाक न होने के कारण पीले रंग की कमी आ जाती है। पीले रंग का काम है कि वह शरीर की समस्त धातुओं को पचाये। भोजन से रस, रस से रक्त, रक्त से मांस, इसी प्रकार क्रमशः अस्थि मज्जा, मेद, शुक्र का ठीक प्रकार से निर्माण शरीर में स्थित पीले रंग का कार्य है। यदि धातुएं ठीक प्रकार से न बन रही हों और वे कच्ची रह जाती हों तो पीले रंग की कमी समझते हुए उसी रंग को शरीर में पहुंचाने का प्रबन्ध करना चाहिए। आयुर्वेद प्रणाली में वात, पित्त, कफ का भी यही सिद्धांत है। वह भी इन रंगों से मिलता जुलता है।

हरा रंग वात के लिए, लाल रंग कफ के लिए और नीला रंग पित्त के लिए बहुत समानता रखता है। आयुर्वेदिक वैद्य जिस बीमारी को पित्त से उत्पन्न बताएगा वह सूर्य किरण और रंग चिकित्सा का चिकित्सक उसे प्रायः लाल रंग से उत्पन्न हुआ रोग बतायेगा। वैद्य जैसे दो या तीन दोषों के मिलने से कई बीमारियों की उत्पत्ति बताते हैं। वैसे दो-दो या तीन-तीन रंगों की कमी से कई बीमारियां उत्पन्न हो सकती हैं।

सूर्य किरण और रंग चिकित्सा के चिकित्सक को रोगों का निदान करने के लिए किसी पुस्तक पर पूरी तरह अवलम्बित न रह कर अपनी बुद्धि से अधिक काम लेना पड़ता है। उसके लिए यह जरूरी है कि हजारों बीमारियों को और उनके लक्षणों को इकट्ठा करे। अपितु उसकी बुद्धि ऐसी तीक्ष्ण होनी चाहिए कि सूक्ष्म दृष्टि से इस बात की जानकारी भली प्रकार से कर ले कि किस रंग से कौन-कौन से रोगों का निदान कर लेना आधा इलाज है। यदि विज्ञान के विद्यार्थी रोगों के कारण को ठीक प्रकार से समझ लेंगे तो वे चिकित्सा करने में अवश्य सफल होंगे।

●●●

जब शरीर स्वस्थ रहेगा तो मनुष्य प्रसन्नचित्त रहेगा।

4

औषधियां तैयार करने की विधि

सूर्य तप्त तथा सूर्य चार्ज द्वारा इन्हीं सात रंगों से तरह-तरह की औषधियां तैयार करके समस्त रोगों का बड़े सरल तथा सुगम तरीके से उपचार किया जाता है। इन तरह-तरह की औषधियों के नाम इस प्रकार हैं–

1. **पानी:** इसे तीनों मूल रंगों में सूर्य तप्त से तैयार किया जाता है - नारंगी रंग, हरा रंग, नीला रंग।
2. **मिश्री:** तीनों मूल रंगों में सूर्य चार्ज द्वारा तैयार की जाती हैं- नारंगी रंग, हरा रंग, नीला रंग।
3. **शहद:** शहद केवल नारंगी रंग में सूर्य चार्ज किया जाता है।
4. **तेल:** तेल की औषधि इन तीनों मूल रंगों में तैयार की जाती है– लाल, हरा, नीला। लाल रंग में तिलों का तेल सूर्य चार्ज किया जाता है। हरे रंग में सरसों का तेल सूर्य चार्ज किया जाता है। नीले रंग में नारियल का तेल सूर्य चार्ज किया जाता है।
5. **वैसलीन:** वैसलीन की औषधि नीले रंग और लाल रंग में सूर्य चार्ज की जाती है।
6. **ग्लिसरीन:** ग्लिसरीन की औषधि केवल नीले रंग में ही सूर्य चार्ज द्वारा तैयार की जाती है।
7. **गाय का शुद्ध घी:** गाय के शुद्ध घी की औषधि केवल नीले रंग में ही सूर्य चार्ज द्वारा की ज़ाती है।
8. **गुलाब जल:** गुलाब जल केवल हरे रंग में ही सूर्य चार्ज किया जाता है।
9. **आशीर्वाद महानारायणी तेल:** यह औषधि आयुर्वेदिक के माध्यम से तैयार की जाती हैं। यह औषधि पुराने से पुराने जोड़ दर्द, कमर दर्द, पुरानी चोट दर्द, मोच आदि के लिये बहुत लाभदायक है।

सूर्य तप्त पानी (औषधि) बनाने की विधि

सूर्य किरण और रंग चिकित्सा के माध्यम से औषधि बनाने के लिए जिस रंग की औषधियां बनानी होती है उसी रंग की कांच की बोतल ली जाती हैं। यदि जरूरत के अनुसार उस रंग की बोतल न मिले तो सादी सफेद रंग की बोतल ली जा सकती है। जिस रंग की औषधि बनानी होगी उसी रंग का सैलोफिन कागज (जो कि फलों के टोकरों के ऊपर सजावट के लिए लगा होता है, यह पारदर्शी होता है इसे सैलोफिन कागज कहते हैं)

सफेद बोतल पर चिपका कर बोतल तैयार कर ली जाती है। और उस रंग की औषधि तैयार की जा सकती है। कागज का रंग खराब हो जाने पर कागज बदल देना चाहिये। औषधि बनाने के लिए हमें केवल तीन रंग की बोतलों की जरूरत होती है। वह रंग इस प्रकार है–1. नारंगी रंग, 2. हरा रंग, 3. गहरा नीला रंग।

इन्हीं तीन रंगों से वात दोष, पित दोष, कफ दोष (त्रिदोष) समस्त रोगों का उपचार कर सकते हैं।

बोतलों का अच्छी तरह अन्दर और बाहर का लेबल साफ कर लेना चाहिए। साफ करने के बाद उन्हीं बोतलों में शुद्ध जल भर देना चाहिए। उसके बाद उन बोतलों को अच्छी तरह ढक्कन लगा कर बन्द कर देना चाहिए।

याद रखें कि बोतलों को ऊपर तक पूरा न भरें। कृपया शुद्ध जल भरने के समय बोतल को चार उंगली खाली ही रखना चाहिए। (यानी तीन चौथाई ही बोतल को भरना चाहिए)। बोतल में शुद्ध जल भरने के पश्चात् हर एक रंग की बोतल को आपस में इतना दूर रखें कि एक रंग की बोतल की छाया दूसरे रंग की बोतल पर न पड़ सके। क्योंकि सूर्य की किरणों में पहले से ही इन्द्रधनुषी सात रंग शामिल होते हैं। (इसे सप्त अश्व भी कहते हैं।) यह सात रंग इस प्रकार हैं–1. बैंगनी 2. नीला 3. आसमानी 4. हरा 5. पीला 6. नारंगी 7. लाल।

इन सात रंगों की बोतलों के सूर्य तप्त पानी तथा सूर्य चार्ज औषधियों का उपयोग इस प्रकार है। यह सभी रंगों की बोतलें सूर्य की किरणों में से अपना-अपना धर्म और गुण लेकर अपने अन्दर सोख लेती हैं और औषधियों का रूप लेकर तैयार हो जाती हैं।

सावधानी: याद रखें कि सूर्य किरणों से चार्ज होने वाली बोतलों को धरती पर नहीं रखना चाहिए। धरती एक ऐसा स्रोत है जिसमें दुनिया की हर वस्तु समाने की क्षमता होती है। क्योंकि इसमें जबरदस्त चुम्बकीय शक्ति होती है। चुम्बकीय शक्ति होने के कारण औषधि चार्ज नहीं होती। ध्यान रखें कि औषधि चार्ज करने के लिए बोतलों को धरती पर रखने की बजाय धरती से तीन से छः इंच जमीन से ऊँचा किसी लकड़ी के फट्टे या गुटके के ऊपर बोतलों को रखना चाहिए।

इन कांच की बोतलों को दिन-रात छत पर ही पड़ी रहने दें। बोतलों को इस प्रकार रखें कि एक रंग की बोतल की छाया दूसरे रंग की बोतल पर न पड़े। चांद की रोशनी में कोई नुकसान नहीं होता बल्कि चांद की रोशनी से फायदा ही होता है क्योंकि संसार की सब जड़ी बूटियां और फल देने वाले पेड़ पौधे प्रकृति मां की गोद में दिन रात पड़े रहते हैं। यहां तक कि सूर्य ग्रहण और चन्द्र ग्रहण तक का कोई असर नहीं पड़ता।

इस ब्रह्माण्ड में दो स्रोत हैं: 1. दिन (सूर्य देवता), 2. रात (चन्द्रमा देवता) इसके बाद ही सारी सृष्टि की रचना हुई है। इन दोनों का एक ऐसा मेल है जैसे शरीर और उसकी आत्मा। यह दोनों साथ-साथ ही चलें इन दोनों को कोई अलग नहीं कर सकता।

फलों में रस तो सूर्य देवता ही देता है परन्तु मिठास तो चन्द्रमा देवता की ही देन है।

इसलिए बोतलों को दिन-रात बाहर ही पड़ी रहने से कोई नुकसान नहीं है बल्कि लाभ ही होता है।

आपत्ति काल में औषधि बनाने के लिए शुद्ध जल से भरी बोतलों को कम से कम आठ से दस घण्टे तक सूर्य की किरणों में रखने से औषधि (पानी) तैयार हो जाती है। लेकिन तीन से छः- सात दिन तक सूर्य की किरणों में रखने से यह जल की औषधि अधिक लाभदायक हो जाती है। यह सूर्य तप्त तैयार की गई औषधि दिन में तीन या चार बार ले सकते हैं। खाली होने पर इन्हीं बोतलों को धो कर दुबारा औषधि तैयार कर सकते हैं।

नोट–पानी के अलावा सब औषधियों को सूर्य चार्ज और पीने के लिए जल जो सूर्य तप्त पानी (औषधि) लिखा जाएगा। हमेशा नारंगी रंग की बोतल में खाने के लिए सूर्य चार्ज और पीने के लिए सूर्य तप्त औषधि इस्तेमाल करनी ठीक रहती हैं। क्योंकि लाल रंग की औषधि में जरूरत से अधिक गर्म होने के कारण खाने और पीने के लिए उपयोग में नही लानी चाहिए तथा लाल रंग में सूर्य तप्त पानी पीना वर्जित है। इसलिए लाल रंग में सूर्य चार्ज औषधियां केवल शरीर के बाहरी अंगों पर लगाना, मलना तथा मालिश के लिए ठीक रहती हैं। यह आयोडीन दवाई से भी अधिक गुणकारी है। लेकिन लाल रंग के कांच की बोतल बाजार में उपलब्ध नहीं है। लाल रंग और पीला रंग मिलाने से नारंगी रंग बन जाता है इसलिए उपचार के लिए नारंगी रंग की बोतल में औषधि बनानी ठीक रहती है।

सूर्य तप्त पानी (औषधि) तथा सूर्य चार्ज औषधियां लेने की मात्रा और प्रयोग करने की विधि

हरा रंग

हरे रंग का सूर्य तप्त पानी (औषधि) साधारणतया सुबह खाली पेट प्यास के अनुसार ज्यादा से ज्यादा ले सकते हैं। दिन में तीन समय भोजन से पहले खाली पेट (खाली पेट यानी भोजन से पहले खाली पेट ही होता है) लेना होता है। ऐसा करने से कब्ज दूर होती है और इसका विपरीत प्रभाव भी नहीं होता तथा दिन में तीन समय यानी सुबह का नाश्ता, दोपहर का भोजन तथा रात के भोजन से बीस से तीस मिनट पहले एक 100 मि.ली. से लेकर 250 मि.ली. तक कांच के गिलास में लेना चाहिए।

नारंगी रंग

नारंगी रंग का सूर्य तप्त पानी (औषधि) साधारणतः केवल दिन में तीन समय ही लेना चाहिए। भोजन के बाद पांच से दस मिनट के अन्दर-अन्दर ही लेना होता है। इसकी मात्रा पचास से अस्सी ग्राम तक ही लेनी चाहिए। यह बात याद रखने योग्य है कि नारंगी रंग का सूर्य तप्त पानी अधिक गर्म होता है। इसे ज्यादा पीना वर्जित है। इसको ज्यादा पीने से खून के दस्त या उल्टी हो सकती है।

नीला रंग

नीले रंग के सूर्य तप्त पानी (औषधि) को दिन में तीन से पांच समय तक ले सकते हैं। याद रखें कि इसे ऊपर लिखे अनुसार हरे पानी की तरह खाली पेट ही लेने से इस औषधि का लाभ मिलता है। नीले रंग के सूर्य तप्त पानी लेने की मात्रा पचास ग्राम से एक सौ पचास ग्राम तक ही होनी चाहिए। यह सूर्य तप्त नीले रंग का पानी शरीर को ठण्डक देने के लिए लाभकारी होता है। सूर्य तप्त नीला पानी अधिक प्यास की उत्तेजना को शांत करता है तथा आसाध्य रोगों में बहुत लाभकारी सिद्ध हुआ है।

मिश्री, शहद, तेल एवं अन्य वस्तुओं से औषधि बनाने की विधि

मिश्री से औषधि बनाने की विधि

सूर्य किरण और रंग चिकित्सा के माध्यम से सूर्य चार्ज द्वारा तैयार मिश्री की औषधि नारंगी हरा और गहरा नीला जैसे मूल रंगों में बनाई जाती है।

इन तीन रंगों में सूर्य चार्ज तैयार मिश्री अलग-अलग रोगों में प्रयोग में लाने के लिए सहायक होती है। इस मिश्री की सूर्य चार्ज औषधि के तीनों रंगों में अलग-अलग धर्म और गुण होते हैं। तीनों रंगों से तैयार सूर्य चार्ज मिश्री निम्नलिखित तरीके से बनाई जाती है–

बोतल में तीन-चौथाई हिस्सा मिश्री डालकर धूप में रखें। यह मिश्री नीली, हरी और लाल रंग में तैयार करनी होती है। मिश्री को चार्ज करने के लिए कम से कम पचास-साठ दिन तक धूप में रखना चाहिए। इसको रोज़ अच्छी तरह हिलायें ताकि अन्दर-बाहर से मिश्री के सारे कण औषधि बनकर तैयार हो जायें। बोतल का ढक्कन अच्छी तरह बंद कर दें ताकि मिश्री की बोतल में नमी अन्दर न जा पाए। आद्रता अन्दर जाने से मिश्री जम जाती है फिर यह दवा प्रयोग में नहीं लाई जा सकती। यदि आप यात्रा में कही बाहर जा रहे हो तो औषधि के रुप में मिश्री को साथ ले जा सकते है यह पेट दर्द में रामबाण की तरह काम करती है।

शहद की औषधि बनाने की विधि

सूर्य किरण और रंग चिकित्सा के माध्यम से शहद को हम केवल नारंगी रंग की बोतल में ही तैयार कर सकते हैं। बोतल को अच्छी तरह धोकर अच्छी तरह सुखा लेना चाहिए ताकि बोतल में नमी न रह सके। बोतल में शहद को तीन चौथाई तक भरकर धूप में कम से कम बीस-पच्चीस दिन तक रखें। ऐसा करने से सूर्य चार्ज औषधि तैयार हो जाती है। यह औषधि अधिक गर्म होती है। इसलिए बिना चिकित्सक की सलाह से यह औषधि नहीं लेनी चाहिए। बड़ों के लिए दिन में एक से तीन चाय के चम्मच तथा बच्चों को केवल उंगली से ही चटाएं। सूर्य चार्ज शहद श्वास और दमे तथा छाती के रोगों के लिए तथा

वृद्धावस्था के रोगों में काम में लाई जा सकती हैं और महिलाओं को अगर ज्यादा मूत्र आने की शिकायत हो तो इस सूर्य चार्ज शहद का इस्तेमाल करना लाभकारी होता है।

तेल से औषधि बनाने की विधि

सूर्य किरण और रंग चिकित्सा के माध्यम से सूर्य चार्ज द्वारा तैयार तेल की औषधि लाल, हरा और गहरा नीला रंग जैसे तीन मूल रंगों में बनाई जाती है।

इन रंगों में सूर्य चार्ज तैयार तेल के अलग-अलग धर्म और गुण होने के कारण अलग-अलग रंगों में रोगों का उपचार करने के लिए विभिन्न तरीके से उपयोग में लाया जाता है। तीनों रंगों से तैयार सूर्य चार्ज तेल निम्नलिखित तरीकों से बनाया जाता है।

1. लाल रंग के कांच की बोतल में तिल का तेल सूर्य चार्ज तैयार करना चाहिए।
2. हरे रंग की कांच की बोतल में सरसों का तेल तैयार करना चाहिए।
3. नीले रंग की कांच की बोतल में नारियल का तेल तैयार करना चाहिए।

लाल कांच की बोतल में तिल का तेल बनाने की विधि

सूर्य चार्ज तिल का तेल लाल रंग की बोतल में तैयार किया जाता है। लाल रंग की बोतल में तिल का तेल तीन चौथाई तक ही डालें। इस बोतल को जमीन के ऊपर नहीं रखना चाहिए। इसे जमीन से तीन से छः इंच ऊपर किसी लकड़ी के गुटके पर रखना चाहिए क्योंकि जमीन में हर वस्तु समा जाने की शक्ति होती है। क्योंकि जमीन में चुम्बकीय शक्ति होने के कारण सूर्य चार्ज औषधि या सूर्य तप्त पानी की बोतल रखने से औषधि तैयार नहीं होती। उस सूर्य चार्ज औषधि को तैयार करने के लिए कम से कम पचास से साठ दिन तक लग जाते हैं तथा सूर्य तप्त पानी कम से कम तीन दिन से लेकर दस दिन तक तैयार हुआ पानी ठीक रहता है।

यह सूर्य चार्ज तेल की औषधि शरीर के बाहरी भागों पर लगाने, मलने और मालिश के लिए प्रयोग की जाती है। सूर्य चार्ज तिल का लाल तेल अति गर्म होता है और यह तेल आयुर्वेदिक तेल से भी ज्यादा ताकत वाली औषधि तैयार हो जाती है। सूर्य चार्ज तिल का तेल खासतौर पर शरीर के किसी भी भाग में नए व पुराने दर्दों के लिए शरीर के मारे गए अंगों आदि में बहुत ही लाभकारी औषधि का काम करता है। इस तेल की औषधि के इस्तेमाल करने का तरीका इसी किताब में दोषों का सन्तुलन तथा लाल तेल के धर्म और गुण में बड़े ही विस्तार से लिखा हुआ है।

वैस्लीन की औषधि बनाने की विधि

वैस्लीन की सूर्य चार्ज औषधि को लाल और नीले रंग में तैयार किया जा सकता है।

यह सूर्य चार्ज तैयार वैस्लीन शरीर के बाहरी अंगों पर लगाने, मलने या मालिश के लिए तैयार की जाती है। इसको कम से कम पचास से साठ दिन तक सूर्य चार्ज करें। इसको जमीन से चार से छः इंच ऊपर किसी लकड़ी पर रखना चाहिए।

दोपहर के समय इसको पूरी गर्मी में हिलाना होता है क्योंकि दोपहर की गर्मी के कारण यह वैस्लीन तेल की तरह नरम हो जाती है (दिन को बारह बजे से तीन बजे के बीच में) और सर्दियों में इसको थोड़ा सा आंच पर गर्म करके हिलाएं ताकि अन्दर से अच्छी तरह वैस्लीन सूर्य चार्ज औषधि तैयार हो जाए। ज्यादा दिन धूप में रखने से ज्यादा ताकतवर दवाई बनती है। वैस्लीन की शीशी के ऊपर की मिट्टी साफ करते रहें।

1. लाल रंग की सूर्य चार्ज तैयार वैस्लीन खासतौर पर पैरों की बिवाइयां फटने आदि पर लगाने से पैरों की एड़ियां सुंदर तथा मुलायम रहती है।
2. नीले रंग की सूर्य चार्ज तैयार वैस्लीन खासतौर पर चर्म रोगों तथा सूर्य की रोशनी में चमड़ी जलने आदि में लगाने से लाभदायक होती है।

ग्लिसरीन से औषधि बनाने की विधि

सूर्य चार्ज ग्लिसरीन को केवल नीले रंग की कांच की बोतल में तीन चौथाई भाग भर कर कम से कम तीस से चालीस दिन तक धूप में रखने से सूर्य चार्ज करके औषधि तैयार की जाती है। आपत्ति काल में या जरूरत पड़ने पर पन्द्रह से बीस दिन में ही सूर्य चार्ज की हुई ग्लिसरीन काम में लाई जा सकती है। इस सूर्य चार्ज ग्लिसरीन को गले में टॉँसिल, मुंह में पायरिया आदि रोगों में प्रयोग कर सकते हैं। मुंह में केवल ग्लिसरीन का ही इस्तेमाल किया जा सकता है।

गाय के शुद्ध घी से औषधि बनाने की विधि

गाय के शुद्ध घी को सूर्य चार्ज तैयार करने के लिए नीले रंग की कांच की बोतल में तैयार करना चाहिए। बोतल को कम से कम पचास से साठ दिन तक धूप में किसी लकड़ी पर जमीन से चार से छः इंच ऊपर रखें और रोज हिलाते रहना चाहिए तथा ऊपर की मिट्टी को साफ करते रहें। ताकि सूर्य चार्ज औषधि ठीक तरीके से तैयार हो सकें।

यह सूर्य चार्ज तैयार औषधि (गाय का शुद्ध घी) नाक में नाजुक रोगों के लिए तैयार की जाती है। यह औषधि नाक की हड्डी का बढ़ जाना या नाक के अन्दर से गल जाना आदि पर इस्तेमाल करने से बहुत गुणकारी होती है। इस सूर्य चार्ज घी को मुंह पर लगातार लगाने से पुराने चेचक के दाग मिट जाते हैं। कहने का तात्पर्य यह है कि इस सूर्य चार्ज तैयार घी की औषधि को नियम अनुसार कुछ दिन तक लगाने से मुंह साफ हो जाता है।

गुलाब जल से औषधि बनाने की विधि

गुलाब जल हरे रंग की बोतल में डालकर सूर्य चार्ज करके आंखों के लिए औषधि तैयार की जाती है। यह औषधि पन्द्रह-बीस दिन में तैयार हो जाती हैं। यह सूर्य चार्ज किया हुआ गुलाब जल आंखों के समस्त रोगों के लिये लाभदायक होता है। यह औषधि आंखों में डालने के लिये बढ़िया से बढ़िया आईटोन औषधियों को मात देती है। इसके इस्तेमाल करने का वर्णन पूरे विस्तार से इस पुस्तक में दोषों का सन्तुलन, धर्म और गुण में दिया गया है।

सूर्य किरण और रंग चिकित्सा के माध्यम से रंगदार किरणें लेने की विधि

जिस रंग की किरणें लेनी हों उस रंग का कांच या सैलोफिन कागज (वह पारदर्शी कागज जो फलों के टोकरों पर सजावट के लिए लगाया जाता है) लें। उस कांच या सैलोफिन कागज से पार होती सूर्य की किरणों को अपने शरीर के रोगी अंग वाले हिस्से पर डालें।

सूर्य हमारे लिए प्रकाश और ऊर्जा का स्त्रोत है। सूर्य की किरणों से ही वनस्पति और अन्य जीव अपना जीवन पाते हैं। यह सूर्य की उपस्थिति में ही अपना भोजन कर पाते हैं। सूर्य किरणों के कारण ही हम विटामिन 'डी' और अन्य शरीर उपयोगी पदार्थ अपने आहार से शरीर के लिये ग्रहण कर पाते हैं। सूर्य किरणें कष्ट को नष्ट करने वाली होती हैं। ये हमारे शरीर की हड्डियों को भी मजबूत बनाती है। सूर्य की किरणों को तीनों मूल रंगों में अलग-अलग रोगों में अलग-अलग तरीके से ली जाती है।

1. प्रातःकाल के सूर्य की अल्ट्रावायलट किरणें शरीर के लिए बहुत उपयोगी होती है।
2. रात के समय बिजली के बल्ब द्वारा रोशनी अलग-अलग रोगों में ली जा सकती है लेकिन ज्यादा फायदा नहीं होता जबकि सूर्य चार्ज रोशनी बहुत अच्छी औषधि का काम करती है। इसे अलग-अलग रंगों में अलग-अलग तरीके से रंगदार किरणें लेने से कई गम्भीर रोगों को ठीक करने में सहायता मिलती है।

वायु लेने की विधि

सूर्य चार्ज वायु को तैयार करने के लिए

ज़िस रंग की वायु लेनी हो तो उसी रंग की बोतल को अच्छी तरह अन्दर और बाहर का लेबल उतार कर साफ कर लें। इसकी अन्दर की आद्रता (नमी) को सुखा कर अच्छी तरह डाट लगा कर बन्द कर देने के बाद इसे धूप में रखें। यह वायु मात्र पांच से दस मिनट में ही तैयार हो जाती है।

सूर्य चार्ज हवा तीनों मूल रंगों में ली जाती है। जैसे सूर्य चार्ज नारंगी रंग की बोतलों से तैयार वायु कफ रोगों के लिए, सूर्य चार्ज हरे रंग की बोतलों से तैयार हवा वात रोगों के लिए तथा सूर्य चार्ज नीले रंग की बोतलों से तैयार वायु पित रोगों के लिए ली जाती है।

इनके धर्म और गुण अलग-अलग होने के कारण। अलग-अलग रोगों में अलग-अलग तरीके से नाक और मुंह या केवल मुंह से सूर्य चार्ज हवा ले सकते हैं। कई रोगों में यह सूर्य चार्ज हवा उपचार के साथ-साथ लेने से रोग बहुत जल्दी ठीक हो जाता है तथा जड़ से निकल जाता है। रंगदार बोतलों के माध्यम से सूर्य चार्ज की हुई हवा सांस द्वारा लेने से फेफड़े, मुंह, गला और छाती आदि के रोग ठीक हो जाते हैं।

समस्त रोगों का टॉनिक

सूर्य किरण और रंग चिकित्सा के माध्यम से सूर्य तप्त हरी बोतल का तैयार पानी दिन में तीन समय सुबह का नाश्ता, दोपहर के भोजन तथा रात के भोजन से आधा घंटा पहले खाली पेट (खाली पेट जैसे भोजन से पहले खाली पेट ही होता है) सौ से दो सौ पचास मि.ग्रा. तक की मात्रा में पीना चाहिए। सूर्य तप्त हरा पानी रक्त शोधक होता है।

यह सूर्य तप्त हरा पानी समशीतोष्ण होता है और रक्तशोधक होने के कारण गुर्दों, आंतों और त्वचा की कार्य-प्रणाली को सुधारता है और रक्त से दूषित पदार्थों को पेशाब तथा पसीने द्वारा बाहर निकालने में सहायता करता है।

इसी तरह दिन में तीन समय प्रत्येक भोजन के दस मिनट बाद सूर्य तप्त नारंगी बोतल का तैयार पानी पचास से अस्सी ग्राम तक की मात्रा तक कांच के गिलास में सूर्य तप्त पानी पीना चाहिए। यह पानी (औषधि) भोजन को पचाने में सहायक है और इसका उपयोग करने से हाजमा सुधर जाता है। पाचन शक्ति बढ़ जाती है। यह बढ़े हुए कॉलेस्ट्रॉल को कम करता है। यह भोजन को भली-भाँति पचाने में मदद करता है तथा खून के लाल कण भी बढ़ा देता है।

सूर्य तप्त नारंगी पानी में लौह भस्म के तत्त्व, अभ्रक भस्म के तत्त्व तथा शिलाजीत के तत्त्व समाये हुए होते हैं। ये दोनों रंगों की दवाइयां (टॉनिक) शरीर के लिए बहुत ही बढ़िया टॉनिक का काम करती है। इस टॉनिक को ध्यानपूर्वक नियम अनुसार लम्बे समय तक पीते रहने से जीवन में आने वाले सब रोगों से रक्षा हो जाती है।

प्राकृतिक नियम के अनुसार जीवनशैली कृत-कृत्य हो जाती हैं। यह टॉनिक शरीर तथा मन को प्रसन्नता देता है, यह टॉनिक मस्तिष्क और नाड़ियों को बल देता है, मां के स्तनों में दूध की वृद्धि करता है, खून के लाल कण बढ़ जाते हैं और शरीर को स्फूर्ति और ताकत मिल जाती है।

इस तरह सूर्य तप्त हरी बोतल से तैयार पानी तथा सूर्य तप्त नारंगी बोतल से तैयार पानी सामान्य व्यक्ति के लिये भी टॉनिक का काम करता है।

●●●

5

नाक, कान, गला, मुंह, दांतों एवं सिर दर्द के रोग

नाक

जुकाम कोई बीमारी नहीं है। यह तो मौसम के बदलने से शरीर पर होने वाला उल्टा असर है। आमतौर पर जुकाम को पैदा करने वाला छूत का वायरस ही मुख्य कारण है। लेकिन एलर्जी, जुकाम दूषित धुएं और धूल से पैदा हो जाता है।

जुकाम से प्रभावित व्यक्ति सबसे पहले सर्दी महसूस करता है, फिर पूरे शरीर में पीड़ा होन लगती है, छीकों का दौर शुरू हो जाता है। छीकों के शुरू होते ही हल्का सा बुखार भी हो जाता है और नाक बहने लगती है। शुरू में पतला सा पानी द्रव्य जैसे निकलता है फिर धीरे-धीरे गाढ़े कफ में बदल जाता है। नाक बंद होने के साथ-साथ आंखें सूज जाती हैं और आंखों में पानी बहने लगता है। एलर्जिक जुकाम में लगातार छींकें आने के साथ-साथ नथुनों (नाक के छिद्र) में जलन शुरू हो जाती है तथा आंख, कान, नाक, गला, मुंह और तालू में जलन होने लगती है। तो नजला गले में गिरना शुरू हो जाता है। छाती जाम हो जाती है। रात के समय दोनों नथुनें बंद होने के साथ-साथ रोगी नाक के बदले मुंह से सांस लेता है। सूखी और कफ युक्त खांसी भी शुरू हो जाती है।

नाक के अन्दर के भाग का गीला रहने से नाक का गल जाना

इस रोग को डॉक्टर लोग नाक की हड्डी का बढ़ जाना कहते हैं लेकिन कारण कुछ और ही होता है। नाक के बिल्कुल पिछले भाग में श्वास नली की झिल्ली से जुड़े हुए और आगे की ओर बढ़े हुए मांस के छोटे-छोटे कोमल टुकड़े बढ़ जाते हैं तो बड़ी मुश्किल होती है। यह बीमारी भी आम लोगों में पाई जाती है।

उपचारः इस रोग के उपचार के लिए सूर्य किरण और रंग चिकित्सा के माध्यम से नीली बोतल से तैयार सूर्य चार्ज गाय के शुद्ध नीले घी की रात को और दिन को दो समय दोनों नथुनों में दो-तीन बूंदें डालने से एक सप्ताह तक पूर्ण आराम आ जाता है। ऐसे रोगियों को यह दवाई कुछ दिन और डालनी चाहिए ताकि यह रोग दोबारा पैदा न होने पाये।

पुराना जुकाम

जुकाम का नियम अनुसार इलाज न करने से पुराना जुकाम हो जाता है। इसका कारण सर्दी लग जाना, पसीने में ठण्डी हवा लगना और ठण्डे पानी से स्नान करना, मेहनत के एकदम बाद ठण्डा जल पीना, ओस में सोना आदि कारणों से इस रोग की उत्पत्ति होती है। नाक का जाम हो जाना, नाक का बहना, मुख का स्वाद बिगड़ जाना, किसी वस्तु को सूंघने पर खुशबू का न आना, सिर में भारीपन या सिर दर्द का होना आदि जुकाम के लक्षण हैं।

उपचार: ऐसा जुकाम जिसमें नाक के छिद्र बंद हों तो ऐसी स्थिति में सूर्य किरण और रंग चिकित्सा के माध्यम से सूर्य चार्ज हरे रंग की बोतल से तैयार किया हुआ सरसों का तेल सिर में तालू पर पांच-छ: बूंदें डालकर हाथ की अगली पोरों से मालिश करें।

नकसीर का फूटना

नकसीर फूटते ही सूर्य किरण और रंग चिकित्सा के माध्यम से सूर्य तप्त नीली बोतल का तैयार पानी सिर पर डालें या कपड़ा भिगो कर सिर के ऊपर डाल दें। नीली बोतल के पानी से उनकी नाक को मस्तक समेत दो-तीन बार धोएं तथा कपड़े की या रुई की बत्ती बनाकर नीली बोतल के पानी से भिगोकर नाक में डालें। कभी-कभी चोट से नाक में घाव होने पर खून निकलता हो तो तुरन्त नीली बोतल के तैयार पानी में भिगोकर नाक में डालें। ऐसा करने से खून तुरन्त बंद हो जाएगा और नाक में सूर्य चार्ज तैयार गाय के शुद्ध घी से नाक के अंदर के हिस्से को दिन में दो-तीन बार चुपड़ देने से आराम आ जाता है।

नाक में एलर्जी

सूर्य किरण और रंग चिकित्सा के माध्यम से तैयार नीली बोतल का सूर्य चार्ज गाय के शुद्ध घी की दिन में दो बार सुबह-शाम दो-तीन बूंद दोनों नथुनों में कुछ दिन तक डालने से आराम आ जाता है।

जुकाम से पीड़ित होने पर चेहरे पर दाने

सूर्य किरण और रंग चिकित्सा के माध्यम से तैयार सूर्य चार्ज हरे गुलाब जल का इस्तेमाल करके रूई के फाहे से हल्के हाथों से बिना रगड़े लगाना चाहिए। इससे चमड़ी को ताकत मिल जाती है तथा इससे त्वचा का रूखापन दूर हो जाता है। गुलाब जल लगाने के पंद्रह मिनट बाद शुद्ध जल से मुंह को धोएं। उसके बाद सूर्य चार्ज नारियल का नीला तेल मुंह पर मलने से मुंह पर निकले हुए दाने एक-दो सप्ताह में ठीक हो जाते हैं। जुकाम के लिए दिन में तीन-चार समय सूर्य तप्त नारंगी पानी को चालीस से अस्सी ग्राम की मात्रा में लेने से पूर्ण रूप से आराम आ जाता है।

नजला

इस रोग में नथुनों से पानी बहता रहता है तथा नथुने बंद हो जाते हैं। हमारी नाक श्वास लेने में हमारी सहायता करती है तथा हमें गंध की जानकारी देती है।

उपचार: नजले के उपचार के लिए सूर्य किरण और रंग चिकित्सा के माध्यम से तैयार

सूर्य तप्त नारंगी पानी को दिन में तीन-चार बार चालीस से अस्सी ग्राम की मात्रा तक लगातार कुछ दिन तक लेने से पूर्ण रूप से रोग में आराम आ जाता है।

जुकाम के कारण नाक बंद होने से सांस न आना और बुखार

यहां एक सूर्य किरण और रंग चिकित्सा के माध्यम से सिद्ध योग दिया जा रहा है। इसके उपचार के लिए दिन में दो समय सूर्य चार्ज हरे रंग की बोतल से तैयार सरसों के तेल की सिर के तालू पर मालिश करने या मलने से बंद नाक में से पानी बह जाता है और नाक तुरन्त खुल जाती है।

बुखार के लिए दिन में तीन-चार बार सूर्य तप्त हरा पानी सौ से दो सौ ग्राम तक पीने से बुखार में आराम आ जाता है।

अंदर से सारा नाक गल जाना

इस रोग में एलर्जी के कारण नाक के अंदर की झिल्ली में सूजन आ जाती है। इसके दो लक्षण होते हैं– (क) रोगी की नाक हमेशा बंद रहती है, (ख) नाक से मवाद टपकता रहता है जिससे रोगी को सांस लेने में बहुत कठिनाई होती है।

उपचार: सूर्य किरण और रंग चिकित्सा के माध्यम से तैयार नीली बोतल का सूर्य चार्ज गाय के शुद्ध घी की विशेष तौर पर रात को दोनों नथुनों में दो-तीन बूदें गुनगुना गर्म करके डालने चाहिए तथा दिन में दो बार सुबह-शाम दो-तीन बूंद दोनों नथुनों में कुछ दिन तक डालने से आराम आ जाता है।

नाक के रोगों की उपचार तालिका

(Complete Chart for Treatment of Nose Diseases)

रोग का नाम	सूर्य तप्त पानी	सूर्य च्रार्ज औषधि	रंगीन सूर्य की किरणें	रंगीन सूर्य चार्ज हवा	रंगीन पानी में भीगी कपड़े की पट्टी
पुराना जुकाम बदबूदार	नारंगी	नारंगी मिश्री	नारंगी	लाल	नासिका के अन्दर लाल रोशनी
नाक में एलर्जी	टॉनिक	गाय का शुद्ध नीला घी	नीली	----	नाक में दो बूंद गाय का शुद्ध घी
पुराना जुकाम	नीला पानी	नीली मिश्री	नीली	----	----
नाक की हड्डी का बढ़ना	नीला पानी	गाय का शुद्ध नीला घी	नीली	----	----
जुकाम से आंखों में लाली	हरा पानी	नीली मिश्री	नीली	----	----
सभी प्रकार के नाक के रोग	हरा, नारंगी	गाय का शुद्ध नीला घी	नीली	नीली	नाक में इंडा-पिंगला नाड़ी में
नकसीर	नीला पानी	नीला तेल नारियल	नीली	नीली	नासिका के अन्दर नीला तेल
नजला जुकाम	टॉनिक	गाय का शुद्ध नीला घी	नीली	----	----

नाक के अन्दर गीला रहने से नाक का गलना	नीला	नीला शुद्ध गाय का घी	नीली	.....	.....
साईनस रोग	नीला	नीला शुद्ध गाय का घी	नीली	.....	.....
नाक में फुंसियां	नीला	नीला शुद्ध गाय का घी	नीली	.....	.....
सिर में चोट लगने से नकसीर	नीला	नीला शुद्ध गाय का घी	नीली	.....	नीली पट्टी
जुकाम से पीड़ित होने पर आंखों में लाली	हरा	हरा पानी		हरी	....
रक्तचाप से नकसीर का फूटना	नीला	नीला शुद्ध गाय का घी	नीली	.....	नीली पट्टी
जुकाम से पीड़ित होने पर चेहरे पर दाने	नीला	नीला शुद्ध गाय का घी	नीली	.....	.....
नाक पकने का रोग	नीला	नीला शुद्ध गाय का घी	नीली	.....	.....
जुकाम से छीकों का आना	नीला	नीला शुद्ध गाय का घी	नीली	.....	.....
बायें नथुने से पानी बहना	हरा	नीला शुद्ध गाय का घी	नीली	.....	.....
जुकाम के कारण नाक बंद होने से सांस न आना और बुखार	हरा	हरा शुद्ध गाय का घी	नीली	.....	.....

कान

हमारे कान बहुत ही महत्त्वपूर्ण ज्ञान की इन्द्रियां हैं, जिनका काम आवाज सुनना, ज्ञान सुनना तथा हमें भले बुरे का ज्ञान कराना होता है। हमारे कानों से आवाज द्वारा प्रचारित करने के अलावा मनुष्य के कान शरीर की गति और चाल को वश में रखने की तथा साधारणतः सन्तुलन बनाए रखने में सहायक होते हैं।

कानों में मवाद से बहरापन

उपचार: बहरेपन के लिए कान में कम से कम पंद्रह दिन सूर्य किरण और रंग चिकित्सा के माध्यम से तैयार सूर्य चार्ज लाल बोतल से तिलों के लाल तेल को थोड़ा सा गर्म करके दोनों कानों में दो-दो बूंद डालें। साथ ही लाल सैलोफिन कागज की चार परत बनाकर सूर्य की सीधी रोशनी कम से कम दस मिनट तक कान में डालें। तथा दूसरे दस दिन के लिए हरे रंग से सूर्य चार्ज सरसों के तेल की दोनों कानों में दो-दो बूंदें डालकर हरे रंग के सैलोफिन कागज से सूर्य रोशनी दिखाएं। इसी तरह बदल-बदल कर कभी लाल कभी हरे कागज से रोशनी देने से कानों का बहरापन ठीक हो जाता है।

कान में दर्द

किसी भी कारण कान में दर्द हो जाए तो सूर्य किरण और रंग चिकित्सा के माध्यम से तैयार किया हुआ सूर्य चार्ज तिलों का लाल तेल हल्का गुनगुना करके दोनों कानों में दो-तीन बूंदें डालकर कानों को रूई लगाकर बंद कर दें। ऐसा करने से कुछ ही मिनटों में कानों के दर्द में आराम आ जाता है।

कान में मवाद आना

अगर कान में मवाद (पीप) आता हो तो कानों का मवाद साफ करके सूर्य किरण और रंग चिकित्सा के माध्यम से सूर्य चार्ज नीले रंग की बोतल से तैयार नारियल के तेल की दोनों कानों में दो-तीन बूंद डालकर रूई लगा दें। ऐसा एक-दो हफ्ते तक करने के पश्चात् कानों में आराम तो आ जाता है।

कान में खुजली या खुश्की

कानों में खुजली या खुश्की होने पर सूर्य चार्ज नारियल के नीले तेल की कम से कम दो हफ्ते तक सुबह-शाम एक-दो बूंदें डालकर कानों को रूई से बंद करना चाहिए। ऐसा कुछ दिन करने से कान की खुश्की व खुजली दूर हो जाती है।

कानों में सूजन

उपचारः कानों में सूजन के इलाज के लिए सूर्य किरण और रंग चिकित्सा के माध्यम से तैयार सूर्य चार्ज नारियल के नीले तेल की दोनों कानों में दो-तीन बूंदें दिन में दो समय डालें और नीले सैलोफिन कागज से सूर्य रोशनी देने से कानों की सूजन में आराम आ जाता है।

कानों में दाद या एग्जीमा

लक्षणः कान में दाद या एग्जीमा होने से कानों में जबरदस्त खुश्की आ जाती है तथा खारिश होती रहती है। इससे मन स्थिर न रहकर कान में खुजली को मिटाने के लिए मनुष्य के हाथ में जो भी चीज सामने पड़ी हो वह उसे कान में डालकर खुजली मिटाने की कोशिश करता है। जैसे कोई पतली चाबी, माचिस की तिल्ली या तिनका या फिर बाजार में कान की मैल निकालने वाले गलत लोगों से कान की सफाई करवाने से कान को शान्ति पहुंचाना चाहता है। लेकिन यह बहुत गलत है। इससे कानों में कई तरह के रोग पैदा हो जाते हैं और इससे कानों का उपचार करने में कई तरह की मुश्किलें आती हैं।

उपचारः सूर्य किरण और रंग चिकित्सा के माध्यम से तैयार नारियल के नीले तेल को पहले एक सप्ताह दोनों कानों में दो-तीन बूंदें दिन में दो समय डालकर रूई लगा दें। इससे दाद या एग्जीमे के कारण होने वाली खुजली को आराम आ जाता है। इस उपचार को लम्बे समय तक करना होता है अंदर से कान की त्वचा खुश्क न होने पाए। इसलिए कान में हर रोज एक समय सूर्य चार्ज नारियल का नीला तेल डालते रहने से कान का दाद और एग्जीमा ठीक हो जाता है।

कान में फुंसियां

कानों में विभिन्न तरह की फुंसियां हो जाती हैं तथा इससे कानों में तेज़ दर्द होता है। इसका कारण दांतों के किसी भी रोग से, सर्दी लगने से, काफी देर तक पानी में रहने से तथा कान में पानी घुस जाने से, ठण्डी जगह पर रहने से, भीगी हुई भूमि पर सोने के कारण कानों में दर्द हो जाता है या अधिक समय तक लगातार बुखार रहने से तथा पुराने जुकाम, नजले के कारण भी कान में कई तरह के रोग होकर कानों में कई तरह की छोटी-छोटी फुंसियां हो जाती हैं। यह फुंसियां बहुत तेज़ दर्द के साथ बहुत तकलीफ देती हैं।

उपचार: इसके उपचार के लिए सूर्य किरण और रंग चिकित्सा के माध्यम से लाल बोतल द्वारा तैयार किया हुआ सूर्य चार्ज सफेद तिलों का लाल तेल हल्का गुनगुना करके कान में दो-तीन बूंदें डाल कर ऊपर से रूई लगा दें और कानों को किसी गर्म वस्तु से सेक देने से कान की फुंसियां फूट जाती हैं और कान के दर्द में आराम आ जाता है। लाल सैलोफिन कागज से सूर्य की रोशनी भी लगातार कुछ दिन तक देते रहें। इससे दर्द में आराम आ जाता है और रोग भी ठीक हो जाता है।

कनफेड़े

इस रोग में कान के नीचे एक बड़ी गांठ हो जाती है। इसे कनफेड़े या कर्णमूल कहते हैं। यह गांठ सख्त होकर उसमें सूजन आ जाती है और दर्द होने लगता है। इसके कारण कंठ फूलना, गला फूलना और बुखार आदि हो जाते हैं।

उपचार: कान के बाहर गांठ वाली जगह पर सूर्य किरण और रंग चिकित्सा के माध्यम से हरे रंग की बोतल से तैयार सूर्य चार्ज सरसों का हरा तेल मलें। हरे रंग के सैलोफिन कागज से कम से कम दस मिनट तक सूर्य की रोशनी दें और सूर्य तप्त हरा पानी तीन भाग तथा सूर्य तप्त सफेद पानी एक भाग मिलाकर दिन में तीन बार लगातार लेने से या पीने से कनफेड़े ठीक हो जाते हैं।

कनपटी की हड्डी में सूजन

बड़ी हुई हड्डी पर सूर्य किरण और रंग चिकित्सा के माध्यम से तैयार सूर्य चार्ज सफेद तिलों का लाल तेल लगाकर या मलकर लाल सैलोफिन कागज द्वारा चार परत बनाकर सूर्य रोशनी डालें। सैलोफिन कागज सूजी हुई हड्डी के माप से ज्यादा लें। ध्यान रखें कि सैलोफिन के कागज द्वारा सूर्य रोशनी देते समय कागज में छोटा सा सुराख करके कान के अन्दर तक सूर्य की सीधी रोशनी जानी चाहिए। रात को सूर्य चार्ज तिलों का लाल तेल लगाकर गर्म सेक दें। इस रोग को एक-दो सप्ताह तक करने से कनपट्टी की बड़ी हुई हड्डी ठीक हो जाती है और दर्द भी ठीक हो जाता है।

कान के रोगों की उपचार तालिका
(Complete Chart for Treatment of Ear Diseases)

रोग का नाम	सूर्य तप्त पानी	सूर्य चार्ज औषधि	रंगीन सूर्य की किरणें	रंगीन सूर्य चार्ज हवा	रंगीन पानी में भीगी कपड़े की पट्टी
कान दर्द	----	लाल तेल तिल का	लाल	----	हल्का गुनगुना करके
कानों में मवाद से बहरापन	टॉनिक	लाल तेल तिल का	लाल	----	हल्का गुनगुना करके
कर्ण प्रणाली में नाद	टॉनिक	नीला तेल नारियल का	नीली	----	----
कान में खुजली या खुश्की	टॉनिक	नीला तेल नारियल का	नीली	----	----
कानों में दाद या एग्जीमा	टॉनिक	नीला तेल ग्लिसरीन का	नीली	----	----
कान की फुंसियां और दर्द	----	लाल तेल तिल का	लाल	----	हल्का गुनगुना करके
कनफेड़े	----	लाल तेल तिल का	लाल	----	हल्का गुनगुना करके
कनपट्टी की हड्डी में सूजन	----	नीला गाय का घी	लाल	----	हल्का गुनगुना करके

गला, मुँह एवं दांतों के रोग

टांसिल

तालू के अन्दर के भाग में दोनों तरफ गांठें हो जाती हैं। उन्हें टॉसिल कहते हैं। इंसके कारण गले के अन्दर दर्द होता है, स्वर भंग हो जाता है, थूक घोटने में कठिनाई होती है, खाने-पीने में कष्ट होता है। रोग बढ़ने पर घाव हो जाता है। टांसिल रोग पुराना होने पर पीव निकलने लगता है।

उपचार: सूर्य किरण और रंग चिकित्सा के माध्यम से तैयार सूर्य तप्त नीले पानी से दिन में तीन-चार समय कुल्ले करें। कुल्ला करने के बाद सूर्य चार्ज नीली बोतल से तैयार ग्लिसरीन का गले के अन्दर लेप करें।

जीभ के रोग

पेट की गड़बड़ी के कारण गलत आहार-विहार का सेवन करना, कभी-कभी कोई सख्त चीज़ खा लेना जो कि पेट में जाकर संक्रमण (इन्फैक्शन) पैदा करती है। इससे जीभ सफेद हो जाती है तथा जीभ पर छाले पड़ जाते हैं। इसका रूप, रंग फुंसियों जैसा होता है। यह छोटे-छोटे सफेद दानों जैसा नज़र आता है। कभी-कभी इसमें पतली परत के पानी भरे छाले भी हो जाते हैं। शिशुकाल में बच्चों की जीभ पर दूषित दूध पीने, या फिर जिगर की खराबी से भी छोटे-छोटे सफेद रंग के छाले हो जाते हैं।

उपचार: इसके उपचार के लिए सूर्य किरण और रंग चिकित्सा के माध्यम से नीली बोतल से तैयार सूर्य चार्ज ग्लिसरीन का जीभ पर लेप करने से जीभ के छालों में आराम आ जाता है।

गले में दर्द

कारणः गले के अन्दर घाव, गले की सूजन या गले का दर्द आदि गला खराब होने के लक्षण होते हैं। गला दर्द की हालत में तालू लाल हो जाता है और गले की गिल्टियां सख्त हो जाती हैं। इस रोग में खाने-पीने की चीज़ों को निगलने में कठिनाई होती है। यह रोग गले में ठण्ड लगने के कारण ही होता है।

उपचारः इसके उपचार के लिए सूर्य किरण और रंग चिकित्सा के माध्यम से नीली बोतल से तैयार सूर्य चार्ज ग्लिसरीन का गले के अन्दर पेंट करने से गले के दर्द में आराम आ जाता है। इसके साथ ही दिन में तीन समय सूर्य तप्त हरा पानी और सूर्य तप्त नारंगी पानी बराबर मिलाकर एक सौ पचास ग्राम की मात्रा तक कुछ दिन पीने से आराम आ जाता है। गले को ठण्ड के कारणों से भी बचाकर रखना चाहिए।

हिचकी

हिचकी का रोग एक बहुत ही कष्टदायक रोग है। यह न तो रोगी को सोने देता है, न ही रोगी आराम कर सकता है, न कुछ खा सकता है न ही पी सकता है, न ही रोगी शौच जा सकता है, न ही रोगी पेशाब कर सकता है, न ही ठीक प्रकार से किसी से बात कर सकता है। इसके अलावा कोई भी, कुछ भी करना इस रोगी के लिए कठिन हो जाता है। अन्दर ही अन्दर अपने मन को कोसता है कि यह रोग एक कैसा रोग है कि कुछ करने ही नहीं देता। ऐसा रोगी तो ठीक प्रकार से आराम भी नहीं कर सकता। इस रोग का एक जादुई तथा राम बाण उपचार नीचे लिखा जा रहा है।

उपचारः हिचकी रोग का उपचार इस प्रकार है कि रोगी को अपना मुंह खोल कर जुबान बाहर निकाल कर अपने ही हाथ से जुबान को थोड़ा सा खींच कर तान लेना चाहिए। यह क्रिया कम से कम तीन मिनट से पांच मिनट तक दिन में दो समय दो या तीन दिन तक करनी चाहिए।

कुछ ऐसे भी उपचार हैं–

रोगी का मन हिचकी से हटाने के लिए उसे अचानक हंसा, डरा या चौंका देना चाहिए। अचानक हंसा देना चाहिए। अचानक चौंका देना चाहिए। अचानक शोक या खुशी पैदा कर देनी चाहिए। अचानक ही मुंह पर एकदम पानी फेंक देना चाहिए। कुछ देर के लिए रोगी का ध्यान अचानक हटा कर एकदम दूसरी तरफ लगा देना चाहिए। इन उपचारों से भी हिचकी बंद हो जाती है। इन सभी उपचारों में पूर्णता न होने के कारण ही उपरोक्त उपचार ही हिचकी के लिए उचित होता है।

गले पर गिल्टी

कारणः गले पर गिल्टी जो गले के बाहर ठुड्डी के नीचे गांठ के बनने से सूजन आ जाती है। इसका मुख्य कारण शरीर में आयोडीन की कमी का होना होता है। आयोडीन की कमी

के कारण थायरायड ग्रन्थि पर काफी गम्भीर और बुरा असर पड़ता है।

उपचार: इस रोग से छुटकारा पाने के लिए सूर्य किरण और रंग चिकित्सा के माध्यम से तैयार सूर्य तप्त हरे रंग की बोतल के पानी में आयोडीन युक्त नमक डालकर दिन में तीन बार पचास ग्राम जल पीना चाहिए।

इसके साथ-साथ गले की गिल्टी पर लाल सैलोफिन कागज से सूर्य की रोशनी दिन में दो बार दस से पंद्रह मिनट तक देने से गले की गिल्टी में आराम आ जाता है।

दांत दर्द

कारण तथा लक्षण: पायरिया का रोग होने पर दांत ढीले होकर हिलने लग जाते हैं। इस रोग से मसूड़ों में पीप तथा रक्त निकलने लग जाता है और दांतों पर मैल जम जाती है। इससे मुंह से दुर्गन्ध आने लगती है। इसकी ठीक ढंग से अगर चिकित्सा न की जाए तो दांतों की जड़ें कमजोर होकर दांत निकल जाते हैं।

उपचार: सूर्य किरण और रंग चिकित्सा के माध्यम से पायरिया रोग के लिए या दांतों की देखभाल के लिए सूर्य तप्त नीले रंग की बोतल से तैयार नीले पानी से दिन में दो-तीन बार कुल्ला करें। कुल्ला एक समय में दो या तीन बार करें। सूर्य तप्त नीला पानी मुंह में रख कर मुंह में पानी को हिलाएं। मुंह का पानी जब गर्म हो जाए तो कुल्ला कर दें। इसके बाद सूर्य चार्ज नीली बोतल से तैयार ग्लिसरीन का मुंह में लेप करने से कुछ ही दिनों में निःसन्देह आराम आ जाता है। ऐसा करने से मसूड़े मज़बूत हो जाते हैं। मसूड़ों की सूजन तथा दर्द मिट जाता है और खून निकलना भी बंद हो जाता है।

तुतलाना या हकलाना

कारण: यह तुतलाना या हकलाना कुछ जन्मजात के विकारों से ही होता है। यह दिमागी कमज़ोरी, कुछ ग्रंथियों की कमज़ोरी, गलतफहमी, भय, आत्म-विश्वास, मनोवैज्ञानिक समस्याओं की कमी के कारण होता हैं।

उपचार: इसके उपचार के लिए सूर्य किरण और रंग चिकित्सा के माध्यम से नीली बोतल से तैयार नारियल का नीला तेल या सूर्य चार्ज बादाम रोगन से सिर तथा तालू में पांच-सात बूंदें डालकर धीरे-धीरे हाथ की अगली पोरों से दस-पंद्रह मिनट मालिश करने या मलने से अच्छे परिणाम मिलते हैं।

गले और मुंह के रोगों की उपचार तालिका

(Complete Chart for Treatment of Throat & Mouth Diseases)

रोग का नाम	सूर्य तप्त पानी	सूर्य चार्ज औषधि	रंगीन सूर्य की किरणें	रंगीन सूर्य चार्ज हवा	रंगीन पानी में भीगी कपड़े की पट्टी
गला					
तर खांसी	नारंगी पानी	नारंगी मिश्री	नारंगी	नारंगी	----
गला बैठना	हरा पानी	हरी मिश्री	----	----	हरे पानी से गरारे
सूखी खांसी	नीला पानी	नीली ग्लिसरीन	नीली	नीली	नीले पानी से गरारे
कुकर खांसी	नीला पानी	नीली ग्लिसरीन	नीली	नीली	नीले पानी से गरारे
गले में जलन	नारंगी पानी	नारंगी मिश्री			नारंगी पानी से गरारे
कंठ माला	नीला	नीली ग्लिसरीन	नीली	---	नीले पानी से गरारे
टॉसिल	नीला	नीली ग्लिसरीन	नीली	---	नीले पानी से गरारे
गले पर गिल्टी	नीला	नीली ग्लिसरीन	नीली	---	नीले पानी से गरारे
मुंह					
मुंह के छाले	नीला पानी	नीली ग्लिसरीन	नीली	—	नीले पानी से गरारे व ग्लिसरीन
तालू में फुंसी	नीला पानी	नीली ग्लिसरीन	नीली	—	नीले पानी से गरारे व ग्लिसरीन
जीभ, होंठ	गहरा नीला	नीली मिश्री	—	—	ध्यान रखें
मुंह में तालू पर गड्ढा	नीला, हरा	नीली ग्लिसरीन	हल्का नीला	—	ग्लिसरीन का मुंह में लेप
मुँह से खून आना	नीला पानी	नीली ग्लिसरीन	नीली	---	नीले पानी से गरारे
मुंह में पस निकलना	नीला पानी	नीली ग्लिसरीन	नीली	---	नीले पानी से गरारे
हिचकी	नीला पानी	---		---	--- ---
थॉयराइड	नीला पानी	नीली ग्लिसरीन	नीली	---	नीले पानी से गरारे
तुतलाना या हकलाना	नीला पानी	नीली ग्लिसरीन	नीली	---	नीले पानी से गरारे
मुंह का छाला	नीला पानी	नीली ग्लिसरीन	नीली	---	आसमानी नीले पानी से गरारे
आवाज़ के लिए	टॉनिक	नारंगी मिश्री	हरी		
दांत दर्द					
दांत दर्द	नीला पानी	नीली ग्लिसरीन	नीली	----	नीले पानी से गरारे
पुराना दांत रोग	नीला पानी	नीली ग्लिसरीन	नीली	----	नीले पानी से गरारे
पायरिया रोग	नीला पानी	नीली ग्लिसरीन	नीली	----	नीले पानी से गरारे
मसूड़ा फूलना	नीला पानी	नीली ग्लिसरीन	नीली	नीली	नीले पानी से गरारे

सिर दर्द

गर्मी और वायु के कारण सिर दर्द

ऐसे रोगी की तबीयत के अनुसार देख कर सूर्य किरण और रंग चिकित्सा के माध्यम से तैयार किया हुआ सूर्य तप्त हरी बोतल का पानी और सूर्य तप्त नारंगी बोतल का पानी बराबर मात्रा में सौ से एक सौ पचास ग्राम तक की मात्रा में दिन में तीन बार खाली पेट लेना चाहिए। बाई-बादी के मिजाज वाले रोगी को केवल सूर्य तप्त नारंगी पानी पचास से अस्सी ग्राम की मात्रा दिन में तीन बार लेनी चाहिए। इस उपचार से गर्मी और वायु के कारण हुए सिर दर्द में भी लाभ मिलता है।

कब्ज के कारण सिर दर्द

इस रोग में सूर्य किरण और रंग चिकित्सा के माध्यम से तैयार की गई हरे रंग की बोतल का सूर्य तप्त पानी की तीन भाग और सफेद बोतल में सूर्य तप्त पानी का एक भाग सौ से दो सौ ग्राम जल की मात्रा दिन में तीन बार खाली पेट लेनी चाहिए। मोटे कफ और कफ मिजाज वालों को हरी बोतल से सूर्य तप्त नारंगी पानी और नारंगी बोतल से सूर्य तप्त नारंगी पानी बराबर-बराबर मात्रा में मिलाकर एक सौ पचास ग्राम तक लेने से कब्ज के कारण हुए सिर दर्द में लाभ मिलेगा।

स्त्रियों के सिर के ऊपरी भाग में बीचों-बीच सिर दर्द

यह रोग स्त्रियों को गर्भाशय के खिसक जाने से हो जाता है। ऐसे रोग में सूर्य किरण और रंग चिकित्सा के माध्यम से तैयार हरी बोतल के सूर्य तप्त पानी से दिन में तीन-चार बार योनि द्वार या अच्छी तरह धोएं तथा सूर्य तप्त हरे पानी में बिल्कुल साफ कपड़ा या साफ रूई का फाहा भिगोकर योनि द्वार के अन्दर बच्चेदानी के मुंह पर रखें। सिर में सूर्य चार्ज नीली बोतल से तैयार नारियल के नीले तेल की सिर के तालू पर पांच-सात बूंद डालकर धीरे-धीरे हाथ की अगली पोरों से दस-पंद्रह मिनट मालिश करें या मलें।

आधे सिर का दर्द (माईग्रेन)

आधा सी.सी. दर्द वर्तमान समय का तेजी से बढ़ता हुआ एक दुखदायी रोग है। सूर्य किरण और रंग चिकित्सा के ग्रंथों में लिखा है कि रुखा भोजन करने से, भोजन पर भोजन करने से, बर्फ या दही आदि ठण्डे तासीर की चीजों का ज्यादा सेवन करने से, मल-मूत्र रोकने से, बहुत चलने से, ज्यादा कसरत करने से तथा ज्यादा सहवास करने आदि से इस रोग की उत्पत्ति होती हैं।

सिर में सूर्य किरण और रंग चिकित्सा द्वारा सूर्य चार्ज नीली बोतल से तैयार नारियल के नीले तेल की सिर में तालू पर पांच-सात बूंद डालकर धीरे-धीरे हाथ की अगली पोरों से दस-पंद्रह मिनट मालिश करें या मलें। साथ ही माथे तथा कनपटी पर भी मलें तथा कुछ देर आराम करें। यह उपचार तीन-चार हफ्ते करने से इस रोग में आराम आ जाता है।

साथ ही साथ सूर्य तप्त हरी बोतल द्वारा तैयार हरा पानी खाली पेट दिन में तीन बार सुबह के नाश्ते से आधा घंटा पहले तथा दोपहर के भोजन तथा रात के भोजन से आधा घंटा पहले लेना चाहिए और सूर्य तप्त नारंगी बोतल से तैयार नारंगी पानी भोजन के पांच-दस मिनट बाद दिन में तीन बार अर्थात् सुबह का नाश्ता, दोपहर के भोजन तथा रात के भोजन के बाद लेना चाहिए।

गर्मी या बुखार के कारण सिर दर्द

इस प्रकार के सिर दर्द में सूर्य किरण और रंग चिकित्सा के माध्यम से तैयार किया हुआ सूर्य तप्त नीली बोतल का पानी तथा सूर्य तप्त हरे रंग की बोतल का पानी बराबर-बराबर मात्रा में दिन में तीन बार लेनी चाहिए। दवाई की मात्रा एक सौ से दो सौ ग्राम तक ही लें।

ठण्ड के कारण सिर दर्द

इस प्रकार के सिर दर्द में सूर्य किरण और रंग चिकित्सा के माध्यम से तैयार किया हुआ सूर्य तप्त नारंगी बोतल का पानी दिन में तीन बार भोजन के पांच-दस मिनट बाद पचास से सौ ग्राम की मात्रा तक देना चाहिए। याद रहे कि इस नारंगी पानी की मात्रा पचास से सौ ग्राम तक ही लेनी चाहिए। क्योंकि नारंगी पानी की ज्यादा मात्रा लेने से इसका विपरीत प्रभाव हो सकता है। साथ ही सूर्य चार्ज हरी बोतल से तैयार सरसों के तेल की मालिश करें।

सिर के पीछे गर्दन में दर्द

गर्दन के पीछे दर्द का कारण यह होता है कि सर्दी का लग जाना। इस रोग का उपचार इस प्रकार है- सूर्य किरण और रंग चिकित्सा के माध्यम से तैयार नारंगी रंग की बोतल के सूर्य चार्ज तिलों के लाल तेल से सिर के नीचे गर्दन पर मालिश करें तथा लाल रंग के सैलोफिन कागज की चार परत बनाकर दिन में दो बार सुबह-शाम सूर्य की रोशनी कम से कम पांच-दस मिनट लगातार एक-दो सप्ताह तक दें तथा भोजन में सुधार करें।

आम कमजोरी से सिर दर्द

यह रोग सामान्य कमजोरी से या ज्यादा दिमागी काम करना और कामवासना में अधिक लिप्त रहने के कारण होता है। रोगी के मिजाज के अनुसार सूर्य किरण और रंग चिकित्सा के माध्यम से तैयार सूर्य चार्ज सरसों के हरे तेल की सिर में तालू पर पांच-सात बूंदे डालकर हाथ की अगली पोरों से धीरे-धीरे मालिश करें। भोजन से आधा घन्टा पहले तीन बार सूर्य तप्त हरी बोतल से तैयार पानी सौ से दो सौ ग्राम तक लें।

चक्कर आने पर सिर दर्द

यह रोग कान के पिछले हिस्से में एक खास जगह पर पानी के समान तरल पदार्थ की तरह होता है उसका कार्य दोनों कानों का संतुलन बनाए रखना होता है। कभी-कभी इस तरल पदार्थ के संतुलन बिगड़ने के कारण चक्कर आने शुरू हो जाते हैं तथा सिर में

दर्द होने लगता है। चक्कर आने का उपचार इस प्रकार है– सूर्य किरण और रंग चिकित्सा के माध्यम से नीली बोतल से सूर्य चार्ज नारियल के नीले तेल की सिर में तालू पर पांच-सात बूंद डालकर हाथ की अगली पोरों से धीरे-धीरे पांच-दस मिनट तक मालिश करें या मलें तथा दिन में दो बार दोनों कानों में दो-दो बूंद इसी तेल की डालें और पूर्ण आराम करें।

धूप न सहने से सिर दर्द

यह रोग शरीर में गर्मी बढ़ जाने से होता है। शरीर की गर्मी को दूर करने के लिए सूर्य किरण और रंग चिकित्सा के माध्यम से नीले रंग की बोतल से तैयार सूर्य तप्त पानी पचास से सौ ग्राम तक की मात्रा में दिन में तीन बार लें तथा सिर में तालू पर सूर्य चार्ज नारियल के नीले तेल की पांच-सात बूंदें डालकर मालिश करें।

सिर में तेज दर्द और दिमाग में सूजन

इस रोग के लक्षण सामने आते ही तुरन्त स्नान करें और सूर्य किरण और रंग चिकित्सा के माध्यम से तैयार हुए सूर्य तप्त हरे पानी से दिन में तीन-चार बार कुल्ला करें।

गर्मी से लू लगने से सिर दर्द तथा भूख न लगना

इस रोग में गर्मी के कारण भूख मर जाती है। इसके उपचार के लिए सूर्य किरण और रंग चिकित्सा के माध्यम से नीली बोतल के सूर्य तप्त तैयार पानी की दिन में तीन बार सौ से एक सौ पचास ग्राम की मात्रा तक पहले तीन दिन उसके बाद एक सप्ताह सौ से अस्सी ग्राम की मात्रा तक लें। एक सप्ताह के बाद केवल पचास ग्राम से कम मात्रा में लें। ऐसा करने से भूख में सुधार हो जाता है। सिर दर्द के लिए सिर में सूर्य चार्ज नीली बोतल से तैयार नारियल के नीले तेल की सिर में तालू पर पांच-सात बूंदें डालकर मालिश करें।

सिर के रोगों की उपचार तालिका

(Complete Chart for Treatment of Throat & Head diseases)

रोग का नाम	सूर्य तप्त पानी	सूर्य चार्ज औषधि	रंगीन सूर्य की किरणें	रंगीन सूर्य चार्ज हवा	रंगीन पानी में भीगे कपड़े की पट्टी
सिर दर्द	टॉनिक	नीला तेल नारियल	नीली	----	नीली पट्टी सिर में
सरवाईकल दर्द	हरा+नारंगी टॉनिक	लाल तेल तिलों का	लाल	–	गर्म सेंक
गर्मी के कारण सिर दर्द	नीला	नीला तेल नारियल	नीली	—	नीली
कब्ज के कारण सिर दर्द	हरा	नीला तेल नारियल	नीली	—	नीली

स्त्रियों के सिर में बीचो-बीच दर्द	हरा	नीला तेल नारियल	नीली	----	नीली
आधे सिर का दर्द	टॉनिक	नीला तेल नारियल	नीली	----	नीली पट्टी सिर में
गंजा सिर	टॉनिक	नीला तेल नारियल	नीली	----	नीली पट्टी सिर में
गर्मी या बुखार के कारण सिरं दर्द	हरा	नीला तेल नारियल	नीली	----	नीली पट्टी सिर में
ठंड के कारण सिर दर्द	नारंगी	नीला तेल नारियल	नीली	----	नीली पट्टी सिर में
सिर की खुश्की	टॉनिक	नीला तेल नारियल	नीली	----	नीली पट्टी सिर में
सिर में जुएं पड़ना	नीला	नीला तेल नारियल	नीली	.....	नीली
सिर में एक तरफ कफ जम जाने से दर्द	नीला	हरा तेल नारियल	नीली	.....	नीली
सिर के पिछले भाग में दर्द	टॉनिक	हरा तेल		हरी	....
आम कमजोरी से सिर दर्द	टॉनिक	नीला तेल नारियल	नीली	----	नीली पट्टी सिर पर
चक्कर आने से सिर दर्द	टॉनिक	नीला तेल नारियल	नीली	----	नीली पट्टी सिर में
धूप न सहने से सिर दर्द	टॉनिक	नीला तेल नारियल	नीली	----	नीली पट्टी सिर में
सिर में तेज दर्द	हरा	हरा तेल नारियल	नीली	.....	नीली
दिमाग में सूजन	हरा	हरा तेल नारियल	नीली	.....	नीली
गर्मी में लू से सिर दर्द	नीला	हरा तेल नारियल	नीली	.....	नीली

• • •

6

गर्दन और कमर के रोग

रीढ़ की हड्डी की गतिविधियां

रीढ़ की हड्डी का तंत्र लचीली हड्डियों से बना हुआ सांप के समान आकार का होता है। रीढ़ की हड्डी को मेरुदंड भी कहा जातां है। जिसमें से सुषुम्ना नाड़ी निकलती है। वह हर स्थान पर स्नायु प्रवाह को बाहर भेज कर मांसपेशियों का संचालन करती हुई सारे शरीर के वेग को मस्तिष्क में भेजने का काम करती हैं। इसकी हड्डियां इस प्रकार से बनी होती हैं कि एक के ऊपर एक रखी होती हैं। इनके बीच में कोई खास किस्म की गद्दी वाला मांस होता है। वह मांस झटके को सहने का काम करता है। सारे शरीर का भार इसकी धुरी पर से होता हुआ नीचे आता है तथा कमर की सतह पर से एक-एक करके दो पैरों की ओर बंट जाता है। इनके कारण ही सामने, पीछे, दायें-बायें और चक्र आकार के रूप में रीढ़ की हड्डी मुड़ जाने में समर्थ हो पाती है।

रीढ़ की हड्डी की सक्रियता बढ़ जाना ही उसका उपचार है। इसके लिये कुछ खास तरह के आसन योग खड़े हो कर आरम्भ करने से पहले शरीर को थोड़ा हिला-डुला कर थोड़ा गर्म कर लेना चाहिये। ऐसा करने से जकड़न दूर हो जाती है तथा मांसपेशियां मुलायम होकर व्यायाम आरम्भ होने की स्थिति में आ जाती हैं।

व्यायाम का क्रम इस प्रकार है– दीवार की तरफ मुंह करके खड़े हो जायें। अपने हाथों को ऊपर उठायें, सिर भी ऊपर उठायें और अपने श्वास खींचते हुये पैर की एड़ियां उठाते हुए हाथों सहित पूरे शरीर को पूरी शक्ति से ऊपर की ओर खिंचाव पैदा करें। श्वास खींचते हुये सीधे खड़े हो जाए। श्वास को रोके रखें तथा मुंह छत की ओर करें। अब धीरे-धीरे ऊपर वाली छत को छूने की कोशिश करते रहने से हाथ सीधे ऊपर की ओर खींचें। मन में यह सोचें कि मैंने इसी स्थिति में छत को हाथ लगाना है। ऐसा करने से रीढ़ की हड्डी का लम्बाई की ओर खिंचाव पड़ेगा तथा इसके रोग दूर हो जाएंगे। यही क्रिया प्रारम्भ में चार-पांच बार दोहराएं। ऐसा करते हुये दिन-प्रतिदिन फिर लगातार बढ़ाते चले जाए।

कन्धे के जोड़ से हाथों तक

कन्धे का जोड़ एक महत्त्वपूर्ण जोड़ है। कन्धे के एक ही जोड़ में तीन हड्डियां होती हैं तथा इसके चारों ओर की सतह तक फैलने से एक महत्त्वपूर्ण जोड़ बनता है। इसलिये तभी हर व्यक्ति हाथ से ही सभी काम लेते हैं। जैसे लेखक, आम काम करना, कलाकारी, कारीगरी, चिकित्सक यदि अपने इस जोड़ की ताकत को तैयार न रखें तो जल्दी ही हाथ की कार्य करने की क्षमता को सीमाबद्ध करने लगता है।

मालिश

मालिश एक ऐसी कला है जिससे शरीर के सम्पूर्ण अंगों में रक्त की संचालन क्रिया तेज़ी से पूरी होती है। जिन स्थानों में रक्त की कमज़ोरी तथा रक्त जमा हुआ होता है या हल्की-हल्की गुठलियां पड़ जाती हैं मालिश करने से उन्हें पिघला कर पतला बनाने का काम आसानी से पूरा हो जाता है।

इससे रक्त वाहिनियों की नाड़ियां मजबूत हो कर कार्य करने में तेज़ी से जुट जाती है। इससे रक्त पतला हो जाने से फेफड़े भी आसानी से दूषित रक्त विकार को दूर कर देते हैं। यह पसीने और मल-मूत्र द्वारा बाहर निकल जाते हैं। साथ ही साथ शरीर का हल्का व्यायाम हो जाने से स्फूर्ति बढ़ जाती है। इससे फेफड़े, जिगर, तिल्ली तथा रीढ़ में होने वाले विकार व रीढ़ की कमज़ोरी ठीक हो जाती है। इससे रोग निरोधक शक्ति बढ़ जाती है और सम्पूर्ण रक्त विकार ठीक हो जाते हैं।

शरीर की स्नायु कार्य विधि पर मालिश का बड़ा ही महत्त्वपूर्ण असर पड़ता है। इसमें सूर्य किरण और रंग चिकित्सा के माध्यम से तैयार सूर्य चार्ज तिलों के लाल तेल की मालिश से शरीर में उत्तेजना पैदा होती है जिससे थकावट दूर हो कर आराम की स्थिति आ जाती है। जिन स्नायुओं में किसी प्रकार का दर्द होता हो उनकी सूर्य चार्ज तिलों के लाल तेल की मालिश करने से दर्द कम हो कर दूर हो जाता है।

सूर्य किरण और रंग चिकित्सा के माध्यम से सूर्य चार्ज लाल बोतल से तैयार तिलों का लाल तेल इस क्रिया के लिये अधिक लाभकारी होता है। यह रोग नाशक शक्ति होने के साथ-साथ ही इससे शरीर को शीतलता, शक्ति व चिकनाई मिल जाती है। गांठें भी नर्म होकर घुल जाती हैं तथा इनमें हल्के चर्म के विकार दूर हो जाते हैं। मालिश करने के नियम इस प्रकार हैं–

1. सामान्य मालिश।
2. थपकी मालिश (हाथ की थाप से)।
3. मस्लन मालिश (मसल कर)।
4. घर्षण मालिश (रगड़ कर) ।
5. मरोड़ना मालिश (मांसपेशियों का मरोड़ना)।
6. ताल थपकी मालिश (थपकी की ताल से)।

7. झकझोरना मालिश (झकझोर कर)।
8. कम्पन मालिश (वाईब्रेटर)।
9. दलन मालिश (चक्की की तरह दलना)।

कमर और रीढ़ की हड्डी में दर्द

रीढ़ की हड्डी लचीली हड्डियों से बनी तथा सर्प के आकार की होती है। रीढ़ की हड्डी को मेरुदण्ड मार्ग कहा जाता है जिसमें से सुषुम्ना नाड़ी निकलती है। वह स्थान-स्थान पर स्नायु प्रवाह को बाहर भेज कर मांसपेशियों का संचालन करती रहती हैं। इसका मुख्य कार्य सारे शरीर से संवेदना मस्तिष्क को भेजना है।

कमर और पीठ दर्द के लिये निम्न बातों का ध्यान रखना चाहिए-

1. बिस्तर या कुर्सी से उठते समय जल्दबाजी नहीं करनी चाहिए और झटके से बचने के लिये बिल्कुल आराम से उठना चाहिए।
2. लगातार एक ही स्थान पर खड़ा रहने की बजाये बीच-बीच में आगे-पीछे, दाएं-बाएं कदम उठाते रहना चाहिये।
3. शरीर के वजन का नियंत्रण करना चाहिए। इसके लिये चिकनाई वाली वस्तुएं कम मात्रा में खानी चाहिए।
4. स्वच्छ और सभी तत्त्वों से युक्त संतुलित और पौष्टिक आहार-विहार ऐसा होना चाहिए जिसमें प्रोटीन, खनिज लवण और विटामिन भरपूर मात्रा में सम्मिलित हों।
5. अपने आहार-विहार में मौसमी फल, दूध, पनीर, हरी साग-भाजियों का सूप और अंकुरित दालों का उचित मात्रा में सेवन करना चाहिए।
6. जो लोग आम तौर पर बैठ कर काम करते हैं वह ध्यान रखें कि कुर्सी की ऊंचाई मेज की ऊंचाई से कम हो। जिससे आपको पीठ सीधी रखने में मदद मिले।
7. कुर्सी का पिछला हिस्सा जिस पर आप पीठ टिका कर बैठते हैं उसकी ऊंचाई कंधे तक जरूर होनी चाहिए।
8. कुर्सी पर बैठे हुए पांव लटका कर नहीं बल्कि नीचे ज़मीन से पांव सटा कर बैठना चाहिए। टेढ़े-मेढ़े ढंग से नहीं बैठना चाहिए।
9. रोगी व्यक्तियों को भार नहीं उठाना चाहिए। सीढ़ियों तथा ढलानों पर नहीं बैठना चाहिए। जॉगिंग और उछल-कूद भी नहीं करनी चाहिए।
10. दर्द निवारक दवाइयों का इस्तेमाल नहीं करना चाहिए। दर्द निवारक दवाइयों से उल्टा नुकसान ही होता है।
11. दिन भर काम-काज के समय कुछ देर बाद आराम भी करना चाहिए। जहां तक सम्भव हो सके काम-काज कमर को सीधी रख कर ही करें।
12. अधिक मोटे तकिए का इस्तेमाल नहीं करना चाहिए। पेट के बल नहीं लेटना

चाहिए। स्वस्थ व्यक्ति और रोगी व्यक्ति को ज़मीन पर या हार्ड बैड पर ही पीठ के बल लेटना चाहिए।

13. खड़े होते समय दोनों पावों पर बराबर वज़न डालना चाहिए। ऊंची एड़ी वाले जूते व चप्पल नहीं पहनने चाहिए।
14. फर्श पर से कोई वस्तु उठाते समय पीठ बिल्कुल सीधी रखते हुए घुटने के बल झुकें। एकदम झटके से न उठें और न ही झटके से बैठें।
15. इस रोग से बचने के लिए पुरुष अपने वज़न से आधा भार तथा महिला अपने वज़न से एक तिहाई से अधिक भार न उठाएं।
16. तेज़ दर्द की अवस्था में सूर्य चार्ज आशीर्वाद महानारायणी लाल तेल की मालिश करके रूई की पतली लेयर रख कर पट्टी बांधनी चाहिए तथा सेक देना चाहिए।

उपचार: इसके उपचार के लिए आशीर्वाद महानारायणी तेल की रात और दोपहर को आराम करने के समय मालिश तथा सेक करें तथा कमर और पीठ को गर्म ही रखें। सेक करते समय रोगी को ऐसा महसूस होगा कि पीठ में से पसीना निकल रहा है या कई चिंटिया धीरे-धीरे पीठ पर चल रही हैं। इसका अर्थ यह होता है कि पीठ में उपस्थित दूषित द्रव्य बाहर निकल रहे हैं। यह लक्षण रोगी के ठीक होने पर पाए जाते हैं।

सूचना: यह आशीर्वाद महानारायणी तेल आशीर्वाद सूर्य किरण और रंग चिकित्सा के निःशुल्क सेवा केन्द्र में हर समय मिलता है। यह तेल आयुर्वेद नारायणी तेल से अधिक गुणकारी तथा अधिक ताकत वाला है।

कमर दर्द

प्रत्येक दस व्यक्तियों में से आठ व्यक्तियों को कमर की तकलीफ रहती है। यह तकलीफ अधिकतर इक्कीस वर्ष की उम्र से लेकर इकतालीस वर्ष की उम्र के व्यक्तियों को होती है। विशेषकर जिसमें स्त्रियों को ज्यादा होता है।

उपचार: कमर दर्द का उपचार:- सूर्य किरण और रंग चिकित्सा के माध्यम से सूर्य चार्ज आशीर्वाद महानारायणी तेल रात और दोपहर को आराम करते समय मालिश तथा सेक करना जरूरी है। कमर और पीठ को गर्म ही रखें। सेक देते समय रोगी को ऐसा महसूस होता है कि पीठ में से पसीना चल रहा है या कई चिंटियां धीरे-धीरे पीठ पर चल रही हैं। इसका अर्थ यह होता है कि पीठ में बारीक जाम नाड़ियों का कड़ापन मुलायम हो रहा है तथा दूषित द्रव्य बाहर निकल रहे हैं। यह लक्षण ठीक होने के हैं।

मोच आने पर

उपचार: पैर की एड़ी पर मोच आने पर सूर्य किरण और रंग चिकित्सा के माध्यम से तैयार सूर्य चार्ज आशीर्वाद महानारायणी तेल मलें। उसके बाद हल्की साफ रूई लगाकर गर्म

पट्टी करें। इसको सेक दें और गर्म रखें। गर्म करने के लिए सेक की बहुत जरूरत है। दिन में कम से कम दो-तीन बार सेक देने से मात्र दो-तीन दिन में ही आराम आ जाता है और सूर्य तप्त नारंगी पानी दिन में तीन समय भोजन के बाद पचास से अस्सी मिली लीटर की मात्रा तक लें।

पिंडलियों में दर्द

उपचारः ठण्ड और मेहनत के कारण पिंडलियों में दर्द हो तो सूर्य किरण और रंग चिकित्सा के माध्यम से तैयार आशीर्वाद महानारायणी तेल से पिंडलियों पर मालिश करने से तुरन्त आराम आ जाता है। याद रखें कि पिंडलियों पर मालिश नीचे की तरफ नहीं करनी चाहिए बल्कि पिंडलियों की मालिश नीचे से ऊपर की ओर करनी चाहिए।

रीढ़ की हड्डी (मेरुदण्ड) का हिलना

कारणः रीढ़ की हड्डी (मेरुदण्ड) हमारे शरीर का मुख्य आधार है। रीढ़ की हड्डी (मेरुदण्ड) सारे शरीर को चलाया करती है। शरीर के सभी संस्थानों तथा सभी अंगों का नियंत्रण पीठ की सारी मांसपेशियों का ताना-बाना रीढ़ की हड्डी (मेरुदण्ड) के सहारे ही बुना हुआ होता है। रीढ़ की हड्डी (मेरुदण्ड) से सम्बन्धित जानकारी जिनका पहले प्राप्त करना मुश्किल काम था किन्तु अब एक्स-रे द्वारा, सी.टी. स्कैन द्वारा बहुत आसान हो गया है। इन सुविधाओं के कारण यह पता लग जाता है कि रीढ़ की हड्डी (मेरुदण्ड) के किस-किस हिस्से में कौन-कौन सा विकार हो गया है तथा किस प्रकार का रोग है?
उपचारः सूर्य किरण और रंग चिकित्सा के माध्यम से तैयार सूर्य चार्ज आशीर्वाद महानारायणी तेल से दिन में दो समय सुबह-शाम रीढ़ की हड्डी (मेरूदंण्ड) पर मालिश करने के बाद रूई की पतली लेयर रख कर इसको कम से कम एक घंटा सेक देना चाहिये तथा आराम करने से कमर दर्द एक-दो सप्ताह में ठीक हो जाती है। कृपया पीठ को गर्म ही रखें। इसको बड़े ही ध्यानपूर्वक नियम अनुसार करने से रीढ़ की हड्डी (मेरूदण्ड) का दर्द हमेशा के लिये दूर हो जाता है।

गर्दन के नीचे पीठ में दर्द

टेढ़े-मेढ़े होकर सोना, टेढ़े-मेढ़े होकर उठना, टेढ़े-मेढ़े होकर बैठना, आरामदायक सोफे पर या नर्म गद्दे वाली कुर्सी पर घंटों बैठे रहना, ऊंचा तकिया लेकर लेटे रहना इन रोगों का प्रमुख कारण होता है।
उपचारः यदि वायु के दबाव के कारण पीठ में दर्द हो तो सूर्य किरण और रंग चिकित्सा के माध्यम से तैयार सूर्य चार्ज तिलों के लाल तेल से गर्दन के नीचे पीठ पर मालिश करें तथा लाल सैलोफिन कागज से सूर्य रोशनी कम से कम दस मिनट तक दें तथा इसके साथ ही सूर्य तप्त नारंगी पानी का दिन में तीन बार सेवन करने से लाभ मिलता है। यदि किसी तरह का भारी काम करने के कारण दर्द हो तो रात को सूर्य चार्ज आशीर्वाद महानारायणी तेल की मालिश करके सेक दें।

बाजू और कंधों का दर्द

कंधों से लेकर हाथ की उंगलियों तक दर्द, सूजन या किसी भी अंग का सुन्न हो जाना। यह रोग बाजुओं की भिन्न-भिन्न नाड़ियों के कारण भी हो जाता है। यह रोग बढ़ जाने की अवस्था में बाजू को पूरी तरह ऊपर उठाने में कष्ट होता है। इस तरह बाजू को पूरी तरह ऊपर नहीं उठाया जा सकता और न ही पीछे की ओर ऊपर ले जाया जा सकता है।

उपचारः सूर्य किरण और रंग चिकित्सा के माध्यम से सूर्य चार्ज लाल बोतल से तैयार तिलों के लाल तेल की दिन में कंधे तथा बाजू पर मल कर मालिश करने तथा लाल सैलोफिन कागज से सूर्य रोशनी देने से इस रोग में राहत मिलती है। सूर्य रोशनी देते समय कंधे तथा बाजू का हवा से बचाव करें। सूर्य रोशनी देने के बाद बाजू को किसी मोटे कपड़े से गर्म ही रखें। तथा रात को सूर्य चार्ज तिलों का लाल तेल बाजू तथा कंधों पर मल कर रूई की पतली लेयर लगाकर सेक दें तथा गर्म ही रखने से आराम आ जाएगा।

अगर दर्द पुराना हो तो सूर्य चार्ज आशीर्वाद महानारायणी तेल रात को बाजू तथा कंधे पर मल कर उसके ऊपर रूई की पतली लेयर रख कर सेक दें तथा गर्म ही रखें। ऐसा कुछ ही दिन करने से दर्द में पूर्ण आराम आ जाता है।

गर्दन का दर्द (सरवाईकल पेन)

कई व्यक्तियों को गर्दन का दर्द, रीढ़ की हड्डी (मेरुदण्ड) का दर्द कोई विकार हो जाने के कारण तथा दुर्घटना के समय चोट लग जाने के कारण भी यह दर्द हो सकता है। निराशा, सदमा, अशांति, चिंता तथा भय आदि के कारण भी गर्दन का दर्द हो सकता है।

उपचारः इस रोग का उपचार भी ऊपर लिखे अनुसार कंधों तथा बाजू के दर्द के उपचार जैसे ही करना चाहिये। लेकिन इस रोग में चक्कर आने पर सिर में सूर्य किरण और रंग चिकित्सा के माध्यम से सूर्य चार्ज नीली बोतल से तैयार नारियल के नीले तेल की सिर में तालू पर पांच-सात बूंदें डालकर धीरे-धीरे हाथ की अगली पोरों से दस-पंद्रह मिनट मालिश करें या मलें तथा आराम करें। यही तेल कनपटी तथा माथे पर भी मलें। इस बात का ध्यान रखें कि यह तेल सिर पर तालू, कनपटी तथा माथे पर ही लगायें। इस नीले तेल को गर्दन के किसी भी भाग पर न लगने दें।

एड़ी में दर्द

कारण तथा लक्षणः एड़ी का दर्द हमेशा उन लोगों को होता है जिनका शरीर विशेषकर भारी होता है। जो स्त्रियां ऊंची एड़ी वाले सैंडल या जूते डालती हैं उन्हें भी टांगें, एड़ियां तथा कमर पर आम दर्द हो जाता है। एड़ी के दर्द में चोट लगने या शरीर के दूषित द्रव्य के जमा हो जाने के कारण से होता है।

उपचारः इसका उपचार इस तरह है– सूर्य किरण और रंग चिकित्सा के माध्यम से तैयार सूर्य तप्त हरे पानी का टॉनिक लें और आशीर्वाद महानारायणी तेल एड़ी पर मलना और सेक देने से आराम आ जाता है।

शियाटिका दर्द

उपचार: शियाटिका रोग की स्थिति में रोगी की किसी साधारण घी या तेल से मालिश नहीं करनी चाहिये। क्योंकि साधारण तेल से रोग बढ़ जाता है। शियाटिका दर्द पर सूर्य किरण और रंग चिकित्सा के माध्यम से तैयार सूर्य चार्ज आशीर्वाद महानारायणी तेल लगा कर कपड़े की बड़ी से बड़ी दो ढीली-ढीली पोटली बनाकर तवे पर पोटली सेक कर शियाटिका दर्द की जगह रखें। तवे से एक पोटली उठाने के बाद दूसरी पोटली तवे पर सेकने के लिये रखें। इस तरह एक के बाद एक पोटली रखते जायें तथा सेक दें। इसी प्रकार सेक करने से रोगी को तुरन्त लाभ शुरू हो जाता है। यह क्रिया कम से कम दिन में दो समय आधा-आधा घंटा करें। इस बात का खास तौर से ध्यान रखें कि इस रोग में तेल को मलना या तेल की मालिश नहीं करनी चाहिये सिर्फ थोड़ा सा लगा कर ही सेक करनी चाहिये।

पट्ठों का दर्द

जिस हिस्से में दर्द हो तो उस जगह पर सूर्य किरण और रंग चिकित्सा के माध्यम से सूर्य चार्ज लाल तिल्ली का तेल मलें। इसको लाल सैलोफिन कागज से सूर्य रोशनी दें। ऐसा कुछ दिन करने से पट्ठों के दर्द में आराम आ जाता है।

रीढ़ की हड्डी के मनके का दर्द

इसका इलाज करने से आराम आ सकता है। आशीर्वाद महानारायणी तेल से पीठ पर रीड़ की हड्डी पर धीरे-धीरे मालिश करें या मलें। रबड़ की बोतल से गर्म पानी का सेक दें और बिस्तर भी गर्म रखें। दिन में दो-तीन बार इस क्रिया को करें। सर्दी से पैर ठण्डे होने पर गर्म पानी से पद स्नान करें और हल्का सुपाच्य भोजन ही करें। ऐसा करने से पीठ पर रीढ़ की हड्डी के मनके के दर्द में आराम मिलेगा। इस रोग में डॉक्टर शंका डाल देते हैं कि रीढ़ की हड्डी के मनके निकल गए हैं। लेकिन यह मनके निकले नहीं होते। इनमें कोई दूषित द्रव्य जमा हो जाने के कारण दर्द होता है।

अकड़पन (कड़ल्ल)

यह रोग शारीरिक और मानसिक कमजोरी के कारण खून में लाल रंग की कमी हो जाने के कारण होता है। अगर शरीर के किसी भी अंग में अकड़न आ जाए तो तुरन्त सूर्य किरण चिकित्सा और रंग चिकित्सा के माध्यम से तैयार सूर्य चार्ज तिल्ली के लाल तेल की मालिश करने से अकड़पन ठीक हो जाता है।

गर्दन और कमर के समस्त रोगों की उपचार तालिका

रोग का नाम	सूर्य तप्त पानी	सूर्य चार्ज औषधि	रंगीन सूर्य की किरणें	रंगीन सूर्य चार्ज हवा	रंगीन पानी में भीगी कपड़े की पट्टी
कमर/रीढ़ की हड्डी में दर्द	हरा+नारंगी	आशीर्वाद मा. तेल	.....	.....	कृप्या सेक से गर्म रखें
कमर दर्द	टॉनिक	लाल तेल तिलों का	.....	.....	कृप्या सेक से गर्म रखें
गर्दन के नीचे पीठ में दर्द	टॉनिक	लाल तेल तिलों का	.....	.....	कृप्या सेक से गर्म रखें
बाजू और कंधो का दर्द	टॉनिक	लाल तेल तिलों का	.....	.....	कृप्या सेक से गर्म रखें
गर्दन का दर्द	हरा+नारंगी	लाल तेल तिलों का	.....	.....	कृप्या सेक से गर्म रखें
सियाटिका दर्द	टॉनिक	नीला तेल नारियल	.....	.....	.....
रीढ़ की हड्डी के मनके का दर्द	हरा+नारंगी	आशीर्वाद मा. तेल	.....	.....	कृप्या सेक से गर्म रखें
अकड़पन (कड़ल्ल)	टॉनिक	लाल तेल तिलों का	.....	.....	कृप्या सेक से गर्म रखें

• • •

7

आंखों की दृष्टि

आँखों को खराब होने के मुख्य छः कारण

1. **धुंआ:** धुंआ कई प्रकार के होते है– विषैला धुंआ आँखों को तुरन्त रोग ग्रस्त कर देता है।
2. **धूल:** पुरुषों का धूल से वास्ता पड़ता ही रहता है। तथा स्त्रियों को खाना बनाते समय चूल्हे में लकड़ी का इस्तेमाल करने से चूल्हे के निकट सम्पर्क होने से धुएं से वास्ता पड़ता ही रहता है।
3. **रात देर तक जागना:** रात को तेज रोशनी में पढ़ना या अधिक काम करना भी आँखों के लिये घातक है।
4. **कड़ी धूप:** गर्मियों में दोपहर की कड़ी धूप भी आँखों की रोशनी के लिये घातक हैं।
5. **नज़रें जमाए रखना:** आँखों के लगातार एक ही जगह जमाए रहने वाले काम करने से भी आँखों पर बुरा प्रभाव पड़ता हैं। इसलिये आँखों को इधर-उधर देखने का अवसर मिलना चाहिये।
6. **अन्य:** आँखों की छोटी छोटी बातें भी महत्त्वपूर्ण सिद्ध होती है। इनकी उपेक्षा करने पर ही आँखों के अन्धेपन के संकट का सामना करना पड़ता हैं। ये सभी परिस्थितियां ऐसी है जिनसे धुंआ उत्पन्न होता है तथा यह आँखों के लिये घातक होता हैं।

आँखों की फुंसियां

आँखों में गिनौरिया, फिसलिस आदि। इन्द्रिया सम्बधी रोगों के कारण हमेशा आँखों की पलकों के ऊपर व नीचे फुंसियां निकल आती है। इससे रौहें पड़ जाती हैं। आँखों के पहले या दूसरे पर्दे में तथा आँखों के डेलों में दर्द होता है। यह फुंसियां कभी-कभी लापरवाही के कारण फोड़े का रूप धारण कर लेती है। आँखों की नाड़ियां और आँखों की मांसपेशियों में शिथिलता, अंधापन आदि कई प्रकार के नेत्र रोग पैदा हो जाते हैं। ऐसी अवस्था में उपचार इस प्रकार से है–

उपचार: सूर्य किरण और रंग चिकित्सा के माध्यम से तैयार समस्त रोगों का टॉनिक लेना चाहिए। इस टॉनिक को लेने की विधि इस पुस्तक के पाठ 'औषधियों को तैयार करने की विधि' में दी गई है। और हरे रंग की बोतल से सूर्य चार्ज गुलाब जल की तीन-चार

बूंदे दिन में चार बार आँखों में डालनी चाहिए। सूर्य किरण तथा रंग चिकित्सा के माध्यम से सूर्य तप्त हरे रंग की बोतल के तैयार पानी से दिन में तीन बार आँखें धोये या आँखों को धोने के लिये आईकप में आँखें डूबो कर आँखों का व्यायाम करे। जैसे- आईकप में डूबी हुई आँखें खोलकर दाएं-बाएं, ऊपर-नीचे करने से आँखों का व्यायाम हो जाता है तथा आँखों की दृष्टि बढ़ जाती है।

आंखों में पानी आना, जाला, फूला, लाली आदि छोटे-छोटे विकारों के सभी रोगों का उपचार

उपचारः आंखों में पानी आना, जाला, फूला, लाली इन सभी रोगों में नीचे लिखा हुआ एक ही उपचार उपयोग में लाया जाता है। सूर्य किरण और रंग चिकित्सा के माध्यम से तैयार समस्त रोगों का टॉनिक लेना चाहिए। हरे रंग की बोतल से सूर्य चार्ज गुलाब जल की तीन-चार बूंदे दिन में चार बार आँखों में डालनी चाहिए। सूर्य किरण तथा रंग चिकित्सा के माध्यम से सूर्य तप्त हरे रंग की बोतल के तैयार पानी से दिन में तीन समय आँखें धोये या आँखों को धोने के लिये आईकप में आँखें डुबो कर आँखों का व्यायाम करे।

रतौंधी

रतौंधी (रेटिना) का यह रोग एक ऐसा रोग है कि जिसमें रोगी को रात को बिल्कुल दिखाई नहीं देता। सूर्यास्त होने के बाद धीरे-धीरे अंधेरा बढ़ते ही आंखों की ज्योति कम होती जाती है। सूर्य की ओर देखना विभिन्न रोगों द्वारा प्राप्त कमजोरी का आंखों पर प्रभाव, आहार-विहार की गड़बड़ी के कारण अनेक रोग पैदा हो जाते हैं। इस रोग का मुख्य कारण आहार में पौष्टिक तत्त्वों की कमी है और इस रोग से दिन को भी देखने में बहुत कठिनाई होती है। आंखों के आंसू सूख जाना या आंखों में पानी बहना आम शिकायत होती है।

उपचारः इसके उपचार के लिए दिन में कम से कम चार बार सूर्य किरण और रंग चिकित्सा के माध्यम से हरे रंग की बोतल से तैयार सूर्य तप्त पानी से आंखों को धोएं तथा सूर्य चार्ज हरे रंग की बोतल से तैयार गुलाब जल दिन में कम से कम चार-पांच बार तीन-चार बूंदें सुबह-शाम डालें। प्रातःकाल सूर्य उदय से दो घंटे के अन्दर-अन्दर हरे रंग के सैलोफिन कागज की चार परत बना कर आंखें बन्द करके सूर्य की रोशनी पन्द्रह-बीस मिनट देनी चाहिए। साथ ही हरे रंग के सैलोफिन कागज की पन्द्रह-सोलह परत बना कर आंखें खोल कर कम-से-कम दस-पन्द्रह मिनट सूर्य की रोशनी आंखों पर डालें। हरे रंग के सैलोफिन कागज की पन्द्रह-सोलह परत इसलिये बनानी है कि सूर्य की किरणें धीमी हो जाएं। सूर्य की किरणें चकाचौंध करने वाली न हों। इस उपचार को लगातार तीन-छः महीने तक करें। यह इलाज आंखों में अंधापन या रतौंधी (रेटिना) के लिये बहुत सरल है इसका कोई दुष्प्रभाव नही होता है।

आंखों का लकवा

इस रोग में सूर्य किरण और रंग चिकित्सा के माध्यम से उपचार इस प्रकार है– सूर्य तप्त हरे रंग की बोतल के तैयार पानी से दिन में तीन-चार बार आंखों को धोएं तथा सूर्य चार्ज हरे रंग की बोतल से तैयार गाय का शुद्ध घी दिन में तीन-चार बार आंखों में डालकर आंखों का व्यायाम करने से आंखों के रोग में लाभ मिलता है। लेकिन यह उपचार कुछ दिन करते रहें।

आंखों के सामने मक्खियां उड़ने का आभास होना, काले धब्बे का प्रतीत होना, प्रकाश के चारों ओर रंग-बिरंगे तारे जैसा दिखाई देना, आंखों में अंधापन आदि

आंखों के रोग कई कारणों से होंते हैं। मुख्य बात यह है कि गर्म वस्तुओं का सेवन करना और नशीले पदार्थ लेते रहना, माटी के कण और धूल भरी परिस्थितियों में काफी देर तक काम करना, आम चिंता करना, किसी रोशनी पर लगातार देखना, काम वासना में अधिक लिप्त रहना, बहुत ज्यादा रोशनी में लगातार पढ़ते रहना, टी.वी. या सिनेमा नजदीक से देखना, मधुमेह रोग या मूत्र रोग के कारण, पुरानी कब्ज होना, समय पर उचित नींद न लेना, भोजन में विटामिन 'ए' की ज्यादा कमी होना आदि आंखों के रोगों का कारण होते हैं। इनमें से कुछ रोग खानदानी भी हो सकते हैं।

मोतियाबिंद का आप्रेशन करवाने के बाद आंखों में लाली आ जाएगी या आंखों की लाली दूर न हो रही हो तो सूर्य तप्त हरे रंग की बोतल से तैयार पानी से दिन में तीन-चार बार आंखें धोने से आराम आ जाता है। लेकिन मोतियाबिंद पक जाने पर आंखों का आप्रेशन करवाना जरूरी हो जाता है।

आंखों के चश्मे से छुटकारा पाने के लिए सूर्य तप्त हरे रंग की बोतल से तैयार पानी से दिन में तीन-चार बार नियम अनुसार आंखों को धोने से तथा हरे रंग के सैलोफिन कागज की पन्द्रह-सोलह परत बनाकर आंखों को खोलकर सूर्य रोशनी सुबह-शाम दिन में दो समय डालने से आंखों की नज़र तेज होगी। इस उपचार को कम से कम तीन महीने या उससे ज्यादा समय तक करते रहने से, धैर्य रखने पर नजदीक की दृष्टि को ठीक करके वर्षों से लगा चश्मा उतारा जा सकता है। क्योंकि कमजोर नजर को दूर करने के लिए कई महीने लग सकते हैं। इसमें ज्यादा ध्यान देने योग्य बात यह है कि चश्में का नम्बर कितना है? आंखों के रोगी का भोजन कैसा है? नींद पूरी लेते हैं कि नहीं? देखना यह है कि कहीं अधिक चिंता तो नहीं रहती? तथा रोगी टी.वी. को कितने देर तक देखते हैं? इत्यादि पर निराश होने की आवश्यकता नहीं है। इसका उपचार ध्यानपूर्वक नियम अनुसार करने से सफलता अवश्य मिलती है।

आंखों की पलकों के ऊपरी भाग के बालों का झड़ना

इस रोग के उपचार में सूर्य किरण और रंग चिकित्सा के माध्यम से हरे रंग की बोतल से तैयार पानी सुबह निरेहाल प्यास के अनुसार पीएं तथा दिन में तीन बार खाली पेट सौ से दो सौ ग्राम तक पीएं। सूर्य चार्ज नीली बोतल से तैयार गाय का शुद्ध घी आंखों के ऊपर पलकों पर लगाएं या मलें। सुबह सूर्य ठदय के समय नीले रंग के सैलोफिन कागज की चार परत बनाकर तीन-चार इंच की दूरी पर रखकर पांच-सात मिनट तक आंखों के ऊपर पलकों पर सूर्य रोशनी दें। शाम को भी ऐसा ही करें। सूर्य अस्त के समय सूर्य की किरणें अति उत्तम होती हैं।

आंखों का दुखना या आंख आना

आंखों के दुखते ही या आंखे आने पर भोजन में दो-तीन दिन तक कुछ भी न खाएं। जब दो-तीन दिन बाद दोष पच जाएं तब आंखें स्वयं ही ठीक हो जाती हैं। नहीं तो पेट की खराबी दूर करने के लिए कोई हल्का जुलाब लेना चाहिए। शरीर में दूषित स्टार्च विष एकत्रित होने से हमेशा कफ के कारण यह रोग होता है। इस रोग के लिए उपवास करना भी बहुत उत्तम औषधि है। इसका सबसे उत्तम इलाज शरीर की सफाई ही है। एनीमा, उपवास तथा फलाहार, दूध आहार की बजाए रसदार फलों से कुछ दिन के लिए अंदरूनी सफाई करनी चाहिए।

उपचार: सूर्य किरण और रंग चिकित्सा के माध्यम से तैयार सूर्य तप्त हरे पानी से दिन में दो-तीन बार आंखों को धोएं तथा बीच में एक-दो बार सूर्य चार्ज हरे गुलाब जल की दो-तीन बूंदे डालते रहने से कुछ ही दिनों में आराम आ जाता है। हो सके तो बच्चे को दूध पिलाने वाली माता का ताजा दूध आंखों में डालने से रक्त, पित्त तथा वायु से आंखें दुखना या आंखें आनी ठीक हो जाती हैं।

आंखों में मोतियाबिंद

उपचार: जब आंखों में धुंधलापन शुरू हो तो दिन में दो बार सुबह-शाम पांच-सात मिनट कम से कम तीन महीने तक हरे रंग के सैलोफिन कागज की पन्द्रह-सोलह तह बना लें और आंखों के आगे रखकर सूर्य रोशनी लें। ध्यान रहे कि सूर्य की रोशनी आंखों को चकाचौंध न कर सके। सूर्य चार्ज हरे रंग की बोतल से तैयार गुलाब जल की दिन में कम से कम चार-पांच बार आंखों में दो-तीन बूंदें डालते रहें। समय-समय पर बराबर इस्तेमाल करने से मोतियाबिंद में लाभ होता है। अगर मोतियाबिंद पक जाए तो आप्रेशन करवाने की जरूरत पड़ती है।

परहेज: मोतियाबिंद के परहेज में कभी-कभी कुछ दिन उपवास करना अति उत्तम है तथा फल, हरी साग-भाजी, तरकारियों, अंगूर, संतरे आदि का रस लेना चाहिए तथा दोपहर के भोजन में सब्जी का सलाद, अंजीर आदि का इस्तेमाल करने से भूख खुलकर लगती है और भोजन सुपाच्य ही खाना चाहिए। भर पेट भोज़न नहीं करना चाहिए।

दूर की दृष्टि

दूर की दृष्टि के रोग में रोगी दूर की चीजें तो देख सकता है पर पास की चीजों को देखने से बहुत कम दिखाई देता है। इसके लक्षण शारीरिक कमजोरी, कोई विशेष प्रकार के रोग जैसे– लम्बा बुखार, लकवा, ज्यादा देरं का जुकाम तथा अधिक चश्मे का प्रयोग करने से प्रायः यह रोग हो जाता है।

दूर की दृष्टि के रोगी को स्वाभाविक भोजन ही करना चाहिए। नित्य प्रातःकाल में गर्दन के व्यायाम करने चाहिए तथा सूर्य तप्त हरे पानी से एक दिन में कई बार आंखों को छींटे मारने चाहिए। प्रातःकाल के सूर्य की किरणें बंद नेत्रों पर डालने से अधिक लाभ होता है तथा सांयकाल में हमेशा पन्द्रह से पच्चीस मिनट तक आंखों को पम्प करना चाहिए। इस रोग में आंखों का व्यायाम अति उत्तम होता है। इस रोग में व्यायाम के बाद जितनी भी नजदीक हो सके उतनी ही नजदीक पुस्तक रख कर पढ़नी चाहिए। जिससे कि आंखों में जोर न पड़े तथा बीच-बीच में बार-बार पलकें गिरा कर झपकनी चाहिए और नेत्रों को विश्राम भी देते रहना चाहिए। इस प्रकार कुछ दिनों के अभ्यास से चश्मा छूट जाता है।

आंखें दुःखने का प्राकृतिक उपचार

आंखें दुखने का मालूम होते ही दो-तीन दिन का उपवास कर लेना चाहिए। दो-तीन दिन पश्चात् जब दोष पच जाये तो आंखें स्वयं ही ठीक हो जाती हैं अन्यथा पेट की खराबी दूर करने के लिये कोई हल्का जुलाब लेकर पेट साफ कर लेना चाहिए। इससे शरीर में इकट्ठे हुए दूषित पदार्थ शरीर से निकल कर पेट साफ हो जाता हैं। उपवास करने से दुखने वाली आंखें प्राकृतिक तौर से अपने आप ठीक हो जाती हैं। यह एक बहुत अच्छा प्राकृतिक उपचार है।

आंखों में धुंध तथा जाला

सूर्य किरण और रंग चिकित्सा के माध्यम से तैयार किया हुआ सूर्य चार्ज शुद्ध गुलाब जल की तीन-चार बूंदें दिन में तीन-चार समय डालने से लाभ मिलता है तथा सूर्य तप्त हरे पानी से दिन में दो-तीन समय आंखों को धोना चाहिए। ऐसा करने से कुछ ही दिनों में आंखों को लाभ मिलता है। इस रोग में आंखों को तेज रोशनी से बचाव करना अत्ति आवश्यक है।

आंखों में कीच आना

इस हालत में लिखना या पढ़ना बंद कर देना चाहिए और आंखों के नीचे लिखे हुए उपचार के बाद आंखों पर हरे रंग का चश्मा पहनना चाहिए। ऊपर लिखे हुए सभी आंखों के रोगों का उपचार एक ही है। इसके उपचार के लिए दिन में कम से कम चार बार सूर्य किरण और रंग चिकित्सा के माध्यम से सूर्य तप्त हरे रंग की बोतल के पानी से आंखों को धोएं तथा सूर्य चार्ज हरे रंग की बोतल से तैयार गुलाब जल दिन में कम से कम

चार-पांच समय तीन-चार बूंदें डालें। इस उपचार को मात्र दो-चार दिन लगातार करने से ही आंखों के सभी रोगों में आराम आ जाता है।

पलकों के नीचे फुंसी (गुहांजनी)

उपचार: इस रोग का उपचार इस प्रकार है कि सूर्य किरण और रंग चिकित्सा के माध्यम से तैयार सूर्य तप्त हरे पानी से आंखों को दिन में तीन बार धोएं तथा हरे रंग से सूर्य चार्ज गाय का शुद्ध घी आंखों में डालने से दो-चार दिन में आंखों की पलकों के नीचे की फुंसियां ठीक हो जाती हैं।

नजर का ज्यादा देर काम करने से सिर दर्द

इस रोग का उपचार इस प्रकार है कि सूर्य किरण और रंग चिकित्सा के माध्यम से तैयार सूर्य तप्त हरे रंग की बोतल के पानी से दिन में कम से कम चार समय आंखों को धोएं तथा सूर्य चार्ज हरे रंग की बोतल से तैयार गुलाब जल दिन में कम से कम चार-पांच बार तीन-चार बूंदें आखों में डालें। सिर दर्द के लिए सूर्य चार्ज नीली बोतल से नारियल के तेल की सिर में तालू पर पांच-सात बूंदे डालकर हाथ की अगली पोरों से धीरे-धीरे पांच-दस मिनट तक मलें या मालिश करें तथा कनपटी और माथे पर भी मलें तथा आराम करें।

आंखों के रोगों की उपचार तालिका
(Complete Chart for Treatment of Eyes Diseases)

रोग का नाम	सूर्य तप्त पानी	सूर्य चार्ज औषधियां	रंगीन सूर्य की किरणें	रंगीन सूर्य चार्ज हवा	रंगीन पानी में भीगी कपड़े की पट्टी
आंख आना	हरा पानी	हरा गुलाब जल	हरी	—	हरे पानी से आंखें धोना
आंख में जाला	नीला पानी	हरा गुलाब जल	हरी	----	नीले पानी से आंखें धोना
आंखों का सौन्दर्य	हरा पानी	हरी ग्लिसरीन	हरी	----	चक्षु व्यायाम
जुकाम से आंखों में लाली	हरा पानी	नील मिश्री	नीली	----	----
रतौंधी	हरा	हरा गुलाब जल	हरी	----	हरे पानी से आंखें धोना
आंखों का लकवा	हरा	हरा गुलाब जल	हरी	----	हरे पानी से आंखें धोना
आंखों में कीच आना	नीला	नीला पानी	नीला	----	नीले पानी से आंखें धोना
पलकों के नीचे फुंसी	नीला	नीला पानी	नीला	----	नीले पानी से आंखें धोना
नजर का ज्यादा देर काम करने से सिर दर्द	टॉनिक	नीला पानी	नीला	----	नीले पानी से आंखें धोना
आंखों के सामने मक्खियां उड़ने का आभास होना	हरा	हरा गुलाब जल	हरी	----	हरे पानी से आंखें धोना
आंखों में मोतियाबिंद	हरा	हरा गुलाब जल	हरी	----	हरे पानी से आंखें धोना
पलकों के ऊपरी भाग के बालों का झड़ना	नीला	नीला पानी	नीला	----	नीले पानी से आंखें धोना
आंखों का दुखना	हरा	हरा गुलाब जल	हरी	----	हरे पानी से आंखें धोना
आंखों का लाल हो जाना	नीला	नीला पानी	नीला	----	नीले पानी से आंखें धोना
आंखों में काले धब्बे का प्रतीत होना	हरा	हरा गुलाब जल	हरी	----	हरे पानी से आंखें धोना
दूर की दृष्टि	हरा	हरा गुलाब जल	हरी	----	हरे पानी से आंखें धोना
पास की दृष्टि	हरा	हरा गुलाब जल	हरी	----	हरे पानी से आंखें धोना
आंखों में अंधेपन का अकस्मात आना	हरा	हंरा गुलाब जल	हरी	----	हरे पानी से आंखें धोना
आंखों में टेढ़ापन	टॉनिक	हरा गुलाब जल	हरी	----	हरे पानी से आंखें धोना
आंखों में धुंध या जाला	हरा	हरा गुलाब जल	हरी	—	हरे पानी से आंखें धोना
प्रकाश के चारों ओर रंग-बिरंगे तारे दिखाई देना	हरा	हरा गुलाब जल	हरी	----	हरे पानी से आंखें धोना

●●●

8

पेट एवं पथरी के रोग

आहार

एक प्राणी होने के कारण मनुष्य का शरीर बीमारियों से ग्रस्त रहता है। लेकिन शरीर का रोग ग्रस्त होना मनुष्य के गलत आहार-विहार, खान-पान एवं रहन-सहन पर ही निर्भर होता है अत: रोगों से बचने के लिए हमें अपनी आहार शुद्धि का विशेष ध्यान देना चाहिए। आहार शुद्ध, स्वच्छ व पौष्टिकता युक्त व पूर्ण रूप से संतुलित होना चाहिए। हम अपने जीवन में जो कुछ भी खाते-पीते हैं उसे आहार ही कहा जाता है।

जिसका सीधा प्रभाव व्यक्ति के शरीर में प्रत्यक्ष देखने को मिलता है। इसलिए हमें अपने शरीर के बारे में ज्ञान होना चाहिए कि कौन सा आहार हमारे शरीर के लिए उचित है और कौन सा अनुचित (गलत) है। सही पथ्य सेवन से शरीर हृष्ट-पुष्ट व तन्दुरुस्त बनता है तथा गलत खान-पान व रहन-सहन से शरीर रोग ग्रस्त हो जाता है। इसलिए अपने आहार में पूर्ण पोषक तत्त्वों का होना अनिवार्य है। पेट का चाहे जो भी रोग हो उसका मुख्य कारण गलत आहार-विहार ही होता है। उसके आहार के बारे में नीचे कुछ नियम दिये जा रहे हैं–

1. हमेशा कठोर काम करने वाले व्यक्ति को अपने आहार में पौष्टिक तत्त्वों से भरपूर भोजन ही लेना चाहिए तथा जो लोग शरीर से हल्का काम करते हैं। उन्हें हल्का व जल्दी पचने वाला सुपाच्य भोजन ही लेना चाहिए।
2. भोजन करने का समय निश्चित होना चाहिए। देर-सवेर भोजन करना या समय का निश्चित न होना ही पेट के रोगों का मुख्य कारण है।
3. भोजन को शान्तिपूर्वक व चबा-चबाकर ही खाना चाहिए। क्योंकि भोजन जितना ही चबाकर खाया जायेगा उतने ही शरीर के अवयवों (अंगों) को भोजन पचाने में अधिक मेहनत नहीं करनी पड़ेगी तथा अधिक जोर न लगने के कारण पाचन क्रिया के किसी भी यन्त्र में शिथिलता व रोग नहीं आयेगा।
4. अधिक मिर्च-मसालेदार या चटपटा भोजन नहीं खाना चाहिए। साथ ही भुने व तले हुए पदार्थों का भी अधिक सेवन नहीं करना चाहिए। इससे पाचन तन्त्र के रोग उत्पन्न होते हैं।

5. भोजन न अधिक गर्म और न ही अधिक ठंडा खाना चाहिए तथा बासी भोजन का उपयोग अंपने आहार में बिल्कुल नहीं करना चाहिए।
6. भोजन के बीच में या तुरन्त बाद में पानी नहीं पीना चाहिए। पानी पीने के लिए कम से कम दस-पन्द्रह मिनटों का अन्तराल होना आवश्यक होता है।
7. साधारण पानी पीने के स्थान पर आपके स्वास्थ्य के लिए भोजन के दस-पन्द्रह मिनट बाद सूर्य किरण व रंग चिकित्सा के माध्यम से तैयार सूर्य तप्त नारंगी पानी पीना ही उपयुक्त होता है। क्योंकि इससे भोजन का जल्दी पाचन हो जाता है तथा शुद्ध रक्त का निर्माण होता है।
8. जितनी भूख हो उतना ही भोजन करना उपयुक्त होता है। अधिक स्वादिष्ट होने के कारण अधिक भोजन करना स्वास्थ्य के लिए हानिकारक ही होता है। अधिक भोजन करने से कब्ज या और कई तरह के रोग उत्पन्न हो सकते हैं।
9. भोजन उतना ही करें कि हवा व पानी के लिए भी पेट में जगह बनी रहे।
10. भोजन करते समय बातें नहीं करनी चाहिए। जल्दी में खाया हुआ भोजन आहार नाल की जगह श्वास नलिका में भी जा सकता है। जिससे सांस रुकने का खतरा भी पैदा हो सकता है।
11. बार-बार भोजन नहीं करना चाहिए तथा एक बार के किए हुए भोजन से भी पेट को एकदम गले तक नहीं भरना चाहिए।
12. अनाज, दालें, साग व फल आदि के बाहरी छिलके जहां तक सम्भव हो सके नहीं उतारने चाहिए। क्योंकि इनके बाहरी आवरण (छिलके) में अधिक पौष्टिकता होती है।
13. भोजन को अधिक तेज आग पर व अधिक देर तक नहीं पकाना चाहिए। क्योंकि इससे भोजन में मिले हुए पोषक तत्त्व जलकर नष्ट हो जाते हैं।
14. खाने वाले सामान को गंदी व सीलन वाली जगह पर नहीं रखना चाहिए। खाद्य पदार्थो को हमेशा साफ-सुथरी जगह पर ढककर रखना चाहिए।
15. कभी भी एक-दूसरे का झूठा भोजन नहीं खाना चाहिए। ऐसा करने से छूत की बीमारी एक व्यक्ति से दूसरे व्यक्ति को भी लग सकती है।
16. नशीले पदार्थों का सेवन भी नहीं करना चाहिए। थोड़ी देर के सुख के लिए अपने अमूल्य स्वास्थ्य को नहीं खोना चाहिए।
17. सड़े-गले शाक-सब्जियों, फलों व मिठाइयों को सस्ते होने के लालच में नहीं खाना चाहिए।
18. भोजन हमेशा रसीला व चिकनाईयुक्त ही होना चाहिए तथा भोजन में अंकुरित चना आदि लेना भी स्वास्थ्य के लिए लाभदायक होता है।
19. फल एवं शाक सब्जियों को मौसम के अनुसार ही लेना चाहिए। सुबह का नाश्ता हल्का होना चाहिए। क्योंकि पाचन तन्त्र रात को मंद गति से काम करता है। इसलिए

रात का खाया हुआ भोजन ही अच्छी तरह से नहीं पच पाता है। जबकि हम सवेरे नाश्ते के रूप में उसके ऊपर अधिक भार लाद देते हैं। जिसके कारण पेट के रोग उत्पन्न हो जाते हैं।

20. रात को सोने से कम से कम दो घंटे पहले भोजन कर लेना चाहिए तथा भोजन करने के बाद कम से कम सौ से दो सौ पग चलना चाहिए या हल्का टहलना स्वास्थ्य के लिए उपयोगी होता है।
21. पानी भी भोजन की ही तरह हर प्राणी के लिए अति आवश्यक है। इसलिए पानी की सफाई का भी पूरा-पूरा ध्यान रखना चाहिए। प्यास को दबाना नहीं चाहिए। बल्कि प्यास से अधिक पानी पीना स्वास्थ्य के लिए लाभदायक होता है। अधिक पानी पीने से गुर्दे साफ हो जाते हैं व शरीर में छुपे विषैले तत्त्व पसीने तथा पेशाब के माध्यम से बाहर निकल जाते हैं।

इसके अलावा मनुष्य को अपने भोजन में खुद ही जो आवश्यक न हो उसे नहीं लेना चाहिए। इसका निर्णय व्यक्ति समयानुसार खुद ही ले सकता है। इसलिए ध्यान रहे कि भोजन ही हर प्राणी का जीवन है। लेकिन गलत तरीके से किया गया यही भोजन जहर बनकर मृत्यु का कारण भी बनता है।

भोजन द्वारा अधिक शक्ति प्राप्त करने के लिए

एक साधारण व्यक्ति के रूप में हमें इतना ध्यान जरूर रखना चाहिए कि हमारा पेट बराबर काम करता रहे। इसके अलावा हम जो भी आहार ले रहे हैं वह ठीक से पच सके। इस स्थिति को समझने के लिये 32 से 40 वर्ष की आयु में हमें इस बात का पता चल जाता है कि कौन-कौन सी वस्तुएं हमारे शरीर के लिये अनुकूल हैं तथा कौन-कौन सी वस्तुएं ठीक नहीं हैं। इसके बाद इस समय ऐसी वस्तुएं अपने भोजन में से छांट देनी चाहिए।

पेट की पाचन शक्ति भली-भांति बनाये रखने के लिये नीचे लिखी हुई बातों का ध्यान रखना चाहिए–

1. तली हुई वस्तुओं का उपयोग कम करना चाहिए।
2. भोजन में पकाया हुआ भोजन ठीक प्रकार से पका हुआ होना चाहिए।
3. भोजन गर्म-गर्म खाना चाहिए।
4. आहार के लिए आटा चोकर युक्त (चोकर न निकाला गया हो) होना चाहिए।
5. भोजन में चावल बगैर पालिश किये हुये का ही प्रयोग करना चाहिए।
6. अपने भोजन में मैदा तथा मैदा युक्त वस्तुओं का उपयोग कम से कम करना चाहिए।
7. भोजन में दूध, दही, छाछ (चाटी की लस्सी) अधिक मात्रा में लेना चाहिए।
8. अपने भोजन में फल तथा साग-भाजी मौसम की (बगैर मौसम की नहीं) कच्ची या पकाई हुई फल-सब्जियों का अधिक सेवन करना चाहिए।

9. भोजन के बाद दोबारा भोजन करने के कम से कम चार घंटे का अन्तर होना चाहिए।
10. भोजन में सख्त भोजन और तरल (बहने वाला) भोजन को अच्छी तरह चबा-चबा कर खाना चाहिए।
11. पेट भी शरीर का एक बहुत महत्त्वपूर्ण अंग है। पेट को एक सप्ताह में एक दिन का उपवास रख कर एक या दो दिन पूर्ण आराम देना चाहिए। उपवास के समय फल का रस या गुनगुना पानी ही लेना चाहिए।
12. स्वाद मनुष्य के जीवन का एक बेजोड़ आनन्द है। स्वाद की संतुष्टि के लिए कुछ भी खा सकते हैं। लेकिन खाने के समय प्रकृति के संकेतों का बराबर ध्यान रखना चाहिए।
13. प्रकृति का संकेत इस प्रकार हमें दर्शाता है कि खाते समय पहली डकार आने पर खाना बन्द कर देना चाहिए। अगर दूसरी डकार आ जाए तो खाना बिल्कुल ही बंद कर देना चाहिए। क्योंकि दूसरी डकार संकेत देती है या स्पष्ट बताती है कि पेट भर गया है। इतने पर भी यदि खाना जारी रखा जाए तो वह पेट के रोगों को बुलावा देने के बराबर है। इसके अलावा मौसम के अनुसार आहार-विहार, खान-पान में जरूरत के अनुसार बदलाव करते रहना चाहिए।
14. मनुष्य जो भी आहार ले उस आहार का ठीक से पाचन हो सके इस बात को ध्यान में रखते हुए पेट की अग्नि को बराबर प्रदीप्त होना चाहिए।
15. पेट की अग्नि को प्रदीप्त करने के लिये करेला, मेथी, नीम, अदरक, काली मिर्च आदि कड़वे पदार्थ तथा सूर्य स्नान, कसरत आदि से पेट की मंद अग्नि प्रदीप्त रहती है। ठंडे पेय, आईस्क्रीम और ठंडे पानी से पेट की अग्नि मंद पड़ जाती है। इसके कारण पाचन शक्ति पर बोझ पड़ता है। इस बात को ध्यान में रखकर ही आहार-विहार तथा खाना-पीना चाहिए।

इस बात को विशेषतौर पर याद रखना चाहिये कि गर्मी जीवन है और ठंड मृत्यु है।

जल

स्वास्थ्य की रक्षा के लिये जल का भी हमारे जीवन में महत्त्वपूर्ण स्थान है। प्रातःकाल सोकर उठते ही स्वच्छ जल पीना स्वास्थ्य के लिए बड़ा हितकर होता है। सूर्योदय से पहले आठ घूंट जल पीने वाला मनुष्य रोग और वृद्धावस्था से मुक्त होकर सौ वर्ष से भी अधिक जीवित रह सकता है। कुएं का ताजा जल अथवा तांबे के पात्र में रखा हुआ जल पीने के लिये अधिक अच्छा होता है। खाना खाने से एक घंटा पूर्व अथवा खाना खाने के दो घंटे बाद जल पीना स्वास्थ्य के लिए लाभकारी होता है। एक व्यक्ति को एक दिन में कम से कम दो किलो जल पीना चाहिए, इससे संपूर्ण शरीर में रक्तसंचार सुचारु रूप से होता है।

उपवास

धर्मशास्त्रों में उपवास का बहुत महत्त्व प्रतिपादित किया गया है। उपवास से शरीर, मन और आत्मा सभी की उन्नति होती है। उपवास से शरीर के त्रिदोष नष्ट हो जाते हैं। आंतों को बचे हुए भोजन को पचाने में सुविधा मिलती है तथा शरीर स्वस्थ और हल्का सा प्रतीत होता है। स्वास्थ्य की दृष्टि से उपवास बहुत ही आवश्यक है। उपवास करने से मनुष्य की आत्मिक शक्ति बढ़ती है। कहते हैं कि यदि महीने में दोनों एकादशियों के निराहार-व्रत का विधिवत् पालन किया जाए तो प्रकृति पूर्ण सात्विक हो जाती है। जिन्हें उपवास करने का अभ्यास नहीं है, उन्हें चाहिए कि वे सप्ताह के किसी एक दिन में एक बार ही भोजन करें और धीरे-धीरे आगे चलकर सम्पूर्ण दिवस उपवास रखने का व्रत लें।

पेट के रोगों के लक्षण, परहेज एवं उपचार

पेट में गैस का बनना

गैस की तकलीफ में मल द्वार से अपान वायु आवाज के साथ दुर्गन्ध भरी निकलती है। डकार भी आते हैं। यदि पेट में नमक (अम्ल) की मात्रा अधिक हो तो खट्टे डकार व हिचकी के रूप में पेट की गंदी वायु शरीर से बाहर निकलने का प्रयास करती है। यदि गैस सीने की तरफ चढ़ जाए तो रोगी का मन घबरा जाता है और घबराने के कारण पसीना-पसीना हो जाता है तथा हार्ट-अटैक होने का डर लगा रहता है। लेकिन हार्ट-अटैक वास्तव में होता नहीं है। सिर में दर्द, भारीपन, पेट का फूलना तथा नाड़ियों में चीटियों के रेंगने या चलने के जैसा आभास होता है। इसके अलावा नींद का न आना व कम आना भी इस बीमारी के लक्षण हैं।

उपचार: पेट में गैस के प्रकोप में सूर्य किरण और रंग चिकित्सा के माध्यम से सूर्य तप्त नारंगी पानी दिन में तीन-चार बार पचास-साठ ग्राम की मात्रा में पीना चाहिए।

अगर पेट में गैस का रोग पुराना हो तो सूर्य तप्त हरा पानी और सूर्य तप्त नारंगी पानी दिन में तीन बार बराबर-बराबर मात्रा में मिला कर सौ से एक सौ बीस ग्राम तक लें। दिन में तीन-चार बार सूर्य चार्ज लाल बोतल से तैयार मिश्री आठ-दस दाने तक चूसें। ऐसा करने से पेट गैस ठीक हो जाती है।

पीलिया (पाण्डु) रोग

शरीर की चमड़ी पीली पड़ जाती है तथा आंखें, नाखून, मूत्र आदि सब पीले और खुश्क हो जाते हैं। कपड़े पर पसीना लगने से कपड़ा भी पीला पड़ जाता है। यह रोग बढ़ने पर रोगी का पूरा शरीर पीला ही नजर आता है। इसकी आंखों का सफेद भाग भी पीला हो जाता है। इस रोग में नाड़ी की गति तीखी तथा धीमी हो जाती है। मल के विरुद्ध मल पतले दस्त के कीच की तरह मैला होता है तथा सफेद रंग लिए होता है।

पेट में दर्द, भूख का कम लगना, मुंह का स्वाद खराब हो जाना, हिचकी, आलस्य बढ़ जाने पर बुखार का आना निश्चित है। इस रोग में तेज खांसी, अतिसार, शरीर का सूखापन, मूर्छा आदि होते हैं और रोग संधिवात हो जाता है। इस रोग में ऐसा देखा गया है कि जिगर के पुराने रोगियों के स्वभाव में चिड़चिड़ापन आ जाता है। शरीर में सुस्ती छायी रहती है। हाथों में कंपन शुरू हो जाती है। इस रोग के साथ-साथ हाथों को फैलाने तथा सिकोड़ने में कठिनाई का भाव होता है।

उपचारः पीलिया (पाण्डु) रोग में सूर्य किरण चिकित्सा और रंग चिकित्सा के माध्यम से पीलिया रोग का इलाज बहुत ही सरल और सुगम है। अगर पीलिया ज्यादा मात्रा में हो तो सूर्य तप्त हरा पानी और सूर्य तप्त नीलो पानी बराबर भाग मिलाकर सौ ग्राम से दो सौ ग्राम की मात्रा में दिन में तीन-चार बार लें और साथ ही जल चिकित्सा, हिप स्नान तथा स्टिज स्नान करने से जल्दी आराम आ जाता है और यह बड़ा ही सरल इलाज है। ऐसा कुछ दिन करें।

पेट दर्द

यदि दर्द बायीं ओर हो तो उसका कारण तिल्ली या बड़ी आंत का दर्द हो सकता है। अगर दर्द पेट के नीचे दायीं तरफ है तो यह अंतरपूछ (अपैंडिक्स) का दर्द माना जाता है।

अगर नाभि के बायीं ओर दर्द हो तो यह दर्द पथरी के कारण होता है या फिर हर्निया भी हो सकती है। खासकर स्त्रियों के गर्भाशय में कोई विकार हो तो दर्द का केंद्र नाभि के निचले भाग में मूत्राशय, प्रजनन अंगों का कारण होता है। कभी-कभी पेट दर्द का कारण पेट में गैस का होना होता है।

उपचारः ऊपर लिखे हुए सभी प्रकार के कारणों से पेट में दर्द के प्रकोप में सूर्य किरण और रंग चिकित्सा के माध्यम से लाल रंग की बोतल से तैयार की हुई सूर्य चार्ज मिश्री के दिन में तीन-चार बार आठ-दस दानें चूसें और सूर्य तप्त नारंगी पानी दिन में तीन-चार बार चालीस से अस्सी ग्राम तक की मात्रा में पीने से पेट दर्द ठीक हो जाता है।

बदहज़मी से पेट में गैस

बदहज़मी या पेट में गैस का मुख्य सम्बन्ध बड़ी आंत तथा छोटी आंतड़ियों के विकारों से होता है।

यह रोग अगर वाई-बादी से हो तो सूर्य किरण और रंग चिकित्सा के माध्यम से तैयार किया हुआ सूर्य तप्त नारंगी पानी दिन में तीन समय साठ से अस्सी ग्राम की मात्रा तक लें और सूर्य चार्ज लाल या नारंगी मिश्री आठ-दस दानें दिन में चार-पांच बार तक चूसें।

अगर बदहजमी, पेट में गर्मी के कारण (आम, केला, बैंगन आदि) से हो तो गर्म वस्तुओं का सेवन करना बंद कर दें। केवल सूर्य तप्त हरा पानी एक समय और सूर्य तप्त नारंगी पानी दो बार सौ से एक सौ पचास ग्राम तक की मात्रा तक मिला कर लें। कुछ दिन ऐसा करने से बदहजमी ठीक हो जाती है।

पाचन तंत्र से सम्बन्धित रोग

पाचन तंत्र के अनेक रोग होते हैं। कुछ रोग ऐसे हैं जिनसे बहुत बड़ी संख्या में लोग निम्न रोगों से रहते हैं–

1. कब्ज और बवासीर
2. भगंदर का फोड़ा और पेट की गैस
3. उल्टी आना
4. भूख न लगना
5. वजन में कमी तथा मल में खून आना
6. पेट में दर्द तथा हिचकी आना
7. नाभि चक्र का अपने निश्चित स्थान पर न रहना
8. बड़ी आंत के रोग विशेषकर बड़ी आंत का दर्द
9. अंतड़ियों के रोगों में विशेषकर अंतड़ियों का दर्द
10. अंतड़ियों में रुकावट
11. अपैन्डिक्स का दर्द आदि

उपचार: सूर्य किरण और रंग चिकित्सा के माध्यम से तैयार किया हरे रंग की बोतल का सूर्य तप्त पानी दिन में तीन बार सुबह के नाश्ते, दोपहर के भोजन तथा रात के भोजन से आधा घंटा पहले खाली पेट सौ से दो सौ ग्राम तक की मात्रा में पीना चाहिए क्योंकि यह रक्तशोधक होता है तथा इसी तरह तीन समय भोजन के दस मिनट बाद सूर्य तप्त नारंगी पानी चालीस से अस्सी ग्राम मात्रा में पीना चाहिए क्योंकि यह भोजन को भली-भांति पचाने में मदद करता है तथा खून के लाल कण भी बढ़ा देता है।

अफारा

उपचार: पेट में गैस के प्रकोप से अफारा हो या पेट में दर्द होने पर सूर्य किरण और रंग चिकित्सा के माध्यम से दिन में तीन या चार बार नारंगी बोतल का सूर्य तप्त तैयार पानी पचास से अस्सी ग्राम की मात्रा तक लेना चाहिये या नारंगी मिश्री को दिन में तीन-चार बार आठ-दस दानें कुछ दिन लेने से पेट की गैस या अफारा दूर हो जाता है। अगर पेट में गैस या अफारे की पुरानी बीमारी हो गई हो तो सूर्य तप्त हरा पानी और सूर्य तप्त नारंगी पानी सौ ग्राम की मात्रा तक मिला कर लेना चाहिये।

पेट में पानी भर जाना (जलोदर)

इसके कुछ लक्षण इस प्रकार हैं–

1. मुंह की ठुड्डी के चारों ओर फूल जाना।
2. मल मार्ग द्वारा जल बहना।
3. इसमें प्यास अधिक लगना और भूख कम लगना।

उपचार

1. पेट में पानी भर जाना या जलोदर के कारण रोगी को सादा पानी नहीं पिलाना चाहिये। रोगी को पानी की जगह सौंफ का अर्क या मकोये का अर्क ही पिलाना चाहिये।
2. जलोदर के रोगी को नमक बिल्कुल नहीं देना चाहिये। भोजन नमक के बिना ही खिलाना चाहिये।
3. जलोदर रोगी को भोजन में जौ की रोटी तथा सिर्फ गाय का दूध ही पिलाना चाहिये।
4. जलोदर के रोगी को मीठा बिल्कुल कम देना चाहिये या फिर मीठे में देसी चीनी दे सकते हैं।

सूर्य किरण और रंग चिकित्सा के माध्यम से सूर्य चार्ज लाल रंग की मिश्री जो कि कम से कम 6 महीने से ऊपर की सूर्य की किरणों द्वारा चार्ज की हुई हो, इसे दिन में चार-पांच समय पांच से दस दाने तक चूसने के लिये रोगी को देने चाहिये तथा सूर्य तप्त नारंगी पानी दिन में तीन बार केवल पचास ग्राम की मात्रा में मिश्री के आठ-दस दाने घोलकर पीने से दो-तीन सप्ताह में आराम आ जाता है। खाने-पीने का परहेज ऊपर लिखे अनुसार करना बहुत जरूरी है।

बदहज़मी हो जाने से पतले दस्त लगना

इस रोग में सूर्य किरण और रंग चिकित्सा के माध्यम से नारंगी बोतल से तैयार सूर्य चार्ज मिश्री दिन में तीन-चार बार आठ-दस दानें तक की मात्रा में लें या सूर्य तप्त नारंगी पानी दि्न में तीन-चार समय पचास से अस्सी ग्राम तक की मात्रा में लेना चाहिए। ऐसा उपचार करने से आराम आ जाता है।

लू लग जाने से पतले दस्त

अगर उल्टी हो तो थोड़ा-थोड़ा करके सूर्य तप्त नीला पानी थोड़े-थोड़े समय में पीने से इस रोग में आराम आ जाता है।

गर्मी से दस्त लगने पर

सूर्य किरण और रंग चिकित्सा के माध्यम से नीली बोतल से तैयार सूर्य तप्त नीला पानी तथा सूर्य तप्त हरा पानी चार-एक की मात्रा मिला कर एक सौ पचास ग्राम की मात्रा दिन में तीन-चार बार लेनी चाहिए। अर्थात् नीला पानी चार भाग तथा हरा पानी एक भाग मिलाकर रोगी को देने से रोग में आराम आ जाता है।

आम दस्त

उपचार: सूर्य किरण और रंग चिकित्सा के माध्यम से तैयार सूर्य तप्त नारंगी बोतल का पानी दिन में तीन समय भोजन के बाद चालीस से अस्सी ग्राम तक की मात्रा में पीना चाहिए तथा सुबह उठते ही या बिस्तर छोड़ते ही सूर्य तप्त हरा पानी प्यास के अनुसार ज्यादा से ज्यादा पीना चाहिए तथा दिन में तीन बार खाली पेट भोजन से आधा घंटा पहले

सौ से एक सौ पचास ग्राम की मात्रा में पीना चाहिए। अगर इस रोग में रोग का प्रकोप किसी कारण अधिक हो जाए तो सूर्य चार्ज नारंगी मिश्री आठ-दस दानें दिन में दो-तीन बार चूसने से आराम आ जाता है।

परहेज़: इस रोग में यह ध्यान रखें कि खटाई, तेल, गुड़ तथा मिर्च का परहेज़ रखना ज़रूरी है। इस रोग में मैदे से बनी हुई किसी भी तरह की मिठाई तथा दूध से बनी हुई वस्तुएं नहीं लेनी चाहिए।

खून के दस्त

इस रोग में जीभ का रंग लाल हो जाता है। नाड़ी कमजोर होने के कारण लपक कर चलती है। आंतों के आवरण के कारण पीड़ा आदि अपशगुन का अनुभव होता है।

उपचार: खून के दस्त में बदहजमी के लिए भोजन चबा-चबा कर खाना चाहिए। जैसे एक ग्रास को कम से कम 12 से 18 बार चबाना ठीक रहता है। चबाते समय यह ध्यान रखना चाहिए कि ग्रास चबाते-चबाते मुंह की लार के साथ मिलकर जब गाबा सा बन जाए तो ही अन्दर निगलना चाहिए। ऐसा करने से भोजन आराम से पच जाता है तथा पाचन शक्ति को भोजन पचाने में मदद मिलती है।

सूर्य किरण और रंग चिकित्सा के माध्यम से तैयार सूर्य चार्ज नारंगी बोतल की मिश्री के आठ-दस दानें तीन-चार बार चूसने चाहिए। साथ ही सूर्य तप्त नारंगी पानी दिन में तीन बार भोजन के बाद चालीस से अस्सी ग्राम की मात्रा तक पीना चाहिए। ऐसा कुछ दिन करने से खूनी दस्त में लाभ होता है तथा जीभ का रंग समान्य हो जाता है। इससे नाड़ी की कमजोरी में सुधार आ जाता है।

उल्टी

उल्टी होने के रोग में सूर्य किरण और रंग चिकित्सा के माध्यम से सूर्य तप्त नारंगी बोतल का तैयार पानी दिन में तीन-चार बार चालीस से अस्सी ग्राम की मात्रा पीने से पेट के विभिन्न विकार ठीक हो जाते हैं तथा उल्टी न आने में लाभ मिल जाता है।

भूख न लगना

उपचार: सूर्य किरण और रंग चिकित्सा के माध्यम से सूर्य तप्त हरी बोतल के तैयार पानी में एक चौथाई हिस्सा सूर्य तप्त नीली बोतल का पानी मिलाकर दिन में तीन-चार बार एक सौ पचास ग्राम की मात्रा कुछ दिन पीने से भूख खुल जाती है।

पेट में कीड़े

लक्षण: श्वास में दुर्गन्ध आना, खट्टी डकारें आना, गुदा द्वार में खुजली होना, मल का रुक जाना, रक्त दूषित होना, मन का मिचलाना, मन भारी सा रहना तथा पेट में तेज दर्द का होना आदि इसके लक्षण होते हैं।

उपचार: सूर्य किरण और रंग चिकित्सा के माध्यम से तैयार सूर्य तप्त हरा पानी तथा सूर्य तप्त नारंगी पानी का बराबर भाग मिलाकर दिन में चार-पांच बार सौ ग्राम से एक सौ पचास ग्राम लेने से पेट के कीड़े मर जाते हैं। साथ ही साथ रात को सूर्य चार्ज नारियल के नीले तेल की सिर के तालू में पांच-छः बूंद डालकर हाथ की अगली पोरों से धीरे-धीरे दस-पन्द्रह मिनट मलें।

हैज़ा

हैज़ा में सूर्य किरण और रंग चिकित्सा के माध्यम से तैयार किया हुआ सूर्य तप्त नारंगी पानी दस-दस मिनट बाद बीस-पच्चीस ग्राम तक की मात्रा में लें। नीबू पर नमक लगाकर चूसें तथा पैरों को गर्म रखें। दिन में तीन-चार बार सूर्य चार्ज लाल या नारंगी रंग की मिश्री तीन से पांच ग्राम तक की मात्रा में लेने से लाभ होता है। अगर रोगी कमजोर न हो तो सूर्य तप्त हरा पानी दो भाग तथा सूर्य तप्त नीला पानी एक भाग एक सौ पचास ग्राम की मात्रा मिलाकर लेने से हैज़े में आराम आ जाता है। यह रोग को दबा देने में काफी लाभदायक सिद्ध होता है।

गुर्दे

उपचार: सूर्य किरण और रंग चिकित्सा के माध्यम से तैयार सूर्य तप्त हरा पानी तथा सूर्य तप्त नारंगी पानी सौ ग्राम से एक सौ पचास ग्राम तक बराबर भाग मिलाकर दिन में तीन-चार बार लेते रहें। गर्म गुनगुने पानी का टब स्नान करने से गुर्दे के दर्द में आराम आ जाता है। सुबह उठते ही सूर्य तप्त हरा पानी ज्यादा से ज्यादा पीने से गुर्दे के रोग में जल्दी आराम आ जाता है।

खट्टी डकारें

उपचार: सूर्य किरण और रंग चिकित्सा के माध्यम से सूर्य तप्त नीली बोतल से तैयार पानी तथा सूर्य तप्त हरा पानी दिन में तीन या चार बार एक सौ पचास ग्राम की मात्रा का बराबर भाग मिला कर कुछ दिन लगातार लेना चाहिए। इसके साथ-साथ भोजन में सुधार की अति आवश्यकता है। ऐसा करने से खट्टी डकारें आनी ठीक हो जाती हैं।

मुंह में पानी भरना

उपचार: सूर्य किरण और रंग चिकित्सा के माध्यम से सूर्य तप्त नारंगी बोतल का पानी दिन में तीन बार चालीस से अस्सी ग्राम की मात्रा लेनी चाहिए। भोजन ठीक तरह पचने वाला ही खाना चाहिए। इसके साथ-साथ सूर्य चार्ज नारंगी मिश्री दिन में दो बार आठ-दस दाने तक लेने से इस रोग में अधिक लाभ होता है।

बदहज़मी के कारण सिर में चक्कर आना

उपचार: सूर्य किरण और रंग चिकित्सा के माध्यम से सूर्य तप्त नारंगी बोतल का पानी दिन में तीन बार चालीस से अस्सी ग्राम की मात्रा लेनी चाहिए। हल्का और सुपाच्य भोजन

ही खाना चाहिए। इसके साथ-साथ सूर्य चार्ज नारंगी मिश्री के आठ-दस दाने दिन में दो बार लेने से इस रोग में लाभ होता है। इस रोग में हिंग्वाष्टक चूर्ण का सेवन करने से भी लाभ मिलता है।

पेट में अल्सर

सूर्य किरण और रंग चिकित्सा के माध्यम से तैयार किया हुआ हरे रंग की बोतल का सूर्य तप्त पानी दिन में तीन बार सुबह के नाश्ते, दोपहर के भोजन तथा रात के भोजन से आधा घंटा पहले खाली पेट सौ से दो सौ ग्राम तक की मात्रा में पीना चाहिए क्योंकि यह रक्तशोधक होता है तथा इसी तरह तीन बार भोजन के दस मिनट बाद सूर्य तप्त नारंगी पानी चालीस से अस्सी ग्राम तक की मात्रा तक पीना चाहिए।

छाती में अल्सर और पेट की सूजन

इस रोग में छाती में अल्सर के लिए सूर्य किरण और रंग चिकित्सा के माध्यम से तैयार सूर्य चार्ज तिल्ली के लाल तेल की छाती और पीठ पर मालिश करें तथा छाती पर लाल सैलोफिन कागज से सूर्य की किरणें दें। सूर्य तप्त हरा पानी और सूर्य तप्त नारंगी पानी का टॉनिक नियमानुसार पीछे लिखे अनुसार लम्बे समय तक लेते रहें। इस रोग में सूर्य तप्त हरा पानी, ज्यादा से ज्यादा प्यास के अनुसार ले सकते हैं तथा भोजन में सुधार करें। खट्टे पदार्थ न लें।

खून की उल्टी

खून की उल्टी में दिन में तीन बार सूर्य किरण और रंग चिकित्सा के माध्यम से तैयार सूर्य तप्त नीला पानी पचास से सौ ग्राम तक की मात्रा में लेने से खून की उल्टी बंद हो जाती है। यह एक चमत्कारी इलाज है।

पथरी

उपचारः सूर्य किरण और रंग चिकित्सा के माध्यम से सब तरह की पथरियों का एक ही तरह का उपचार है। सूर्य तप्त हरे रंग की बोतल से तैयार पानी दिन में चार-पांच बार प्यास के अनुसार लेते रहने से पेशाब खुलकर ज्यादा आएगा और पथरी टुकड़े-टुकड़े होकर पेशाब के रास्ते निकल जाती है। अगर पथरियां ज्यादा हों तो सूर्य तप्त हरा पानी लेते रहना चाहिए। पथरी की शंका समाप्त होने के बाद भी सूर्य तप्त हरी बोतल का पानी तथा नारंगी बोतल के पानी का टॉनिक लम्बे समय तक लेते रहने से दोबारा पथरी नहीं होती और शरीर तंदुरुस्त रहता है।

बिना रुचि के खाना

नाखुश मन से, बिना रूचि के, भूख से अधिक और ज्यादा मसालों वाला चटपटा भोजन शरीर के लिये हानिकारक होता है। भोजन न तो इतना कम खाना चाहिये कि जिससे शरीर की शक्ति घट जाए और न इतना अधिक खाना चाहिये कि जिससे पेट पचा ही न सके।

1. पेट में दर्द हो
2. शौच की हाजत हो
3. बहुत प्यास लगी हो
4. किसी तरह के बुखार में

ऊपर लिखे हुए ऐसे समय में भोजन नहीं करना चाहिए। जीभ के स्वाद के लालच में आ कर किसी भी वस्तु को अधिक खाना अच्छा नहीं है।

पेट के रोगों की उपचार तालिका
(Complete Chart for Treatment of Stomach Diseases)

रोग का नाम	सूर्य तप्त पानी	सूर्य चार्ज औषधि	रंगीन सूर्य की किरणें	रंगीन सूर्य चार्ज हवा	रंगीन पानी में भीगी कपड़े की पट्टी
पाचन शक्ति	टॉनिक	हरा+नारंगी पानी	लाल	लाल	----
पेचिश	नीला पानी	नीला तेल	गहरी नीली	----	नीली पट्टी पेडू पर
कब्ज	हरा+नारंगी	----	----	----	प्रातः हरा पानी प्यास अनुसार
उल्टी	नारंगी पानी	नारंगी मिश्री	----	----	----
पेट में गैस	नारंगी पानी	नारंगी मिश्री	लाल		लाल किरणें पेट पर
हैज़ा	नीला+हरा पानी	----	नीली	नीली	----
उल्टियां ज्यादा आना	हल्का नीला पानी	नीला पानी	----	----	----
जी मिचलना	नारंगी पानी	नारंगी मिश्री	----	----	----
पेट दर्द	नारंगी पानी	नारंगी मिश्री	----	----	----
ज्यादा दस्त पानी वाले	नीला पानी	----	----	----	----
दस्त	नारंगी पानी	नारंगी मिश्री	----	----	----
पेट में कीड़े	नीला	नीला तेल नारियल	नीली	----	गुदा में नीला नारियल तेल
मोटापा	हरा, नारंगी	लाल तेल तिल का	लाल	----	ज्यादा परहेज, एनीमा
पेट की बदहजमी	नारंगी	नीली मिश्री	लाल	----	लाल पट्टी
प्राण घातक हिचकी	गहरा नीला	नीला तेल नारियल	नीली	----	पसलियों पर
आम हिचकी	हल्का नीला	नीला तेल नारियल	नीली	----	पसलियों पर
भूख न लगना	नारंगी पानी	लाल मिश्री	लाल	----	नाभि के आसपास
मंदाग्नि से पेट साफ न होना	हरा-नारंगी	नारंगी मिश्री	लाल	----	पेट पर

पेट में भारीपन	हरा-नारंगी	नारंगी मिश्री	लाल	...	पेट पर
पेटूपन (ज्यादा खाना)	हल्का नीला	नीला तेल नारियल	नीली	...	तालू पर तेल मलें
अधिक भूख	हल्का नीला	नीला तेल नारियल	नीली	...	तालू पर तेल मलें
ज्यादा प्यास	नीला पानी	नीली मिश्री	...	...	...
पेट में वायु का गोला	नारंगी	लाल तेल तिल	लाल	लाल	पेट पर लाल पट्टी
पेट में सूजन	हरा-नारंगी	लाल तेल तिल	लाल	...	पेट पर लाल सेंक
अंतड़ियों में कुरकुर शब्द	हरा+नारंगी पानी	नीली मिश्री, लाल तेल तिल	...	...	...
पेट फूलना	नारंगी पानी	नारंगी मिश्री	लाल	...	शरीर पर, खासकर पेट पर
दूध की उल्टी	नारंगी	नारंगी मिश्री	...	...	...
अधिक प्यास	नीला पानी	नीली मिश्री	...	...	...
मुंह में झाग	नीला पानी	नीली ग्लिसरीन	हल्का नीला	...	ग्लिसरीन का मुंह में लेप
लार टपकना	नीला पानी	नीली ग्लिसरीन	हल्का नीला	...	ग्लिसरीन का मुंह में लेप
बड़ा पेट	हरा नारंगी	लाल तेल तिल का	लाल	...	एनीमा
पीले तथा हरे दस्त	नीला पानी	नीला तेल नारियल	...	नीली	नीली पट्टी पेडू

9

कब्ज़ और श्वास के रोग

कब्ज का कारण पित्त की गड़बड़ी से है। बढ़ी हुई पित्त के कारण भोजन को पचाने में पाचन शक्ति कमज़ोर हो जाती है। भोजन के न पचने के कारण कब्ज उत्पन्न हो जाता है। इस में भारी और चिकने भोजन का ठीक प्रकार से पाचन नहीं होता। भारी तथा चिकना भोजन आंतों में चिपक जाता है। इस कारण मनुष्य की शक्ति कमज़ोर हो जाती है। आंतों के सामान्य कार्य के उल्टा हो जाने से पेट में कब्ज उत्पन्न हो जाता है।

यदि चौबीस घंटे (दिन-रात) बीत जाने पर भी मल का त्याग न हो तो उसे कब्ज कहा जाता है।

कब्ज़ की शिकायत को दूर करने के लिए उपचार

कब्ज़ को दूर करने के लिये नीचे लिखे अनुसार परहेज करने से ठीक रहता है–

1. भोजन भर पेट नहीं खाना चाहिये।
2. जल्दी पचने वाला और सुपाच्य भोजन ही लेना चाहिए तथा भोजन को चबा-चबा कर ख़ाएं क्योंकि पाचन शक्ति को कायम रखने के लिए सुपाच्य भोजन ही ठीक रहता है।
3. दिन में दो या तीन बार एक-आधा प्याला गर्म गुनगुना पानी पीना चाहिए।
4. दिन में चार से छः कप सूर्य किरण और रंग चिकित्सा के माध्यम से तैयार हरा पानी लेना चाहिए।

बवासीर

कारणः बवासीर दो प्रकार की होती हैं– 1. खूनी बवासीर, 2. सूखी बवासीर। खूनी बवासीर में मल के साथ खून निकलता है। सूखी बवासीर में गुदा द्वार से मस्सों के मौके बन कर बाहर निकलते हैं। बवासीर अपने आप में तो एक कष्ट का रोग है ही परन्तु अगर बवासीर रोग अधिक समय तक रहे तो अन्य कई रोगों को जन्म दे देती है। बवासीर का मुख्य कारण कब्ज ही होता है।

उपचारः इस रोग में सुबह उठते ही खाली पेट सूर्य किरण और रंग चिकित्सा के माध्यम

से तैयार सूर्य तप्त हरी बोतल का पानी जितना भी ज्यादा से ज्यादा हो सके पीएं या प्यास के अनुसार पीएं।

रात को सोने से पहले सूर्य चार्ज नारियल का नीला तेल गुदा द्वार पर उंगली से अंदर तक लगाएं तथा सुबह शौच जाने के बाद भी यही क्रिया करें। इससे बवासीर में लाभ होगा और सूर्य तप्त हरे पानी और सूर्य तप्त नारंगी पानी का टॉनिक भी पीने से लाभ मिलता है।

कब्ज़ रहने से भूख न लगना और खट्टी डकारें आना

उपचारः इसमें सूर्य किरण और रंग चिकित्सा के माध्यम से तैयार सूर्य तप्त हरे पानी तथा सूर्य तप्त नारंगी पानी का ऊपर लिखे अनुसार टॉनिक लें। कुछ दिन ऐसा करने से कब्ज दूर हो जाएगी तथा खट्टी डकारें आनी बंद हो जाएंगी।

खूनी बवासीर

कब्ज जारी रहने से बवासीर होती है। काफी दर्द रहता है तथा कभी-कभी खून भी गिरता है। इस रोग को शांति पूर्वक सहन करने वाले को दर्द महसूस होता है। आहार में हल्के तथा सुपाच्य पदार्थ और पत्तों वाली हरी साग-भाजी का अधिक सेवन करें। खूनी बवासीर होने पर सूर्य किरण और रंग चिकित्सा के माध्यम से सूर्य चार्ज नीली बोतल से तैयार नारियल का नीला तेल अर्श पर लगाने या मलने से खूनी बवासीर में आराम आ जाता है।

मूत्र नली तथा गुर्दे के रोग का कारण, परहेज तथा उपचार

रुक-रुक कर पेशाब आना

इस रोग के लक्षण इस प्रकार हैं-- प्रोस्टैट ग्रंथि बढ़ जाती है तब मूत्र एक धार में नहीं आता। इसकी ग्रंथि कमज़ोर हो जाने से दबाव में कमी आ जाती है। इसके कारण एक ही बार में मूत्राशय खाली नहीं होता। मूत्र रोकने की ताकत कम हो जाती है तथा मूत्र बूंद-बूंद करके कपड़ों पर ही गिर जाता है।

उपचारः सूर्य किरण और रंग चिकित्सा के माध्यम से नीली बोतल से तैयार सूर्य तप्त नीला पानी एक भाग तथा सूर्य तप्त हरा पानी तीन भाग दिन में तीन या चार बार पचास से सौ ग्राम की मात्रा तक लेना चाहिए। इस रोग में अगर रोग पुराना हो या पेशाब ज्यादा पीले रंग का हो तो सूर्य तप्त नीला पानी तथा सूर्य तप्त हरा पानी बराबर भाग मिला कर एक सौ पचास ग्राम की मात्रा तक पीने से आराम आ जाता है।

अगर सर्दी के कारण पेशाब ज्यादा आता है तो सूर्य तप्त नारंगी पानी तीन भाग तथा सूर्य तप्त हरा पानी एक भाग एक सौ पचास ग्राम की मात्रा तक दिन में तीन समय लेने से आराम आ जाता है।

जिगर के रोगों के कारण पेशाब में विकार

उपचारः सूर्य किरण और रंग चिकित्सा के माध्यम से नीली बोतल से तैयार सूर्य तप्त

नीला पानी दो भाग तथा सूर्य तप्त हरा पानी दो भाग मिला कर सौ से एक सौ पचास ग्राम की मात्रा तक दिन में तीन बार खाली पेट लेना चाहिए। आराम आ जाने के बाद सूर्य तप्त हरा पानी तथा सूर्य तप्त नारंगी पानी का टॉनिक लम्बे समय तक लेते रहने से पेट की तोंद कम हो जाती है।

टॉनिक इस प्रकार है– सूर्य किरण चिकित्सा और रंग चिकित्सा के माध्यम से तैयार किया हुआ हरे रंग की बोतल का सूर्य तप्त पानी दिन में तीन बार सुबह नाश्ता, दोपहर के भोजन तथा रात के भोजन से आधा घंटा पहले खाली पेट सौ से दो सौ ग्राम तक की मात्रा में पीना चाहिए क्योंकि यह रक्त शोधक होता है तथा इसी तरह तीन भोजन के दस मिनट बाद सूर्य तप्त नारंगी पानी चालीस से अस्सी ग्राम तक की मात्रा में पीना चाहिए क्योंकि यह भोजन को भली-भांति पचाने में मदद करता है तथा खून के लाल कण भी बढ़ा देता है।

मनुष्य को अपना पेशाब दिन में एक या दो बार किसी स्वच्छ कांच के चौड़े मुंह वाले बर्तन में परीक्षा के लिये कर लेना चाहिए। अगर पेशाब का रंग सफेद है तो इसे कफ दोष समझना चाहिए। अगर पेशाब का रंग पीला या लाल में है तो इसको पित्त दोष समझना चाहिए तथा अगर पेशाब का रंग मटमैला है तो इसको वात दोष समझना चाहिए।

इस प्रणाली को समझ लेने पर मनुष्य अपना उपचार सूर्य किरण और रंग चिकित्सा के माध्यम से बड़े ही सरल और सुगम तरीके से अपने आप ही कर सकता है। जैसा कि अगर पेशाब का रंग सफेद है तो सूर्य तप्त नारंगी पानी लेने से कफ रोग का सन्तुलन हो जाता है। अगर पेशाब का रंग लाल या पीला है तो सूर्य तप्त नीला पानी लेने से पित्त रोग का सन्तुलन हो जाता है। अगर पेशाब का रंग मटमैला है तो सूर्य तप्त हरा पानी लेने से वात रोग का सन्तुलन हो जाता है। अगर मनुष्य इसी तरह अपनी देख-भाल करके अपना उपचार करे तो शरीर के सब रोग दूर हो जाते हैं।

महर्षि आचार्य चरक के ग्रंथ के आधार पर ऊपर लिखे अनुसार तकरीबन पांच साल से मैं यही तरीका अपना कर अपने पूर्ण शरीर को स्वस्थ रखता आया हूं। पिछले पांच साल से न ही मुझे कभी बुखार आया है तथा न ही कभी मौसम बदलने पर जुकाम ही हुआ है। मैं अपने भोजन में पूर्ण ध्यान रखता हूं। जैसे कि भोजन सुपाच्य और सदा समय पर खाता हूं। रात का भोजन सोने से दो घंटे पहले खाता हूं। दो समय सुबह-शाम नियम अनुसार टहलना (सैर) भी मेरी दिनचर्या में शामिल है। इन्हीं कारणों से मेरा शरीर पूर्ण स्वस्थ है।

बिस्तर पर पेशाब निकलना

बच्चों को बिस्तर पर पेशाब करने की आदत पड़ जाती है और अनेक लोगों में भी ऐसा देखा गया है। सूर्य किरण और रंग चिकित्सा के माध्यम से नारंगी बोतल से तैयार सूर्य चार्ज मिश्री के चार दाने आयु के अनुसार चार-पांच साल की उम्र के बच्चों को दिन में तीन बार विशेषकर रात को सोने के समय एक दाना बढ़ा कर देना चाहिये तथा बड़ों

को आठ से दस दाने दिन में तीन बार तथा रात को सोने के समय जरूर लेना चाहिये। इससे रात में बिस्तर पर पेशाब करने की आदत से छुटकारा मिल जायेगा।

अण्ड-पिण्ड

अण्ड-पिण्ड यौन ग्रंथियां तथा शुक्राशय शरीर की गर्मी का सन्तुलन करती है तथा प्रजनन कार्य का सन्तुलन भी करते हैं। अगर गुर्दे काम कम करते हैं तो प्रजनन कार्य में नुकसान होता है। मासिक धर्म का स्राव कम या अधिक होता है। शारीरिक गर्मी कम होने से सर्दी में वृद्धि, खिंचाव का अभाव, कम या बहुत अधिक सम्भोग की इच्छा होती है।

उपचारः सूर्य किरण और रंग चिकित्सा के माध्यम से तैयार सूर्य चार्ज तिलों का लाल तेल अण्ड-पिण्ड पर मलकर हल्का गर्म रखें। ऐसा कुछ दिन करने से अण्ड-पिण्ड के विकारों में लाभ हो जाता है।

गुर्दो तथा मूत्र रोग

उपचारः गुर्दे अधिक खराब हो जाने की हालत को गुर्दे के सम्बन्ध में तकलीफ कहते हैं। यदि इस स्थिति में इस रोग का ठीक से ध्यान न किया जाये तो गुर्दे बेकार हो जाते हैं और रोगी को सारे शरीर का रक्त बदलना पड़ता है। इस हालत में नमक, घी, तेल, मक्खन तथा मसाले बंद कर देने चाहिये।

सूर्य किरण और रंग चिकित्सा के माध्यम से सूर्य तप्त हरी बोतल का तैयार पानी सुबह उठते ही खाली पेट प्यास के अनुसार पीना चाहिये। दिन में तीन समय भोजन से पहले सौ से दो सौ ग्राम तक सूर्य तप्त हरा पानी पीने से आराम आ जाता है। कुछ आराम आने के बाद सूर्य तप्त हरा पानी तथा सूर्य तप्त नारंगी पानी का टॉनिक पीने से रोगी को आराम होता है। (इस टॉनिक की विधि पिछले लेखों में दी गई है।)

डायलेसिस

उपचारः जिन रोगियों के रक्त में लाल कणों की मात्रा बहुत कम हो जाती है उन्हें सूर्य किरण और रंग चिकित्सा के माध्यम से सूर्य तप्त हरी बोतल का तैयार पानी सुबह उठते ही खाली पेट प्यास के अनुसार पीना चाहिये। दिन में तीन बार भोजन से पहले सौ से दो सौ ग्राम तक सूर्य तप्त हरा पानी पीने से आराम आ जाता है। इसके उपचार के साथ-साथ पांच-छः काली किशमिश तथा एक या दो अंजीर के छोटे-छोटे टुकड़े करके एक दिन पहले शाम को पानी में भिगो देने चाहिए। दूसरे दिन सुबह नाश्ते में किशमिश और अंजीर को खूब अच्छी तरह चबा-चबा कर खाना चाहिए। इसका पानी भी पी लेना चाहिए। इसके साथ इलायची वाला इच्छा अनुसार गर्म दूध पीने से शुद्ध रक्त पैदा होने में सहायक हो। यह रोग कुछ नियंत्रित होने के बाद नीचे लिखा हुआ टॉनिक पीना चाहिए।

पेशाब में पस

पेशाब में पस आने के कारण बुखार आ जाता है। इस रोग का उपचार इस प्रकार है– सूर्य किरण और रंग चिकित्सा के माध्यम से सूर्य तप्त हरी बोतल का तैयार पानी दिन में तीन-चार बार सौ से दो सौ ग्राम तक पीते रहने से रोगी के पेशाब में पस आना बंद हो जाता है। यदि इस रोग में बुखार हो तो वह भी ऊपर वाली क्रिया करने से ठीक हो जाता है।

फेफड़े और श्वास नली के रोगों के कारण, परहेज तथा उपचार

दमा

कारण: दमे के कारण फेफड़े की वायु-वाहन करने वाली नाड़ियों के चारों ओर जो छोटी-छोटी पेशियां हैं उनमें विकार होने से सांस में कष्ट होता है। हृदय की गति में विकृति आने से भी श्वांस रोग उत्पन्न हो जाता है। पुरानी खांसी श्वास रोग में भी बदल जाती है।

आधुनिक चिकित्सा पद्धति के अनुसार दमा रोग एक एलर्जी का रोग है। जो कि भिन्न-भिन्न पदार्थों से पैदा होता है। एलर्जी के हज़ारों परीक्षण किये जाते हैं ताकि उस पदार्थ का विशेष पता लगाया जा सके जिसके कारण यह एलर्जी होती है। यह इस रोग की लम्बी प्रक्रिया है तथा जबकि सूर्य किरण और रंग चिकित्सा द्वारा उपचार तो इन तथ्यों पर आधारित है कि रक्त संचार में कोई दूषित पदार्थ श्वास पेशियों में जम जाता है और उसका उपचार यही है कि उस कचरे को बाहर निकाल दिया जाये।

लक्षण: श्वास रोग के लक्षण इस प्रकार हैं– अधिक खांसी के साथ कफ का बड़ी कठिनाई के साथ निकलना, दम फूलना, हांफना, ऊंचाई पर चढ़ने में कष्ट, रात के आरंभ या अंतिम पहर में जोर-जोर की खांसी उठती है, तथा कुछ को मिचली, उल्टी, सिर दर्द आदि के लक्षण पाए जाते हैं तथा इस रोग के साथ-साथ अजीर्ण, वात रोग, या नाक में गन्दगी भी हो सकती है।

दमे या श्वास का प्राकृतिक विधि से उपचार करने के लिये सबसे पहले शिथिल उत्सर्जन ग्रंथियों को फिर से सक्रिय करने पर जोर देना चाहिये। इसके लिए उचित खान-पान, आहार-विहार, योगासन के जरिये शरीर की रोगों से लड़ने की क्षमता को वापिस लाने की कोशिश भी जरूरी है। इससे फेफड़ों, पाचन तंत्र तथा रक्त वाहिनियों को भी सहारा मिलता है।

दमा और श्वास में कफ बनाने वाली खाने की वस्तुएं जैसे चावल, चीनी, दाल, दही और तली हुई तथा भुनी हुई चीजों से दमे या श्वास के रोगी को परहेज करना चाहिये।

सावधानियां

1. दमा पीड़ितों को भूख से हमेशा कम ही खाना चाहिये, भर पेट नहीं। साथ ही साथ भोजन को बहुत अच्छी तरह चबा-चबा कर धीरे-धीरे खाना चाहिये।

2. दिन भर में अधिक पानी पीना चाहिये। लेकिन खाने के साथ-साथ पानी या कोई अन्य पेय न लें।
3. दमे के रोगी मिर्च, मसाले, आचार से परहेज़ करें। चाय, कॉफी आदि एक दम सीमित मात्रा में ही लें।
4. दमे के रोगी की भूख धीरे-धीरे खत्म हो जाती है इसलिए उसे जबरदस्ती न खिलाया जाए।
5. दमे का दौरा पड़ने पर उपवास ही रखें।
6. दमे के रोगी को हर दो घंटे बाद एक गर्म कप पानी पीना चाहिए।
7. दमे के रोगी के लिए सूर्य चार्ज शहद बहुत ही फायदेमंद होता है।
8. दमे का रोगी यदि इस चार्ज किए हुए शहद को लगातार कुछ देर सूंघे तो उखड़ी हुई सांस धीरे-धीरे सामान्य हो सकती है।

उपचारः छाती और पीठ पर सूर्य किरण और रंग चिकित्सा के माध्यम से तैयार सूर्य चार्ज तिल्ली के लाल तेल की मालिश करें और लाल सैलोफिन कागज से सूर्य रोशनी पांच-दस मिनट छाती और पीठ पर दें। प्रतिदिन गहरे श्वास से प्राणायाम करने का अभ्यास करें और सूर्य तप्त नारंगी पानी दिन में तीन बार पचास से अस्सी ग्राम तक की मात्रा में लें। अगर हो सके तो नारंगी पानी पिलाने से पहले रोगी को गर्म पानी ज्यादा मात्रा में पिलाकर मुंह में उंगली डालकर उल्टी कराएं। उल्टी कराने के बाद नारंगी पानी की खुराक दें। ऐसा करने से रोगी को बहुत जल्दी आराम आ जाता है। सूर्य तप्त नारंगी पानी भोजन के आठ-दस मिनट बाद तीनों समय पचास से अस्सी ग्राम तक की मात्रा में लें।

तेज दमा

इस रोग में सूर्य किरण चिकित्सा और रंग चिकित्सा के माध्यम से तैयार सूर्य चार्ज नारंगी बोतल से तैयार तिल्ली का लाल तेल छाती और पीठ पर मलें तथा लाल सैलोफिन कागज से छाती और पीठ पर सुबह-शाम दो समय सूर्य की रोशनी दस मिनट तक लें तथा नारंगी बोतल से या लाल बोतल से सूर्य चार्ज हवा दिन में दो-तीन बार पांच-पांच मिनट तक सांस लें। रात को सूर्य चार्ज तिल्ली के लाल तेल की छाती पर मालिश करें और सूर्य चार्ज लाल बोतल से चार्ज या नारंगी बोतल से चार्ज शहद का एक चम्मच लें। दिन में तीन बार सूर्य चार्ज लाल मिश्री आठ-दस दाने लेकर चूसें। इस प्रयोग को लगातार दो सप्ताह करते रहने से मरीज को कुछ आराम होना शुरू हो जाएगा।

टी.बी. और जिगर की खराबी

इस रोग में दिन में तीन-चार बार सूर्य किरण और रंग चिकित्सा के माध्यम से तैयार सूर्य तप्त हरा पानी सौ से दो सौ ग्राम तक की मात्रा में दिन में चार-पांच बार लेना चाहिए और हरी सब्जी ताजा फल आदि ज्यादा लें। भोजन सुपाच्य ही खाना चाहिए। जल्दी पचने

वाला भोजन ही इस रोग में अच्छा रहता है। छाती पर सूर्य चार्ज हरी बोतल से तैयार सरसों के हरे तेल की दिन में दो बार मालिश करें तथा हरे सैलोफिन कागज से दस-पंद्रह मिनट तक सूर्य रोशनी लें। फेफड़े की पिछली तरफ सूर्य चार्ज तिल्ली के लाल तेल की मालिश करें और लाल सैलोफिन कागज से दस-पंद्रह मिनट सूर्य रोशनी दें।

खांसी

कारण: खांसी का कारण सर्दी लगना, पसीने में पानी पीने से जुकाम होकर खांसी हो जाना तथा गर्म वस्तुओं पर पानी पीना आदि विभिन्न रोगों की उत्पत्ति के कारण होते हैं।

लक्षण: खांसी दो प्रकार की होती है–1. सूखी खांसी, 2. तर खांसी (बलगम वाली)।

सूखी खांसी में कफ नहीं निकलता और कण्ठ में खर-खराहट बनी रहती है। तर खांसी में बलगम निकलता रहता है। आवाज़ बंद, छाती में दर्द तथा सिर दर्द आदि विकार भी हो जाते हैं।

उपचार: अगर गले में सूजन और खराश हो तो सूर्य किरण और रंग चिकित्सा के माध्यम से तैयार सूर्य तप्त नीले पानी से दिन में तीन-चार बार गरारे करें और सूर्य चार्ज नीली ग्लिसरीन का गले में पेंट करें। तथा चूसने को नीली मिश्री की तीन खुराक लेने से खांसी रोग दूर हो जाता है। अगर इस रोग से छाती में बलगम बैठ जाए तो सूर्य तप्त नीले पानी की खुराक पचास ग्राम तक पीएं और सूर्य चार्ज नीली ग्लिसरीन का गले में पेंट करें।

सांस की तकलीफ से दमे का दौरा पड़ना

जिस मरीज को दमे का दौरा पड़ता हो या दौरे से परेशानी होती हो तो वह मरीज गर्म पानी से दिन में दो-तीन बार पद स्नान करें। सूर्य किरण और रंग चिकित्सा के माध्यम से तैयार की हुई नारंगी खाली बोतल से हवा से सांस दिन में दो बार लें। यह क्रिया एक समय में कम से कम चार बार करें। प्रत्येक बोतल को चार्ज करके कम से कम तीन-चार बार सांस लें। दिन में तीन बार सूर्य तप्त हरा पानी खाली पेट तथा सूर्य तप्त नारंगी पानी भोजन के दस मिनट बाद पानी का टॉनिक लेते रहें।

छाती का टी.बी., कब्ज और पेट के कीड़े आदि

पेट के कीड़े निकालने के लिए उपवास करना जरूरी है। उपवास में दिन में तीन बार सूर्य किरण चिकित्सा और रंग चिकित्सा के माध्यम से तैयार सूर्य तप्त हरा पानी सौ से एक सौ पचास ग्राम तक की मात्रा में लें। ऐसा करने से पेट के कीड़े समाप्त हो जाएंगे। भूख खुलकर लगेगी। सूर्य तप्त हरा पानी और सूर्य तप्त नारंगी पानी का टॉनिक जारी रखें।

छाती की टी.बी. के लिए छाती पर नीले सैलोफिन कागज से सूर्य रोशनी दस मिनट तक लें तथा नीला पानी दिन में दो बार पचास ग्राम तक की मात्रा में लें और छाती के पिछली तरफ लाल सैलोफिन कागज से सूर्य रोशनी लेने से आराम आ जाता है।

कब्ज और बवासीर के समस्त रोगों के उपचार की तालिका

रोग का नाम	सूर्य तप्त पानी	सूर्य चार्ज औषधि	रंगीन सूर्य की किरणें	रंगीन सूर्य चार्ज हवा	रंगीन पानी में भीगी कपड़े की पट्टी
बवासीर	हरा+नारंगी	नीला तेल नारियल	----	----	नीले पानी से गुदा धोएं
गुदा से काव निकलना	हरा+नारंगी	नीला तेल नारियल	----	----	----
कब्ज़	टॉनिक	हरा पानी		----	---- ----
कब्ज़ से भूख न लगना	टॉनिक	हरा पानी	----	----	----
कब्ज़ से खट्टी डकारें आना	हरा पानी	नारंगी पानी	----	----	----
खूनी बवासीर	टॉनिक	नीला तेल नारियल	----	----	नीले पानी से गुदा धोएं
पुरानी बवासीर	टॉनिक	नीला तेल नारियल	----	----	नीले पानी से गुदा धोएं

• • •

10

बुखार

इन्फल्यूऐंजा व तेज बुखार

कारण: यह रोग शरीर में एक प्रकार के कीटाणुओं के प्रवेश करने से उत्पन्न समझा जाता है। आमाशय अथवा आंतों के दोष से पतले दस्तों के साथ भी इस रोग की शुरुआत देखी गई है।

उपचार: रोगी को आराम से लिटाएं, बिस्तर साफ-सुथरा हो तथा कमरे की खिड़कियां इस प्रकार खुली रखें कि अंदर की दूषित हवा बाहर निकलती रहे परन्तु रोगी पर सीधी हवा न लगे पाए। तेज बुखार में सूर्य किरण और रंग चिकित्सा के माध्यम से तैयार सूर्य चार्ज नारियल के नीले तेल की सिर के तालू पर पांच-छः बूंद डालकर हाथ की अगली पोरों से धीरे-धीरे दस-पन्द्रह मिनट मालिश करें या मलें। इस बुखार में सूर्य तप्त हरा पानी लगातार प्यास के अनुसार पिलाते रहें और दिन में पांच-छः बार देने से आराम आ जाता है लेकिन बुखार सौ डिग्री से कम हो जाए तो नारियल के नीले तेल की सिर में मालिश नहीं करनी चाहिए सिर्फ सूर्य तप्त हरा पानी पिलाने से बुखार में आराम आ जाता है।

निमोनिया बुखार (कमजोरी से बुखार)

निमोनिया बुखार में इलाज इस तरह है कि इसमें सूर्य किरण और रंग चिकित्सा के माध्यम से सूर्य चार्ज हरे रंग की बोतल से तैयार सरसों का तेल छाती पर मलना चाहिए। इसके साथ ही हरे रंग के सैलोफिन कागज की चार पर्त बनाकर दस-पंद्रह मिनट सूर्य रोशनी देनी चाहिए। सूर्य तप्त नीले रंग की बोतल से तैयार पानी दिन में तीन बार पचास ग्राम से अस्सी ग्राम की मात्रा तक पीने से पेशाब ठीक हो जाएगा। रात को सोने के साथ सूर्य चार्ज नारियल के नीले तेल की सिर में तालू पर पांच-छः बूंद डालकर हाथ की अगली पोरों से धीरे-धीरे दस-पन्द्रह मिनट तक मालिश करें।

मलेरिया बुखार

उपचार: जिस दिन बुखार तेज़ हो उस दिन सूर्य चार्ज नारियल के नीले तेल की सिर के तालू पर पांच-छः बूंद डालकर हाथ की अगली पोरों से धीरे-धीरे पांच-दस मिनट तक मालिश करें या मलें। इससे तेज बुखार में कमी आकर बुखार सौ डिग्री से नीचे आ

जाता है। ऐसे रोगी को सुबह खाली पेट सूर्य तप्त हरा पानी पीना चाहिये तथा दिन में तीन-चार बार सौ से एक सौ पचास ग्राम तक हरा पानी पीने से बुखार उतर जाएगा।

बुखार से इन्फैक्शन या सैप्टिक

ऐसी हालत में सूर्य किरण और रंग चिकित्सा के माध्यम से तैयार सूर्य तप्त हरी बोतल का पानी दिन में पांच-छः बार सौ ग्राम की मात्रा में लें। यदि बुखार तेज हो तो सूर्य चार्ज नारियल का नीला तेल सिर के तालू पर पांच-छः बूंद डालकर हाथ की अगली पोरों से धीरे-धीरे दस-पन्द्रह मिनट मालिश करें या मलें। ऐसा करने से तेज बुखार में आराम आ जाता है। तेज बुखार को एकदम तोड़ने की कोशिश नहीं करनी चाहिए क्योंकि जब तक अंदर की सूजन और इन्फैक्शन पूरी तरह से साफ नहीं हो जाते तब तक थोड़ा बहुत बुखार अंदर रह जाता है इसलिए मियादी बुखार अपना समय लेकर ही ठीक होता है।

बुखार में दिल की धड़कन

बुखार में अगर दिल की धड़कन बढ़ जाए तो दिल पर सूर्य किरण और रंग चिकित्सा के माध्यम से तैयार सूर्य चार्ज तिल्ली के लाल तेल की दिन में एक-दो बार मालिश करें या मलें। सूर्य तप्त हरा पानी दिन में तीन-चार बार सौ से एक सौ पचास ग्राम की मात्रा में पीएं।

गर्मी के कारण बुखार (पित्त प्रकोप)

जो बुखार गर्मी से हो तथा एक सौ डिग्री से ज्यादा हो तो सूर्य किरण और रंग चिकित्सा के माध्यम से तैयार सूर्य चार्ज नारियल के नीले तेल की सिर के तालू पर पांच-छः बूंद डालकर हाथ की अगली पोरों से धीरे-धीरे पांच-दस मिनट तक मालिश करें या मलें। साथ में कनपटी और माथे पर भी मलें। ऐसा करने से सौ डिग्री से ऊपर वाला बुखार भी नीचे आ जाता है। जब बुखार उतर जाए तो सिर की मालिश करनी बंद कर देनी चाहिए।

सर्दी के कारण बुखार (कफ प्रकोप)

उपचारः यह बुखार ठण्ड में घूमना, शरीर का गर्म-सर्द होना, सिर आदि में दूषित पदार्थ जमा हो जाने से होता है। इस बुखार में सूर्य किरण और रंग चिकित्सा के माध्यम से सूर्य तप्त हरा पानी ही लेना चाहिए। अगर बुखार तेज हो या सिर में दर्द हो तो सूर्य चार्ज नारियल के नीले तेल की सिर के तालू पर पांच-छः बूंद डालकर हाथ की अगली पोरों से धीरे-धीरे पांच-दस मिनट तक मालिश करने या मलने से सिर दर्द ठीक हो जाता है।

अन्दर का बुखार (टाईफाईड)

उपचारः इस बुखार में सूर्य किरण और रंग चिकित्सा के माध्यम से सूर्य तप्त हरा पानी दिन में चार-पांच बार ख़ाली पेट सौ ग्राम से एक सौ पचास ग्राम तक पीना चाहिए। अगर बुखार तेज हो या सिर में दर्द तो दिन में दो बार रात को तथा दोपहर को सूर्य चार्ज नारियल

के नीले तेल की सिर के तालू पर पांच-छः बूंद डालकर हाथ की अगली पोरों से धीरे-धीरे पांच-दस मिनट तक मालिश करने या मलने से सिर दर्द ठीक हो जाता है साथ ही नींद में आराम आ जाता है तथा तेज बुखार नीचे आ जाता है।

इस बुखार में आराम आ जाने के बाद सूर्य तप्त हरे पानी तथा सूर्य तप्त नारंगी पानी का टॉनिक पीना बहुत ही जरूरी है।

सर्दी से बुखार, कब्ज़ और शरीर में दर्द

उपचार: इस सर्दी के बुखार में दिन में चार बार सूर्य किरण और रंग चिकित्सा के माध्यम से तैयार सूर्य तप्त हरा पानी सौ से दो सौ ग्राम तक पीएं और सूर्य चार्ज नारियल के नीले तेल की सिर के तालू पर पांच-छः बूंदें डालकर हाथ की अगली पोरों से धीरे-धीरे पांच-दस मिनट तक मालिश करें या मलें। अगर पखाना साफ न हो तो गुदा में सूर्य चार्ज नीली ग्लिसरीन की बत्ती बनाकर देने से पखाना ठीक होगा।

शाम को बुखार चढ़ना और नींद न आना

उपचार: इस बुखार में अगर बुखार निन्यानब्बे से सौ डिग्री तक हो तो इसमें हाथ-पांव ठंडे और शरीर गर्म रहता है। खाली पेट सूर्य किरण और रंग चिकित्सा के माध्यम से तैयार सूर्य तप्त हरा पानी ज्यादा मात्रा में अर्थात् प्यास के अनुसार दिन में चार-पांच बार लें और हरे रंग की खाली बोतल से सूर्य चार्ज करके सांस लें तथा हिप स्नान करें। भोजन में सुधार करें। मांस, मछली और चाय बंद कर देनी चाहिए।

मौसमी बुखार

उपचार: यह बुखार मौसम के बदलाब से बरसात के मौसम में होता है। इस बुखार में सूर्य किरण और रंग चिकित्सा के माध्यम से तैयार सूर्य तप्त हरा पानी दिन में चार-पांच बार प्यास के अनुसार लेते रहें।

गर्म-सर्द होने से बुखार

सूर्य किरण और रंग चिकित्सा के माध्यम से तैयार सूर्य तप्त नीला पानी दिन में तीन-चार बार पचास ग्राम से ले कर सौ ग्राम की मात्रा में पीना चाहिए तथा दिन में तीन बार नीली मिश्री के आठ-दस दाने तक लेने चाहिए। इस बुखार में पूरे शरीर में पसीना लेना बहुत जरूरी है। दिन में दो बार सिर में सूर्य किरण और रंग चिकित्सा के माध्यम से सूर्य चार्ज नीली बोतल से तैयार नारियल के नीले तेल की सिर में तालू पर पांच-सात बूंदें डालकर धीरे-धीरे हाथ की अगली पोरों से दस-पंद्रह मिनट मालिश करें, मलें तथा आराम करें।

बुखार 104 डिग्री से दिमाग को चढ़ना और बड़बड़ाने लगना

उपचार: इसमें तुरन्त सूर्य किरण और रंग चिकित्सा के माध्यम से तैयार सूर्य चार्ज नारियल के नीले तेल की माथे पर और सिर में तालू के ऊपर पांच-छः बूंद डालकर हाथ की

अगली पोरों से धीरे-धीरे पांच-दस मिनट तक मालिश करने या मलने से बुखार एक सौ चार डिग्री से कम हो कर सौ डिग्री तक आ जाता है। इससे रोगी बड़बड़ाना बंद कर देता है। बुखार कम हो जाने पर सूर्य तप्त हरा पानी दिन में चार-पांच बार सौ से एक सौ पचास ग्राम की मात्रा तक पीने से कुछ ही दिनों में बुखार उतर जाता है।

निमोनिया बिगड़ा हुआ और कमजोरी

उपचारः इस बुखार के लिये उपचार इस प्रकार है– सूर्य किरण और रंग चिकित्सा के माध्यम से तैयार सूर्य तप्त हरा पानी दिन में चार-पांच समय खाली पेट पीना चाहिए। बुखार ठीक होने के बाद कमजोरी के लिये सूर्य तप्त हरा पानी तथा सूर्य तप्त नारंगी पानी का टॉनिक लेना चाहिए। यह टॉनिक इस प्रकार है– सुबह का नाश्ता, दोपहर के भोजन और रात के भोजन से बीस-तीस मिनट पहले सौ से दो सौ ग्राम की मात्रा में लें और सूर्य तप्त नारंगी पानी दिन में तीन समय– सुबह नाश्ता, दोपहर का भोजन और रात के भोजन के आठ-दस मिनट बाद चालीस से अस्सी ग्राम तक की मात्रा में लें।

रक्त अल्पता (कमजोरी)

उपचारः रक्त अल्पता की कमजोरी में सूर्य किरण और रंग चिकित्सा के माध्यम से तैयार दिन में तीन बार सूर्य तप्त नारंगी पानी पचास-साठ ग्राम की मात्रा में लें और सूर्य-चार्ज नारंगी मिश्री भी साथ लें तथा सूर्य तप्त हरे और सूर्य तप्त नारंगी पानी का टॉनिक नियमानुसार लेते रहने से कमजोरी अपने आप ताकत में बदल जाती है।

तेज बुखार, बदन दर्द तथा आंखों में सूजन

उपचारः इस हालत में बुखार के लिये सूर्य किरण और रंग चिकित्सा के माध्यम से तैयार सूर्य तप्त हरा पानी दिन में पांच-छः बार सौ से दो सौ ग्राम की मात्रा तक पीएं।

बदन दर्द के लिये सूर्य किरण और रंग चिकित्सा के माध्यम से सूर्य चार्ज नारंगी मिश्री के आठ-दस दानें दिन में पाच-पांच बार लें। आंखों की सूजन के लिये सूर्य तप्त हरे पानी से आंखें धोएं या सूर्य चार्ज नीले गुलाबजल की आंखों में दिन में दो-तीन बार दो-तीन बूंदें डालें।

सिर दर्द के लिये सिर में सूर्य किरण और रंग चिकित्सा के माध्यम से सूर्य चार्ज नीली बोतल से तैयार नारियल के नीले तेल की सिर में तालू पर पांच-सात बूंद डालकर धीरे-धीरे हाथ की अगली पौरों से दस-पंद्रह मिनट मालिश करें या मलें। इसके साथ कनपटी तथा माथे पर भी मलना चाहिए तथा आराम करें।

शरीर में सूजन और खून की कमी

उपचारः इस रोग में सूर्य किरण और रंग चिकित्सा के माध्यम से तैयार सूर्य तप्त हरा पानी दिन में तीन बार खाली पेट– सुबह का नाश्ता, दोपहर के भोजन और रात के भोजन से

बीस-तीस मिनट पहले सौ से दो सौ ग्राम की मात्रा तक लें और सूर्य तप्त नारंगी पानी दिन में तीन बार-सुबह का नाश्ता, दोपहर का भोजन और रात के भोजन के आठ-दस मिनट बाद चालीस से अस्सी ग्राम तक की मात्रा में लें।

अन्य बुखार

डेंगू बुखार

उपचारः डेंगू बुखार के रोगी को रोग शुरू होते ही सूर्य किरण और रंग चिकित्सा के माध्यम से हरी बोतल का सूर्य तप्त पानी तथा नीली बोतल का सूर्य तप्त पानी बराबर मात्रा में मिला कर सौ से एक सौ पचास ग्राम की मात्रा तक दिन में पांच-छः बार पीना चाहिए। इससे रोगी को भूख ठीक लगेगी। इस बुखार का प्रकोप कुछ कम होने पर सूर्य तप्त नीला पानी थोड़ा सा घटा देना चाहिए तथा सूर्य तप्त हरे पानी की मात्रा बढ़ा देनी चाहिए।

इसके साथ ही सूर्य तप्त नीले पानी को मुंह में डाल कर हिलाएं। जब पानी थोड़ा सा गर्म हो जाए तो इसे बाहर निकाल कर कुल्ला कर दें। इस कुल्ले की क्रिया को दिन में तीन-चार बार करें। एक समय में दो-तीन बार कुल्ला करें।

बुखार और टी.बी

उपचारः इस रोग में दिन में तीन-चार बार सूर्य किरण और रंग चिकित्सा के माध्यम से तैयार सूर्य तप्त हरा पानी सौ से दो सौ ग्राम तक की मात्रा में लेना चाहिए और हरी सब्जी ताजा फल आदि ज्यादा लें। भोजन जल्दी और आसानी से पचने वाला सुपाच्य ही खाना चाहिए। जल्दी पचने वाला भोजन ही इस रोग में अच्छा रहता है। छाती पर सूर्य चार्ज हरी बोतल से तैयार सरसों के तेल की दिन में दो बार मालिश करें तथा हरे सैलोफिन कागज से दस-पन्द्रह मिनट तक सूर्य रोशनी लें। फेफड़े की पिछली तरफ सूर्य चार्ज तिल्ली के लाल तेल की मालिश करें और लाल सैलोफिन कागज से दस-पन्द्रह मिनट सूर्य रोशनी दें।

दिन में दो-तीन बार भोजन से पहले खाली पेट सूर्य तप्त हरा पानी सौ से दो सौ ग्राम तक लें तथा सूर्य तप्त नारंगी पानी भोजन के आठ-दस मिनट बाद पचास से अस्सी ग्राम की मात्रा में लें।

खसरा

उपचारः खसरा या चेचक से बचने के लिए इस रोग में सन्देह हो तो सूर्य किरण और रंग चिकित्सा के माध्यम से सूर्य चार्ज नारंगी बोतल का पानी प्रातःकाल उठते ही खाली पेट पचास ग्राम से अस्सी ग्राम तक की मात्रा में रोगी को पिला देने से उसके रोगों में शांति आ जाती है। मुंह में छाले हो जाने की अवस्था में सूर्य तप्त नारंगी पानी से दिन में तीन-चार बार गरारे करें। इस अवस्था में सूर्य तप्त हरा पानी दिन में दो-तीन बार खाली पेट सौ से एक सौ पचास ग्राम तक की मात्रा में पीना चाहिए। शरीर में दाने या लाली

पर सूर्य चार्ज नीली बोतल से तैयार गाय का शुद्ध घी लगाने से शीघ्र लाभ होता है तथा इससे कोई नए विकार आने की सम्भावना नहीं होती।

बुखार उतर जाने के बाद शारीरिक कमजोरी को दूर करने के लिए सूर्य तप्त हरे पानी तथा सूर्य तप्त नारंगी पानी का टॉनिक लम्बे समय तक पीते रहना चाहिए।

प्रसूति का बुखार

उपचारः इस रोग में बुखार के लिए सूर्य किरण और रंग चिकित्सा के माध्यम से सूर्य तप्त हरी बोतल का पानी दिन में चार-पांच बार सौ से एक सौ पचास ग्राम तक की मात्रा में पीने से बुखार उतर जाता है।

इस रोग में सिर दर्द तथा कनपटी के दर्द के लिये सूर्य चार्ज नीले रंग की बोतल से तैयार नारियल के नीले तेल की पांच-सात बूंदे सिर में तालू पर डाल कर हाथ की आगे वाली पोरों से कम से कम दस-पंद्रह मिनट धीरे-धीरे मालिश करें या मलें।

चेचक या शीतला में बुखार

उपचारः इस रोग में बुखार के लिये सूर्य किरण और रंग चिकित्सा के माध्यम से सूर्य तप्त हरी बोतल का पानी दिन में चार-पांच समय सौ से एक सौ पचास ग्राम तक की मात्रा में पीने से बुखार उतर जाता है।

इस रोग में सिर दर्द तथा कनपटी के दर्द के लिये सूर्य चार्ज नीले रंग की बोतल से तैयार नारियल के नीले तेल की पांच-सात बूंदें सिर में तालू पर डाल कर हाथ की आगे वाली पोरों से कम से कम दस-पंद्रह मिनट धीरे-धीरे मालिश करें या मलें। (जैसे शिशु के सिर में तालू पर मालिश करते हैं।) तथा साथ ही इन्हीं हाथों से हाथ की अगली पोरों से माथे और कनपटी पर भी इसी तरह मलें। ऐसा करने से पांच-सात मिनट में ही सिर का भारीपन तथा सिर की दर्द ठीक हो जाएगा।

• • •

11

चर्म रोग

कुष्ठ रोग

कुष्ठ रोगी को सैनिटेरियम में भेज दिया जाए। यह तो सबसे उत्तम उपाय है। ऐसा न कर सकें तो उसे नगर के दूषित वातावरण से अलग रखना चाहिए। किसी बाग में फूस की कुटिया बना कर रखें। ऐसे रोगी के स्पर्श से बचना उचित है। कुटिया के निकट नीम का पेड़ हो तो बहुत ही उत्तम है।

इस रोग के उपचार के लिये सूर्य किरण और रंग चिकित्सा के माध्यम से तैयार सूर्य तप्त हरे रंग की बोतल का पानी दिन में पांच-छः बार सौ ग्राम से एक सौ पचास ग्राम की मात्रा तक लेते रहना अति उत्तम है। यह औषधि रक्त शोधक है। इस औषधि को पीने से रक्त के दूषित द्रव्य बाहर निकल जाते हैं। साथ-साथ सूर्य चार्ज तैयार नारियल का नीला तेल दूषित अंगों पर लगाना चाहिए। सूर्य चार्ज वैस्लीन प्रभावित जगह पर लगाए तथा नीले सैलोफिन कागज की चार परत बना कर सूर्य रोशनी देने से कम से कम तीन महीने से छः महीने तक नियम अनुसार करने से पूर्ण आराम आ जाता है।

दाद तथा खुजली

उपचारः सूर्य किरण और रंग चिकित्सा के माध्यम से नीली बोतल से तैयार सूर्य चार्ज नारियल का तेल दिन में एक-दो समय लगाना चाहिए। अगर दाद-खुजली का प्रकोप ज्यादा हो तो खुजली वाले स्थान को कुछ खुजला कर सूर्य चार्ज नारियल का नीला तेल लगाकर नीले सैलोफिन कागज की चार परत बनाकर सूर्य रोशनी दें। इसके साथ ही दिन में तीन बार सूर्य तप्त हरा पानी सौ से दो सौ ग्राम की मात्रा तक पिएं। ऐसा कुछ दिन या एक सप्ताह तक करने से यह रोग ठीक हो जाता है।

खुजली

उपचारः एलर्जी से खुजली हो तो दिन में तीन बार सूर्य तप्त हरा पानी पीएं तथा खुजली पर सूर्य चार्ज नारियल का नीला तेल लगाने से आराम आ जाता है।

फोड़े-फुंसियां

उपचारः हर प्रकार की चमड़ी के रोगों में खास कर सूर्य किरण और रंग चिकित्सा के माध्यम से हरी बोतल से तैयार सूर्य तप्त हरा पानी दिन में तीन-चार बार सौ से एक सौ पचास ग्राम की मात्रा में पीएं तथा रात को सोते समय भी पीना चाहिए। कुछ दिन लगातार हरी बोतल का पानी पीने से आराम आ जाता है।

अगर खारिश वाली जगह पर दाने निकल आएं शुरू-शुरू में लाली दिखाई देती है तथा सूजन आ जाती है। तो इस अवस्था में सूर्य चार्ज नारियल का नीला तेल लगाने से फोड़े-फुंसियों तथा सूजन में आराम आ जाता है। यदि फोड़े-फुंसियां बढ़ गई हों तो उनका मुंह फोड़ कर चारों ओर नारियल का नीला तेल लगा देना चाहिए। ऐसा करने से वह चारों ओर नहीं फैलता है। दर्द में भी आराम आ जाता है।

चमड़ी पर खारिश, फुंसियां, फोड़े-फुंसियां, खुजली से दाने निकलना

उपचारः इस रोग के उपचार के लिए दिन में तीन बार सूर्य तप्त हरा पानी पीएं तथा प्रभावित अंग पर सूर्य चार्ज नारियल का नीला तेल लगाने से आराम आ जाता है।

एग्ज़ीमा

उपचारः सूखा एग्ज़ीमा, दाद, चम्बल आदि हो तो सूर्य किरण और रंग चिकित्सा के माध्यम से दिन में दो बार नीली बोतल से तैयार सूर्य तप्त नीले पानी से प्रभावित जगह को अच्छी तरह धोकर उसके बाद सूर्य चार्ज नीली बोतल से तैयार सूर्य चार्ज नारियल का नीला तेल या नीली बोतल से तैयार सूर्य चार्ज वैस्लीन को प्रभावित जगह पर लगाएं तथा नीले सैलोफिन कागज की चार परत बना कर सूर्य रोशनी लगातार दो सप्ताह से लेकर दो महीने तक नियम अनुसार देते रहें ऐसा करने से रोग में पूर्ण आराम आ जाता है।

हवा लगने से धफ्फड़ या छपाकी

उपचारः सूर्य किरण और रंग चिकित्सा के माध्यम से तैयार हरे रंग की बोतल का सूर्य तप्त पानी दिन में तीन बार सुबह के नाश्ते, दोपहर के भोजन तथा रात के भोजन से आध ा घंटा पहले खाली पेट सौ से दो सौ ग्राम तक की मात्रा में पीना चाहिए क्योंकि यह रक्तशोधक होता है तथा इसी तरह तीन बार भोजन के दस मिनट बाद सूर्य तप्त नारंगी पानी चालीस से अस्सी ग्राम तक की मात्रा में पीना चाहिए क्योंकि यह भोजन को भली-भांति पचाने में मदद करता है तथा खून के लाल कण भी बढ़ा देता है।

सफेद दाग

उपचारः इसके उपचार के लिए सूर्य किरण और रंग चिकित्सा के माध्यम से नीली बोतल से तैयार नारियल का नीला तेल प्रभावित जगह पर लगाएं तथा नीले सैलोफिन कागज की

चार परत बनाकर दस मिनट तक दिन में दो बार सूर्य की रोशनी दें। इसके साथ ही पिछले लेख में लिखे अनुसार टॉनिक पीएं।

उपचार: यह रोग अत्यंत कठिन और दुष्प्रभावित होता है। परन्तु यह रोग असाध्य नहीं है, साध्य ही है। नियमित रूप से आहार-विहार, खान-पान में पूर्ण नियम अनुसार नियंत्रण रखने से फुलवहरी के दागों पर दवाओं का प्रयोग करने से धीरे-धीरे फुलवहरी के सफेद दाग समाप्त हो जाते हैं जिसका उपचार नीचे दिया जा रहा है।

सूर्य किरण और रंग चिकित्सा के माध्यम से लाल बोतल से तैयार सूर्य चार्ज तिलों का तेल दिन में दो या तीन बार प्रभावित अंग पर लगाएं तथा लाल सैलोफिन कागज की चार परत बनाकर सूर्य रोशनी दें। अगर सूर्य की रोशनी उपलब्ध न हो तो फिलिप्स कम्पनी का इन्फ्राफिल लाल लैम्प की रोशनी दी जा सकती है। इसे रात को भी इस्तेमाल किया जा सकता है।

कील-मुंहासे व झाइयां

उपचार: इसके उपचार के लिए चेहरे को किसी ग्लिसरीन युक्त साबुन से अच्छी तरह धो कर किसी मुलायम तौलिए से चेहरे को अच्छी तरह साफ करके सूर्य किरण और रंग चिकित्सा के माध्यम से नीली बोतल से तैयार नारियल का नीला तेल दिन में दो बार लगाएं। अगर यह रोग ज्यादा बढ़ा हुआ हो तो नीले रंग के सैलोफिन कागज की चार परत बना कर चेहरे पर दिन में दो बार दस-पन्द्रह मिनट तक सूर्य रोशनी देने से इस रोग में निःसन्देह आराम आ जाता है।

कील मुंहासे और झाईयां

उपचार: कील, मुंहासे और झाईयों के लिए चेहरे पर सूर्य किरण और रंग चिकित्सा के माध्यम से तैयार किया हुआ नारियल का नीला तेल लगाएं। इस रोग को दूर करने के लिए इस नारियल के नीले तेल से चेहरे की त्वचा तैलीय सी ही रखें। ऐसा करने से चेहरा साफ और मुलायम हो जाएगा। साथ में सूर्य तप्त हरा पानी दिन में चार बार सौ से दो सौ ग्राम तक लेते रहें।

प्रातःकाल टहलने से ताजी हवा का प्रभाव चेहरे पर पड़ता है। अन्य कसरतें रक्त को साफ करती हैं और चेहरे का रंग निखरता है। स्वास्थ्य पर टिका हुआ सौन्दर्य ही लम्बे समय तक सौन्दर्य है। कृत्रिम रंगों, या विभिन्न प्रकार के पाउडरों पर निर्भर रहना अपने आप को धोखा देना है।

भोजन की ओर विशेष ध्यान देना चाहिए। वह हल्का, ताजे फल, हरी साग-भाजी, शीघ्र पचने वाला ही भोजन होना चाहिए। ताजे स्वादिष्ट फलों के उपयोग से चेहरे का रंग खूब निखरता है। फूल गोभी, अंगूर तथा टमाटर रक्त को साफ करते हैं और रंग निखारते हैं। कागजी नीबू, संतरा, जमीरी गन्ना इत्यादि रंग को निखारने वाले होते हैं।

अगर नव-युवतियों को मासिक धर्म का विकार हो तो महिला रोग में उपचार लिखे हुए हैं जिन्हें पढ़ कर आप को अपना उपचार करना चाहिए। शरीर का प्राकृतिक उपचार करने से तथा विजातीय द्रव्य निकल जाने से शरीर का सन्तुलन बना रहता है तथा चमड़ी के रोग दूर हो जाते हैं।

सूर्य किरण और रंग चिकित्सा द्वारा उपचार करने से चमड़ी के विभिन्न रोग बहुत जल्दी जड़ से निकल कर दूर हो जाते हैं। मेरे पास कुछ ऐसे पत्र आए हैं जिनके अनुसार कई रोगियों का वर्षो पुराना चमड़ी का रोग सूर्य किरण एवं रंग चिकित्सा के द्वारा उपचार करने पर ठीक हो गया।

जल जाने पर

जले हुए स्थान पर सूर्य किरण और रंग चिकित्सा के माध्यम से तैयार किया हुआ सूर्य तप्त नीले पानी की पट्टी गीली करके रखने से दर्द में पलभर में आराम आ जाता है। उसके बाद सूर्य चार्ज नारियल का नीला तेल लगाने से फफोले भी नहीं पड़ते और निशान भी नहीं रहता।

जहरीला कीड़ा, ततैया या बिच्छू लड़ जाने पर

जहरीले कीड़े आदि के डंक मारने पर सबसे पहले घाव को दबाव देकर डंक निकाल दें। उसके बाद सूर्य किरण और रंग चिकित्सा के माध्यम से तैयार सूर्य चार्ज नारियल का नीला तेल लगाने से दर्द मिट जाएगा और सूजन भी नहीं रहेगी।

अल्सर या पीठ पर फोड़ा

अगर मुंह वाला फोड़ा हो तो फोड़े के ऊपरी भाग में या फोड़े के मुंह प़र सूर्य किरण और रंग चिकित्सा के माध्यम से तैयार सूर्य चार्ज तिलों का लाल तेल लगाएं और लाल सैलोफिन कागज से सूर्य रोशनी देने से फोड़ा जल्दी पक कर फूट जाता है। अगर फोड़े के आस-पास सूजन और लाली हो तो सूर्य चार्ज नारियल का नीला तेल लगाएं तथा फोड़ा फूटने के बाद तिल्ली का लाल तेल लगाना बंद कर दें और सूर्य चार्ज नारियल का नीला तेल तथा सूर्य चार्ज नीली वैस्लीन ही लगाएं। ऐसा करने से दो दिन में आराम आ जाता है।

घाव वाला फोड़ा

अगर जड़ वाला फोड़ा हो तो सूर्य किरण और रंग चिकित्सा के माध्यम से तैयार सूर्य चार्ज तिलों का लाल तेल मलें या लगाएं और दिन में दो बार लाल सैलोफिन कागज से सूर्य रोशनी दें। दिन में तीन-चार बार सूर्य तप्त हरा पानी खाली पेट सौ से दो सौ ग्राम की मात्रा में लें। कुछ दिन बाद सूर्य तप्त हरा पानी और सूर्य तप्त नारंगी पानी का टॉनिक लेते रहने से शरीर के दूषित कण बाहर निकल जाते हैं और शरीर में ताकत आ जाती है।

तेज धूप से जलन होना

सूर्य किरण और रंग चिकित्सा के माध्यम से तैयार सूर्य चार्ज नारियल का नीला तेल या नीली वैस्लीन दिन में दो-तीन बार लगाएं तथा त्वचा को वैस्लीन से तैलीय ही रखें। इस रोग में खारिश की जगह पर तेल लगाने से कुछ ही मिनटों में त्वचा खुश्क हो जाती है।

पैर की एड़ी की बिवाइयां फटना

उपचार: एड़ियां फटने पर पैरों को सादे गर्म पानी में कुछ देर के लिए भिगो दें। कम से कम बीस से तीस मिनट तक जरूर भिगोएं। तत्पश्चात् एक पैर को निकालकर फटे हुए स्थान पर समुद्री झाग के पत्थर से रगड़ें ऐसा करने से बिवाइयों वाली जगह को रगड़ने से सोया हुआ मास उतर जाएगा और उसके बाद दिन में दो बार सूर्य किरण और रंग चिकित्सा के माध्यम से तैयार सूर्य चार्ज नीली वैस्लीन लगाएं। सूर्य चार्ज नीली वैस्लीन लगाने से कुछ ही दिनों में फटी हुई बिवाइयों से हुए घावों को आराम आ जाता है तथा पैर की एड़ी मुलायम और सुन्दर हो जाती है।

पैरों की उंगलियों के भीतरी भाग की चमड़ी का गलना

उपचार: इस रोग में बारीक एसिड उंगलियों के भीतर लगाएं या सूर्य किरण और रंग चिकित्सा के माध्यम से तैयार सूर्य चार्ज नीली वैस्लीन लगाने से उंगलियों की जलन, खुजली में आराम आ जाता है तथा गली हुई चमड़ी भी सूख कर ठीक हो जाती है।

बगल में फोड़ा

इसमें अगर बगल के फोड़े का मुंह सफेद रंग का बना हो या बनने वाला हो तो सूर्य किरण और रंग चिकित्सा के माध्यम से तैयार सूर्य चार्ज तिल का तेल लगाने से फोड़ा फूट जाता है। फूटने के बाद सूर्य चार्ज नारियल का नीला तेल लगाने से दर्द में आराम आ जाता है तथा फोड़ा ठीक हो जाता है।

चर्म रोग उपचार तालिका
(Complete Chart for Treatment of Skin Diseases)

रोग का नाम	सूर्य तप्त पानी	सूर्य चार्ज औषधि	रंगीन सूर्य की किरणें	रंगीन सूर्य चार्ज हवा	रंगीन पानी में भीगी कपड़े की पट्टी
दाद	हल्का नीला पानी	नीला तेल नारियल	नीली	.....	नीले पानी की पट्टी
खुजली	हल्का नीला पानी	नीला तेल नारियल	नीली	.....	नीले पानी की पट्टी
एग्जीमा	हल्का नीला पानी	नीली वैस्लीन	नीली	.....	नीले पानी की पट्टी
मुंह वाला फोड़ा व लाली	.....	नीला तेल नारियल व लाल तेल तिलों का	नीली,लाल	.....	मुंह पर लाल तेल व लाली पर नीला तेल नारियल
सभी प्रकार के कुष्ठ रोग	नीला-हरा पानी	नीला तेल नारियल	नीली	.....	नीले तेल की मालिश
श्वेत कुष्ठ (फुलवहरी)	हरा+नारंगी पानी	लाल तेल तिल	लाल	.....	प्रभावित अंग पर लाल तेल
जुकाम से चेहरे पर दाने	टॉनिक	नारियल का नीला तेल	नीली	.....	.....
नाखून दुखना	हल्का नीला	नीला तेल नारियल	हरी	.....	हरे पानी की पट्टी
गर्मी	नीला	नीला तेल नारियल	नीली	नीली	नीली पट्टी सिर पर
एड़ी की बिवाई फटना	लाल	वैसलीन	लाल	.....	बिवाइयां भिगोकर रगड़ें
हाथ-पैरों में पंसीना	हरा, नीला	.....	.....	.....	.....
काले मस्से	नीला पानी	नीला तेल नारियल	.....	.....	.....
फोड़े-फुंसियां	टॉनिक	नारियल का नीला तेल	नीली	.....	.....
एग्ज़ीमा	टॉनिक	नारियल का नीला तेल	नीली	.....	.....
आम दाद और खुश्की	टॉनिक	नारियल का नीला तेल	नीली	.....	.....
त्वचा पर खारिश से दानें	हरा+नारंगी	नारियल का नीला तेल	नीली	.....	.....
रिसने वाले काले दानें	टॉनिक	नारियल का नीला तेल	नीली	.....	दानों को खुजा कर
हवा लगने से धफ्फड़	टॉनिक	नारियल का नीला तेल	नीली	.....	.....
पित्त होने से छपाकी	हरा+नारंगी	नारियल का नीला तेल	नीली	.....	.....
सफेद दाग	टॉनिक	लाल तेल तिलों का	लाल	.....	.....
कील-मुंहासे	टॉनिक	नारियल का नीला तेल	नीली	.....	.....

कुष्ठ रोग	हरा+नारंगी	नारियल का नीला तेल	नीली	.....	.....
गर्म दूध/चाय/पानी से जलना	नीला पानी	नारियल का नीला तेल	नीली	.....	नीली पट्टी
जहरीला कीड़ा/ततैया/बिच्छू लड़ जाने पर	टॉनिक	नारियल का नीला तेल	नीली	.....	नीली पट्टी
अल्सर या पीठ पर फोड़ा	हरा+नारंगी	लाल तिलों का तेल	नीली	.....	.....
घाव वाला फोड़ा	नीला	नारियल का नीला तेल	नीली	.....	नीली पट्टी
तेज धूप से जलन होना	नीला	नीली वैस्लीन	नीली	.....	नीली पट्टी
पैरों की उंगलियों के भीतरी भाग की चमड़ी गलना	.....	नारियल का नीला तेल	नीली	.....	नीली पट्टी
बगल में फोड़ा	टॉनिक	नारियल का नीला तेल	नीली	.....	फूटने से पहले लाल तेल तिलों का
बाल तोड़	टॉनिक	नारियल का नीला तेल	नीली	.....	फूटने से पहले लाल तेल तिल

• • •

12

सौंदर्य और स्वास्थ्य

गंजापन

यह रोग पैतृक (खानदानी), एक दूसरे के कंघे का प्रयोग व गलत शैम्पू से सिर धोने या गलत साबुनों के प्रयोग करने से होता है।

उपचारः सूर्य किरण और रंग चिकित्सा के माध्यम से तैयार सूर्य चार्ज नारियल का नीला तेल दिन में दो बार धूप में खड़े होकर सिर की चमड़ी पर लगाएं और नीले सैलोफिन कागज से सूर्य रोशनी पांच-दस मिनट देने से सिर का गंजापन दूर हो कर सिर में नए बाल आ जाते हैं।

नेत्रों का सौन्दर्य

उपचारः सूर्य किरण और रंग चिकित्सा के माध्यम से सूर्य तप्त हरी बोतल से तैयार पानी से दिन में एक से तीन समय तक आंखों को धोना चाहिये। नेत्रों का व्यायाम करना चाहिये। नेत्रों को धोने वाले यंत्र से नेत्र अलग-अलग मुद्रा की स्थितियों में घुमाने से नेत्र लचीले होकर नेत्रों की चंचलता लौट आती है। नेत्रों को खोलना-बंद करना, दाएं-बाएं, आगे-पीछे घुमाना चाहिए।

गालों का सौन्दर्य

उपचारः नहाने या मुंह धोने के बाद सूर्य किरण और रंग चिकित्सा के माध्यम से तैयार नीली बोतल से नारियल का तेल मुंह पर मलने से गालों का सौन्दर्य स्वच्छ हो जाता है।

सौन्दर्य के दुश्मन मुंह पर मुहांसे

उपचारः कील, मुंहासे और झाइयों के लिए चेहरे पर सूर्य किरण और रंग चिकित्सा के माध्यम से तैयार किया हुआ नारियल का नीला तेल लगाएं। इस रोग को दूर करने के लिए नारियल के नीले तेल से चेहरे की त्वचा तैलीय सी ही रखें। ऐसा करने से चेहरा साफ और मुलायम हो जाएगा। साथ में सूर्य तप्त हरा पानी दिन में चार बार सौ से दो सौ ग्राम तक लेते रहें। प्रातःकाल टहलने से ताजी हवा का प्रभाव चेहरे पर पड़ता है। अन्य कसरतें रक्त को साफ करती हैं और चेहरे का रंग निखरता है। स्वास्थ्य पर टिका हुआ सौन्दर्य ही चिर सौन्दर्य है। बनावटी रंगों, पाऊडरों पर निर्भर रहना अपने आप को धोखा देना है।

बालों की सुन्दरता

उपचार: बालों की सुन्दरता को बढ़ाने के लिए सूर्य किरण और रंग चिकित्सा के माध्यम से तैयार नारियल का नीला तेल नियम अनुसार प्रतिदिन लगाने से जड़ें मजबूत होती हैं। इससे बालों की सुन्दरता बनी रहती हैं।

सफेद दाग

उपचार: इसके उपचार के लिए सूर्य किरण और रंग चिकित्सा के माध्यम से नीली बोतल से तैयार नारियल का नीला तेल प्रभावित जगह पर लगाएं तथा नीले सैलोफिन कागज की चार परत बनाकर दस मिनट तक दिन में दो बार सूर्य रोशनी दें। इसके साथ ही पिछले लेख में लिखे अनुसार टॉनिक पीएं।

काले मस्से

सूर्य किरण और रंग चिकित्सा के माध्यम से सूर्य चार्ज हरी बोतल से तैयार गुलाब जल इस्तेमाल करने से त्वचा को पोषक तत्त्व प्रदान कर रुखापन दूर करता है। सूर्य तप्त गुलाब जल को रूई के फाहे से हल्के हाथों से बिना रगड़े लगाना चाहिए। गुलाब जल लगाने के 15 मिनट बाद मुंह को सादे पानी से धो लेना चाहिए।

हरा गुलाब जल लगाने से त्वचा की अन्दरूनी पर्त जिसे अन्दरूनी त्वचा भी कहते हैं जड़ तक साफ हो जाती है। जिससे रोम छिद्रों में स्थित चिकनाई व तैलीय पदार्थ का अंश निकल जाता है और त्वचा सामान्य हो जाती है। जिन लोगों के चेहरे पर बार-बार मस्से होते हैं उनके लिए यह उपाय बहुत लाभदायक सिद्ध हुआ है– अगर मस्सा काफी बड़ा हो तो घोड़े की पूंछ का बाल मस्से पर बांधने से मस्सा अपने-आप गिर जाएगा।

बालों को झड़ने से रोकने के लिए उपचार

बालों को ग्लिसरीन युक्त साबुन से गुनगुने पानी से धो कर सूर्य किरण और रंग चिकित्सा के माध्यम से तैयार सूर्य चार्ज नारियल का नीला तेल सिर की चमड़ी पर लगाए। प्रातःकाल सूर्य उदय होने के एक-डेढ़ घंटे के अन्दर-अन्दर की पहली धूप में नीले सैलोफिन कागज से पांच-दस मिनट तक सूर्य रोशनी देने से बालों के रोग व सिर की जुंए नष्ट होने से बालों का झड़ना रुक जाता है। सूर्य चार्ज नारियल के नीले तेल की सिर के बालों पर मालिश करने से बाल चमकीले हो जाते हैं।

सूखी रूसी का उपचार

इस रोग से छुटकारा पाने के लिये सबसे पहला कार्य यह है कि शैम्पू का इस्तेमाल करना छोड़ देना चाहिए। इस उपचार के लिये यह अति आवश्यक है। बाल धोने से पहले सूर्य चार्ज नारियल का नीला तेज़ हल्का गुनगुना गर्म करके सिर में मालिश करें। खूब अच्छी तरह जैसा कि सिर की त्वचा के अन्दर तेल रच जाये। इसके बाद गर्म पानी से

तौलिया भिगो कर निचोड़ कर भाप देनी चाहिए। यह प्रक्रिया करने से सिर की रूसी ठीक हो जाती है। इस बात का ध्यान रखें कि सिर की चमड़ी रूखी न रहे।

तैलीय रूसी का उपचार

बालों में तेल की मात्र कम कर देनी चाहिये। सिर पर तेल के स्थान पर खट्‌टे दही से बाल धोकर सूर्य चार्ज नारियल का नीला तेल हाथ की एक उंगली के अगले पोर से सिर की चमड़ी पर कहीं-कहीं लगा दें ताकि बालों की जड़ों को पौष्टिक खुराक मिलती रहे।

शरीर की लम्बाई बढ़ाने के लिये

कद छोटा रहने का कारण

कद बढ़ाने के लिये सूर्य किरण और रंग चिकित्सा के माध्यम से सूर्य तप्त हरे पानी तथा सूर्य तप्त नारंगी पानी का टॉनिक पीना चाहिये।

नासिका (नाक) और होंठों का सौन्दर्य

उपचार: सूर्य किरण और रंग चिकित्सा के माध्यम से तैयार सूर्य चार्ज नीले रंग के तैयार घी को नाक में लगाने से नाक के समस्त रोगों से छुटकारा मिलता है।

1. नाक के इर्द-गिर्द मैल न जमने दें।
2. नाक के अन्दर उंगली डालने की आदत को छोड़ दें।
3. नाक के अन्दर नथुने को बिल्कुल साफ व स्वच्छ रखें।
4. नाक के अन्दर से बड़े बाल बाहर नहीं दिखने चाहिए अर्थात् इनको भी काट कर रखें।

सूर्य किरणों द्वारा चिकित्सा

इसके अनेक नाम प्रचलित हैं, जैसे सूर्य-चिकित्सा, सूर्य किरण चिकित्सा, रंग चिकित्सा आदि। इस चिकित्सा में सूर्य की किरणों को शरीर पर सीधे लेकर रोग-निवारण या सूर्य की किरणों से प्रभावित जल, चीनी, तेल, घी, ग्लिसरीन आदि का प्रयोग करके रोगों का निवारण किया जाता है।

शरीर की सुन्दरता बरकरार रखने के लिए निम्न बातों पर अवश्य ध्यान दें–

1. बाहर से त्वचा पर मैल न जमे और अन्दर से रक्त स्वच्छ रहे।
2. यदि हम केवल बाहर से ही त्वचा को धोते रहेंगे या ग्लिसरीन युक्त साबुन, वैसलीन, मक्खन या क्रीम, मलाई आदि का ही प्रयोग करते तो केवल एक ही तरफ की सफाई हो पाएगी।
3. त्वचा की शुद्धि अन्दर की रक्त शुद्धि से आती है।
4. रक्त का शुद्ध होना फेफड़ों तथा अच्छे भोजन पर निर्भर होता है।
5. भोजन ऐसा होना चाहिये जिससे कब्ज न हो तथा चिकनाई युक्त हो।

6. चिकनाई के लिये दूध सबसे उत्तम तत्त्व है। अन्दर की चिकनाई से त्वचा चिकनी रहती है लेकिन यह याद रहे कि कब्ज नहीं होनी चाहिए।
7. इसके लिये ताजे फल ज्यादा खाने चाहिये। रेशेदार सब्जी तथा हरी साग-भाजी भोजन में खूब शामिल करते रहने चाहिए। शहद, गुड़ और अमरूद को रोज़ थोड़ा-बहुत खाने में लिया जाय। पानी में नींबू का रस मिला कर लेना सौन्दर्य के लिये गुणकारी है। कब्ज को दूर करने के लिये कसरत करनी चाहिए तथा पेडू को कुछ रगड़ने से यथा सम्भव लाभ होता है।

सर्दियों के मौसम में कायम रखें सेहत और सौन्दर्य

1. ग्लिसरीन युक्त साबुन का प्रयोग किया जाना चाहिए।
2. तैलीय त्वचा हो तो साबुन का प्रयोग दिन में सिर्फ एक बार ही करें।
3. सर्दियों में जहां तक हो सके शरीर को ढक कर ही रखें।
4. ऐसे कपड़े पहनने चाहिए जिससे शरीर का अधिकतम भाग ढका रहे।
5. पूरे शरीर में सप्ताह में तीन से चार बार सूर्य चार्ज द्वारा तैयार सरसों के तेल से अच्छी तरह मालिश करें।
6. कठोर सर्दी में भी कम-से-कम तीन से चार दिन तक सूर्य चार्ज तिल्ली के लाल तेल की शरीर पर मालिश करें। कठोर गर्म पानी से स्नान न करें केवल गुनगुने पानी से ही नहाएं।
7. खुश्क त्वचा को नरम बनाने के लिये सोने से पहले दूध से साफ करके सूर्य किरण और रंग चिकित्सा के माध्यम से तैयार नीली वैस्लीन को चेहरे पर लगाएं।
8. खुश्क त्वचा पर सुबह गाजर का रस टमाटर के रस में सम भाग मिला कर पन्द्रह मिनट तक चेहरे पर लगा रहने दें। बाद में जल से धो लें। ऐसा करने से त्वचा खूबसूरत होकर चमक उठेगी।
9. चार-पांच बादाम की गिरी रात को दूध में भिगोएं। सुबह महीन पीस कर चेहरे पर लेप करें। त्वचा नर्म तथा खूबसूरत रहेगी।
10. सर्दियों के मौसम की धूप बहुत प्यारी लगती है परन्तु इसे चेहरे पर सीधी न पड़ने दें।
11. कच्चे दूध में दो-चार बूंद नीबू के रस को डाल कर, चेहरा, गर्दन, कोहनियां, साफ करने से त्वचा कोमल तथा स्वच्छ रहेगी।
12. तैलीय त्वचा के लिए त्वचा पर दही, बेसन तथा शहद का लेप प्रतिदिन लगाएं। दस मिनट बाद रगड़ कर उतारें। उसके बाद स्नान कर लें।
13. मिली जुली त्वचा पर शहद व बेसन का लेप लगाएं। पन्द्रह मिनट बाद धो लें।
14. रात को सोने से पहले त्वचा की सफाई करना न भूलें।

•••

13

कैंसर

संक्षिप्त परिचय

यह रोग, रोग प्रतिरोधक क्षमता की कमी से उत्पन्न होता है। इस रोग में छोटी रक्त वाहिनियों का भीतरी सत्र मोटा हो जाता है तथा रक्त प्रवाह के कारण आमतौर पर उंगलियां पीली पड़ जाती हैं और धीरे-धीरे उंगलियां मुर्दा सी हो जाती हैं।

असाध्य रोगों के कुछ लक्षण तथा उपचार–

1. उंगलियों का सड़ना।
2. उंगलियों को घुमाने में कठिनाई होना।
3. त्वचा की ऊपरी सतह तक एकदम पीला होना।
4. मुंह को फैलाने में असमर्थता का अनुभव होना।
5. अस्थियों में पाई जाने वाली त्वचा में कसाव प्रचलित होना।

उपचार: सूर्य किरण और रंग चिकित्सा के माध्यम से इस रोग की एक ही औषधि है। यह औषधि सूर्य तप्त तैयार हरा पानी और सूर्य तप्त नारंगी पानी का एक टॉनिक है।

छोटे-मोटे कैंसर (गले या स्तन आदि में भी गांठ हो) को तो निश्चित और शीघ्र ही ठीक किया जा सकता है। गंभीर कैंसर में देर लग सकती है। किन्तु जो उपचार लिखा जा रहा है उससे लाभ ही लाभ होता है। लेकिन कोई भी दुष्प्रभाव नहीं होता। इस रोग में खाने-पीने का परहेज जबरदस्त रखने से इसका इलाज हो सकता है सूर्य किरण और रंग चिकित्सा के माध्यम से तैयार सूर्य तप्त हरा पानी और सूर्य तप्त नारंगी पानी का टॉनिक लेना बहुत जरूरी है।

यहां कुछ औषधियों के नाम दिए जा रहे हैं। जिनसे कैंसर की रोकथाम तो होती ही है, कैंसर हो जाने पर उसे समाप्त भी किया जा सकता है। फेफड़े के कैंसर भी अच्छे हो गए हैं। लीवर के कैंसर पर इसका उपयोग संदेहास्पद रहा है।

सेमीनोवा कैंसर को तो निश्चित और जल्दी ही ठीक किया जा सकता है। हाँ, कारसीनोवा कैंसर में देर लगती है। किन्तु जो दवा लिखी जा रही है उससे लाभ ही होता है तथा कोई प्रतिक्रिया नहीं होती।

इस रोग को सूर्य किरण और रंग चिकित्सा के माध्यम से तैयार किया हुआ हरे रंग

की बोतल से सूर्य चार्ज सरसों का तेल जो कि कम से कम पांच-छः महीने का सूर्य चार्ज हो, फेफड़ों के कैंसर पर लगाकर या लीवर के कैंसर पर लगाकर हरे रंग के सैलोफिन कागज की चार परत बनाकर दिन में दो या तीन समय सूर्य रोशनी पंद्रह-बीस मिनट तक देने से आराम आ जाता है। इस क्रिया को विश्वास के साथ आराम आने तक करते रहना चाहिए।

कैंसर से रिसने वाला फोड़ा

उपचार: सूर्य किरण और रंग चिकित्सा के माध्यम से नीले रंग की बोतल से तैयार किया हुआ नारियल का नीला तेल (औषधि) जोकि कम से कम पांच-छः महीने तक का तैयार होना चाहिए। इस तेल को फोड़े के ऊपर अच्छी तरह लगा कर तथा नीले सैलोफिन कागज की चार परत बनाकर सूर्य रोशनी कम से कम दस पन्द्रह मिनट देने से विश्वास के साथ करने से आराम आ जाता है।

मुख के भीतर कैंसर

मुख के भीतर कैंसर होने पर रोगी रोग के द्वारा बहुत कष्ट पाता है। भोजन निगलना, दूध या पानी पीना भी कठिन हो जाता है। रोगी की आवाज बन्द हो जाती है तथा कफ अधिक गिरता है। आजकल के चिकित्सक औषधि के सेवन के साथ-साथ एक्स (दोपहर बाद की) किरणें मुंह के अंदर डालना भी जरूरी समझते हैं।

उपचार: सूर्य किरण और रंग चिकित्सा के माध्यम से तैयार सूर्य तप्त नारंगी पानी से दिन में चार-पाँच बार मुँह में पानी रखकर हिलाएं जब तक पानी गर्म न हो जाए। गर्म होने पर चूली कर दें। ऐसा एक समय में तीन-चार बार करें तथा साथ ही लाल रंग के सैलोफिन कागज की मुंह में रोशनी दें। उसके बाद सूर्य चार्ज लाल रंग की मिश्री के आठ-दस दाने मुंह में रखकर चूसें। कुछ देर ऐसा करने के बाद दूध या पानी पीने में सहायता मिलेगी। इस इलाज को आराम आने तक करते रहें।

फेफड़े का कैंसर

कारण: कई सौ वर्ष पहले फेफड़े का कैंसर बहुत कम लोगों में था परन्तु यह अब सबसे अधिक दिखता है और अधिकतर देखने में आया है कि चालीस वर्ष से ऊपर की आयु में कैंसर का रोग मिलता है। इसके कुछ कारण नीचे दिए जा रहे हैं-

1. अफीम, चरस, गांजा सेवन करने वालों को कैंसर का रोग, तम्बाकू पीने वालों में से दस गुना अधिक हानि करता है।
2. इस कैंसर का प्रमुख कारण बीड़ी, सिगरेट, आदि रूप से तम्बाकू का सेवन भी माना जाता है।
3. कपड़ों की मिलों में काम करने वाले कर्मचारियों को सांस से रूई का सूक्ष्म तन्तु फेफड़े में जाकर बैठ जाते है तथा कैंसर को उत्पन्न कर सकते हैं।

4. पत्थर की खानों में काम करने वाले मजदूरों को भी इस तरह का कैंसर हो सकता है।

5. किसी भी प्रकार का कचरा लगातार फेफड़ों में जा कर कैंसर पैदा कर सकता है।

यह कैंसर एक फेफड़े में या दोनों फेफड़ें में एक साथ हो सकता है। कभी-कभी फेफड़ों में प्राण वायु लेकर आने वाली नाड़ियां भी इसे एक जगह से दूसरी जगह ले जाती हैं। यह कैंसर दो फेफड़ों के बीच में भी फैल सकता है। फेफड़ों के ऊपरी भाग में बढ़ कर यह एक मेरूदण्ड में से निकलती नसों को भी दबाता है। यह कैंसर छाती और गर्दन के भीतर भी फैलने का भय रहता है। वहां से पसलियों हड्डियों, खोपड़ी और भुजाओं की हड्डियों में भी फैल सकता है। यह कैंसर फैल कर किडनी की ऊपर वाली ग्रन्थि में हो सकता है। दिमाग में, दूसरे फेफड़े में, लीवर में, किडनी में और हृदय के ऊपर भी पहुंचने की संभावना होती है।

उपचारः सूर्य किरण और रंग चिकित्सा के माध्यम से तैयार सूर्य चार्ज हरे रंग की बोतल से सरसों के तेल की फेफड़ों पर तथा फेफड़ों के पिछली तरफ मालिश करें। साथ ही हरे रंग के सैलोफिन कागज की चार परत बना कर दिन में दो समय सूर्य रोशनी दें। साथ ही पीछे पीठ पर भी रोशनी देनी चाहिए। (याद रखें कि सूर्य चार्ज सरसों का तेल कम से कम आठ-दस महीने पुराना हो) तथा रात को सोते समय सूर्य चार्ज नारियल के नीले तेल से सिर पर तालू में पांच-छः बूंदें डालकर धीरे-धीरे हाथ की अगली पोरों से मालिश करें या मलें। इस इलाज को आराम आने तक करें। इस रोग में विटामिन 'सी' वाली वस्तु अधिक मात्रा में लेनी चाहिए। आंवला, नीबू, मीठा फल, हरा सलाद, हरी सब्जी अधिक मात्रा में लें तथा हरी साग-भाजी का रस लेना इस रोग में अच्छा है।

स्तन का कैंसर

उपचारः स्तन पर सूर्य किरण और रंग चिकित्सा के माध्यम से तैयार सूर्य चार्ज हरे रंग की बोतल से सरसों के तेल की मालिश दिन में दो समय करें या मलें। हरे रंग के सैलोफिन कागज की चार परत बनाकर सूर्य रोशनी दें तथा रात को हरे रंग की बल्ब की रोशनी दिखाएं। इस इलाज को आराम आने तक करें तथा हरे रंग की बोतल का सूर्य तप्त पानी दिन में तीन समय सुबह का नाश्ता, दोपहर के भोजन तथा रात के भोजन से आधा घंटा पहले खाली पेट सौ से दो सौ ग्राम तक की मात्रा में पीना चाहिए तथा इसी तरह तीन बार भोजन के दस मिनट बाद सूर्य तप्त नारंगी पानी चालीस से अस्सी ग्राम तक की मात्रा में पीना होता है। यह शरीर के लिए एक बहुत उम्दा टॉनिक है। इस टॉनिक को लम्बे समय तक लेते रहने से आगे जीवन में आने वाले सब रोगों से रक्षा हो जाती है तथा इस रोग में टॉनिक के अतिरिक्त खाली पेट हरा पानी कम से कम तीन चार बार तक बढ़ा देना चाहिए।

भोजन की नली का कैंसर

उपचारः सूर्य किरण और रंग चिकित्सा के माध्यम से तैयार नारंगी रंग की बोतल का सूर्य तप्त पानी से दिन में पांच-छः समय कुल्ले करें। जब मुंह का पानी गर्म हो जाए तो पानी

निकाल दें। ऐसा एक बार में चार-पांच बार करें। उसके बाद मुंह में लाल सैलोफिन कागज की चार परत बनाकर मुंह को सूर्य रोशनी दें तथा सूर्य चार्ज लाल मिश्री के आठ-दस दाने मुंह में रखकर दिन में पांच-छः बार चूसें। इस रोग में अगर सिर को भारीपन लगे या सिर भारी लगे तो रात को सूर्य चार्ज नारियल के नीले तेल की सिर में तालू पर पांच-छः बूंद डालकर हाथ की अगली पोरों से धीरे-धीरे मालिश करें या मलें।

पेट का कैंसर

यह कैंसर खून 'ए' वाले मनुष्यों में ज्यादा पाया जाता है। इस रोग में स्टार्च, आचार, बहुत गर्म, चटपटी खुराक, शराब और तम्बाकू इस कैंसर रोग के कारण होते हैं।

उपचारः इस रोग में खाने-पीने का परहेज जबरदस्त रखने से इसका इलाज हो सकता है तथा सूर्य किरण और रंग चिकित्सा के माध्यम से तैयार सूर्य तप्त हरा पानी और सूर्य तप्त नारंगी पानी का टॉनिक लेना बहुत जरूरी है।

अग्नाशय का कैंसर

उपचारः अग्नाशय के कैंसर के उपचार के लिए शरीर में कब्ज नहीं होनी देने चाहिए। भोजन सुपाच्य और भूख से कम अथवा भर पेट नहीं खाना चाहिए। इस रोग में कब्ज हो तो सूर्य किरण और रंग चिकित्सा के माध्यम से तैयार हरी बोतल का पानी सुबह बिस्तर छोड़ते ही प्यास के मुताबिक पीना चाहिए। लगातार एक-दो सप्ताह तक नियमित रूप से उपचार करने पर कब्ज से छुटकारा मिल जाता है।

गुर्दे का कैंसर

उपचारः इस रोग में सूर्य किरण और रंग चिकित्सा के माध्यम से हरे रंग की बोतल से तैयार सूर्य तप्त हरा पानी खाली पेट दिन में कम से कम चार-पांच बार सौ से दो सौ ग्राम की मात्रा में लेना चाहिए तथा सूर्य चार्ज हरे रंग की बोतल से सरसों का तेल गुर्दे के ऊपर लगाकर हरे रंग के सैलोफिन कागज से दिन में दो-तीन बार सूर्य की रोशनी दस से पन्द्रह मिनट तक लें। इस रोग में खाने पीने का परहेज करना चाहिए।

हड्डी का कैंसर

उपचारः सूर्य किरण और रंग चिकित्सा के माध्यम से इसी पुस्तक में लिखे सूर्य तप्त टॉनिक को दिन में तीन बार लेना चाहिए।

नाक तालू के अन्दर तालू का कैंसर

उपचारः नाक तालू के अन्दर के कैंसर का उपचार इस प्रकार है। सूर्य किरण और रंग चिकित्सा के माध्यम से हरे रंग द्वारा तैयार सूर्य चार्ज गाय के शुद्ध घी की दिन में दो तीन बार दो-दो बूंदें दोनो नथुनों में डालकर नाक से श्वास ऊपर को खींचें। हरे रंग के सैलोफिन कागज द्वारा नाक के ऊपर और भीतर सूर्य की रोशनी दें और हरे रंग की बोतल से हवा चार्ज करके नाक के रास्ते दिन में दो-तीन बार लें।

रक्त में कैंसर

उपचार: रक्त में कैंसर का उपचार इस प्रकार है– सूर्य किरण और रंग चिकित्सा के माध्यम से इसी पुस्तक में पेज नं 65 पर लिखे सूर्य तप्त तैयार टॉनिक कम से कम तीन से छः महीने तक लगातार, ध्यानपूर्वक, नियमानुसार लेना चाहिए।

इस उपचार के साथ-साथ सूर्य चार्ज नीले रंग के नारियल तेल की शरीर पर मालिश करें तथा पूरे शरीर पर नीले रंग की रोशनी लेने से रक्त के कैंसर में लाभ हो जाता है।

गुदा में कैंसर

उपचार: गुदा के कैंसर में कब्ज की शिकायत हो तो सुबह उठते ही सूर्य किरण और रंग चिकित्सा के माध्यम से तैयार सूर्य तप्त हरा पानी प्यास के अनुसार एक-दो सप्ताह तक निरन्तर लेने से कब्ज की शिकायत दूर हो जाती है और साथ ही साथ रात को सोने के समय ड्रॉपर द्वारा सूर्य चार्ज नारियल के तेल की चार-पांच बूंदें गुदा के अन्दर जहां तक जा सके डाल देने चाहिए और सुबह शौच जाने के बाद भी इसी क्रिया को करना चाहिए और दोपहर को भी करें। ऐसा नियम अनुसार करने से गुदा के कैंसर में बहुत लाभ होता है।

त्वचा (चमड़ी) का कैंसर

(चमड़ी के कैंसर रोग का उपचार भी रक्त के कैंसर रोग की ही तरह करें।)

उपचार: रक्त में कैंसर का उपचार इस प्रकार है कि इस रोग में सूर्य किरण और रंग चिकित्सा के माध्यम से सूर्य तप्त तैयार टॉनिक कम से कम तीन से छः महीने तक लगातार, ध्यानपूर्वक, नियम अनुसार लेना चाहिए और सूर्य चार्ज हरे रंग की बोतल से तैयार सरसों के तेल की सारे शरीर पर मालिश करें और हरे रंग की रोशनी लें तथा नहाने के समय अपने शरीर को खूब अच्छी तरह मलकर घर्षण स्नान करने से चमड़ी के कैंसर रोग में राहत मिलती है।

गर्दन पर कैंसर की गिल्टियां

उपचार: गर्दन में कैंसर की गिल्टियों पर सूर्य चार्ज हरे रंग से सरसों के तेल को मलें और हरे रंग के सैलोफीन कागज से दिन में दो बार सूर्य रोशनी दें तथा रात को सोने के समय सूर्य चार्ज हरे रंग का सरसों का तेल लगाकर हरे रंग के बल्ब से सेंक दें। साथ-साथ सूर्य तप्त हरे पानी और नारंगी पानी का टॉनिक भी लेते रहें। लगातार कुछ दिन तक करने पर रोग में आराम आयेगा।

बच्चेदानी में कैंसर

उपचार: बच्चेदानी में कैंसर का उपचार इस प्रकार है कि सूर्य किरण और रंग चिकित्सा के माध्यम से सूर्य तप्त तैयार हरा पानी जो कि कम से कम दस दिन का सूर्य चार्ज हो। उस पानी से अनीमा करने वाले पम्प द्वारा बच्चेदानी को धोयें या बच्चेदानी को दूश करें।

साथ-साथ दिन में चार या पांच बार साफ रूई या बिल्कुल साफ कपड़े का फाहा बनाकर सूर्य चार्ज हरे पानी से भिगोकर योनि द्वार के अन्दर दें। भीगे हुए फाहे को दिन में तीन-चार बार बदलते रहें।

गर्भाशय के मुख का कैंसर

उपचार: गर्भाशय ग्रीवा के कैंसर का उपचार भी ऊपर लिखे हुए बच्चेदानी के कैंसर की तरह ही करें, और इन दोनों कैंसर के रोगों में इसी किताब में लिखे सूर्य तप्त हरे पानी तथा सूर्य तप्त नारंगी पानी का टॉनिक कम से कम तीन से छः महीने तक जरूर लेना चाहिए। इस टॉनिक को ध्यानपूर्वक, नित्य प्रति, नियम अनुसार लेते रहने से समस्त रोगों का उपचार अपने आप हो जाता है और आने वाले रोग शरीर में नहीं ठहरते तथा गर्भाशय ग्रीवा का कैंसर ठीक हो जाता है।

कैंसर रोग उपचार की तालिका
(Complete Chart for Treatment of Cancer Diseases)

रोग का नाम	सूर्य तप्त पानी	सूर्य चार्ज औषधि	रंगीन सूर्य की किरणें	रंगीन सूर्य चार्ज हवा	रंगीन पानी में भीगी कपड़े की पट्टी
कैंसर	हरा+नारंगी, टॉनिक	हरा तेल सरसों	हरी	—	हरी पट्टी दूषित अंग पर
स्तन पर गांठें	टॉनिक	हरा तेल सरसों	हरी	—	सेक से गर्म रखें
कैंसर से रिसने वाला फोड़ा	टॉनिक	नीला नारियल तेल	हरी	—	सेक से गर्म रखें
मुख के भीतर का कैंसर	नीला पानी	नीली ग्लिसरीन	नीली	—	—
फेफड़े का कैंसर	टॉनिक	लाल तेल तिलों का	लाल	—	कृप्या हल्का गर्म रखें
स्तन का कैंसर	टॉनिक	हरा तेल सरसों	हरी	—	सेक से गर्म रखें
भोजन नली का कैंसर	हरा	हरा तेल सरसों	हरी	हरी	सेक से गर्म रखें
पेट का कैंसर	हरा	हरा तेल सरसों	हरी	—	सेक से गर्म रखें
लीवर का कैंसर	हरा	हरा तेल सरसों	हरी	—	सेक से गर्म रखें
अग्नाशय का कैंसर	हरा+नारंगी	लाल तेल तिलों का	लाल	—	—
गुर्दे का कैंसर	हरा	हरा तेल सरसों	हरी	—	सेक से गर्म रखें
हड्डी का कैंसर	टॉनिक	टॉनिक	—	—	—
नाक में तालू का कैंसर	नीला	नीला गाय का शुद्ध घी	नीली	नीली	—
रक्त में कैंसर	टॉनिक	टॉनिक	—	—	—
गुदा का कैंसर	नीला	नीला गाय का शुद्ध घी	नीली	नीली	—

त्वचा का कैंसर	नीला	नारियल का नीला तेल	नीली	नीली	—
गर्दन पर कैंसर की गिल्टियां	हरा	हरा तेल सरसों	हरी	—	सेक से गर्म रखें
बच्चेदानी का कैंसर	हरा	हरा तेल सरसों	हरी	—	—
गर्भाशय के मुख का कैंसर	हरा	हरा तेल सरसों	हरी	—	अधिक सूर्य तप्त हरे पानी का फाहा योनि द्वार में
योनि का एड्स रोग	हरा	हरा तेल सरसों	हरी	—	अधिक सूर्य तप्त हरे पानी का फाहा योनि द्वार में
पुरुषों का एड्स रोग	नीला	नीला तेल नारियल	नीला	—	—

●●●

14

मधुमेह

आनंद से बैठे रहना, कोमल शय्या पर सोना, अधिक मात्रा में दूध दही खाने और जल वाले तथा भूमिगत जीवों का मांस खाने तथा नये चावल, आलू, चीनी आदि मिठासपूर्ण पदार्थ और कफ प्रधान वस्तुओं के सेवन से मधुमेह रोग हो जाता है।

लक्षण

मधुमेह के रोगियों की त्वचा खुश्क होती है। उन्हें कब्ज रहता है। उनके मसूड़े पीले और स्पंज की तरह होते हैं। प्यास सी लगी रहती है और कमजोरी बढ़ती है। दिल कमजोर हो जाता है और अन्य कई प्रकार के लक्षण उभर आते हैं। जैसे पैरों में सूजन, कमर दर्द और हाथों-पैरों की अंगुलियों के पोरों का सो जाना। ऐसे रोगियों को लकवा, फेफड़ों की बीमारी, फोड़े और कारवकाल होने की संभावना अधिक होती है। मधुमेह के रोगियों की आंखों में प्राय: मोतियाबिंद पाया जाता है।

त्वचा की क्रियाशीलता बढ़ाने के लिए प्राय: सूर्य स्नान करना चाहिए। हाथों से शरीर की मालिश करें, चाहे खाली हाथ करें या हाथों से तेल लगा कर करें। सप्ताह में एक या दो बार सारे शरीर पर सूर्य स्नान द्वारा पसीना लाना चाहिए। प्रतिदिन सुबह और शाम हल्का शारीरिक व्यायाम करें और लम्बे-लम्बे सांस लें, प्राणायाम करें तथा योगासन करें।

मधुमेह रोग के लक्षण–

1. मधुमेह रोग में भूख और प्यास ज्यादा लगती है।
2. मधुमेह रोग में पेशाब साधारण व्यक्ति के मुकाबले ज्यादा आता है।
3. मधुमेह रोग के कारण कमजोरी ज्यादा महसूस होती है।
4. मधुमेह रोग में नींद कम आती है और नींद कम आने के कारण मानसिक तनाव काफी बढ़ जाता है। मानसिक तनाव बढ़ने से मधुमेह की सतह ऊपर को जाती है।
5. मधुमेह रोग में थकावट, मानसिक और शारीरिक कमजोरी ज्यादा हो जाती है।
6. मधुमेह रोग में शरीर में दर्द, सिर में दर्द, जोड़ों का दर्द और कमर दर्द की आम शिकायत हो जाती है।

7. मधुमेह रोग में चमड़ी सूखी-सूखी (खुश्क) सी रहती है। खुजली, फोड़े रोज़ हो जाते हैं और पैरों में पानी रिसना शुरू हो जाता है तथा पैरों में जलन (सेक) होती है।
8. मधुमेह रोग में लकवा (अधरंग), फेफड़े की बीमारी और आंखों में कमजोरी आम पाई जाती है।
9. मधुमेह रोग में जी मिचलाना, मचलाहट, पाचन शक्ति कम और उल्टी आने की सम्भावना हमेशा लगी रहती है।
10. मधुमेह रोग में टांगों की नाड़ियां कष्टकारी, टांगों में दर्द, ठिठुरापन (सख्त) और पैरों में सूजन आ जाती है।
11. मधुमेह रोग में खुजली की शिकायत आम हो जाती है। पैरों के अंगूठे, एड़ी, मुंह, टांगों और मूत्रांग की कमजोरी की सम्भावना बनी रहती है।
12. कब्ज, मसूड़े पीले तथा स्पंजी हो जाते हैं। चमड़ी खुश्क और दिल कमजोर हो जाता है।
13. मधुमेह रोग में गुर्दे के रोग, अंग का सुन्न हो जाना, अंग का सड़ना, छाती में जलन, अंधापन तथा नसें सख्त हो जाती हैं और पैरों की उंगलियों का सो जाना आम शिकायत है।
14. मधुमेह से पैदल चलने में कष्ट होता है। नपुंसकता (मर्दाना कमजोरी) और कब्ज हो जाती है।
15. मधुमेह में गुर्दे, आंतड़ियां, जिगर, आमाशय, अग्नाशय और पेशाब का ब्लैडर इन छः अंगों के अधिक खराब होने की आशंका रहती है।

मधुमेह का उपचार

सूर्य किरण और रंग चिकित्सा के माध्यम से सूर्य तप्त हरी बोतल का तैयार पानी प्यास के अनुसार प्रतिदिन सुबह उठते ही और शाम खाली पेट लेना चाहिए। सूर्य तप्त हरा पानी गुर्दों, आंतों और त्वचा की कार्य-प्रणाली को सुधारता है और इस प्रकार रक्त से दूषित पदार्थ को बाहर निकालने में सहायता करता है।

दिन में तीन बार प्रत्येक भोजन के दस मिनट बाद सूर्य तप्त नारंगी बोतल का तैयार पानी चालीस से अस्सी ग्राम तक की मात्रा तक पीना चाहिए। इस से हाजमा सुधर जाता है। पाचनशक्ति बढ़ जाती हैं। बढ़े हुए कॉलेस्ट्रॉल को कम करता है। तथा यह टॉनिक इन्सुलिन की भांति कार्य करता है। यह भोजन को भली-भांति पचाने में मदद करता है तथा खून के लाल कण भी बढ़ा देता है। सूर्य तप्त नारंगी पानी में लौह भस्म के तत्त्व, अभ्रक भस्म के तत्त्व तथा शिलाजीत के तत्त्व समाए हुए होते हैं। यह शरीर के लिए बहुत ही बढ़िया टॉनिक है।

चेतावनी

जो रोगी पहले से ही इन्सुलिन ले रहे हों और वे लोग अब सूर्य किरण और रंग चिकित्सा से ईलाज करें तो उन्हें इन्सुलिन लेना एकदम बंद नहीं करना चाहिए।

मधुमेह में परहेज (रक्त मधुमेह तथा पेशाब मधुमेह)

इस रोग में दही से बचना चाहिए। इसमें न अधिक बैठना चाहिए और न अधिक लेटना चाहिए। अधिक नींद भी नहीं लेनी चाहिए। रात्रि में सोते समय एक तोला शहद में बराबर मात्रा में त्रिफला चूर्ण मिलाकर गर्म जल के साथ लेना चाहिए।

बिना दवाई के भी मधुमेह रोग में गर्मी के दिनों में जौं की रोटी, बाजरे की रोटी, मूंग की दाल, मेथी, पालक, बथुआ तथा हरी साग-भाजी खाने से मधुमेह मिट सकता है।

मधुमेह में परहेज अति आवश्यक है। बिना चुपड़ी रोटी, मूंग या चने की दाल, लौकी, परवल, पपीता, भिंडी, करेला, सहजना आदि लें। बथुआ छोड़ कर पत्ती का और कोई साग न लें। खोया, तली हुई चीजें और भुनी हुई ऐसी कोई चीज न लें।

काले चने का सूप, हल्का नमक डालकर पीएं और काले चने भी ले सकते हैं। अंकुरित चने, अंकुरित दालें तथा भुने हुए काले चनों को पीस कर पाउडर बना लें। यह सत्तू के तौर पर भी ले सकते हैं।

मधुमेह में आप जो भी आहार लें, वह ठीक से पचने वाला हो जैसे-करेला, काली मिर्च, मेथी, नीम और अदरक जैसे कड़वे, कसैले पदार्थ उपयोग में ला सकते हैं और सूर्य स्नान, कसरत आदि से जठराग्नि प्रदीप्त होती है। जबकि बर्फ के ठण्डे पेय और आईसक्रीम आदि खाने से जठराग्नि मंद पड़ जाती है तथा पाचन शक्ति पर बोझ पड़ जाता है।

मधुमेह के रोगियों को निम्नलिखित वस्तुएं नहीं खानी चाहिए—आलू, केले, अंगूर, सीताफल, शकरकंदी, चीकू, आम, चीनी, पेस्ट्री, ठण्डे पेय, तली हुई वस्तुएं, चाय, कॉफी, खोये की मिठाई, दूध की खीर, हलवा, शराब, सिगरेट, अधिक चपाती तथा रोटी के साथ पानी नहीं पीना चाहिए। नियमित भोजन करना चाहिए। रोटी भूख से कम खानी चाहिए (भर पेट नहीं) तथा स्टार्च वाली वस्तुएं भोजन में शमिल नहीं करने चाहिए।

सप्ताह में एक दिन या महीने में तीन दिन उपवास जरूर रखें। उपवास को नियम अनुसार तोड़ें। उपवास कम से कम चौबीस घंटे का हो तथा उपवास के अगले दिन थोड़ा हल्का भोजन करके शाम तक पूर्ण भोजन कर सकते हैं।

मधुमेह में दस्त की शिकायत

जिन्हें दस्त की शिकायत हो उन रोगियों को चाहिए कि जामुन और आम की गुठलियों को सुखा कर बारीक पीसकर चूर्ण बना लें और सुबह-शाम पानी या छाछ के साथ लें तो रोगी को तुरन्त लाभ मिलता है।

मधुमेह में ब्लड-शुगर और मानसिक तनाव

मधुमेह में मानसिक तनाव के लिये सूर्य किरण और रंग चिकित्सा के माध्यम से नीले रंग की बोतल से तैयार नारियल के नीले तेल की पांच-सात बूंदे सिर में तालू पर डाल कर हाथ की आगे वाली पोरों से कम से कम दस-पन्द्रह मिनट धीरे-धीरे मालिश करें या मलें। (जैसे शिशु के सिर में तालू पर मालिश करते हैं।) तथा साथ ही इन्हीं हाथों से हाथ की अगली पोरों से माथे और कनपटी पर भी इसी तरह मलें।

रात को सोने के समय दस से पन्द्रह मिनट अन्दर-अन्दर ही अपने आप मानसिक तनाव दूर होकर प्रकृति के अनुसार गहरी और मीठी नींद आ जाएगी तथा सुबह उठने के बाद आप का मन खुश हो जाएगा और आपको अपना शरीर हल्का लगेगा और सारा दिन तंदुरूस्ती और स्फूर्ति ही बनी रहेगी। मानसिक तनाव को पूरी तरह ठीक करने के लिए आपको अपनी आदतें ठीक करनी पड़ेंगी। मानसिक तनाव को पूरी तरह ठीक करने के लिए अपने स्वभाव में सुधार लाना चाहिए। इस उपचार को कम से कम नियम अनुसार तीन से चार सप्ताह तक करने से आपको मानसिक तनाव में लाभ मिलेगा। इसके साथ ही पीछे लिखा हुआ सूर्य तप्त हरा पानी तथा सूर्य तप्त नारंगी पानी का टॉनिक पीना चाहिए।

तेज मधुमेह में कमजोरी

कमजोरी में पनीर, अंकुरित चनें, चनों का सूप लें और पेट व टांगों पर सैलोफिन के लाल कागज से लाल रोशनी डालें। जामुन की गुठली का चूर्ण दिन में दो बार सुबह-शाम एक-एक चम्मच, सूर्य किरण और रंग चिकित्सा के माध्यम से तैयार सूर्य तप्त हरे पानी के साथ लेने से मधुमेह में आई हुई कमजोरी में लाभ होता है। दिन में तीन बार खाली पेट सूर्य तप्त हरा पानी तथा सूर्य तप्त सफेद पानी बराबर सौ से एक सौ पचास ग्राम की मात्रा तक पीना चाहिए।

मधुमेह में उच्च रक्तचाप (हाई ब्लड-प्रेशर)

उच्च रक्तचाप में सुबह बिस्तर छोड़ते ही सूर्य किरण और रंग चिकित्सा के माध्यम से तैयार सूर्य तप्त हरा पानी प्यास के अनुसार पीएं। इसके साथ ही सूर्य किरण और रंग चिकित्सा के माध्यम से तैयार किया हुआ हरे रंग की बोतल का सूर्य तप्त पानी दिन में तीन बार सुबह का नाश्ता, दोपहर के भोजन तथा रात के भोजन से आधा घंटा पहले खाली पेट सौ से दो सौ ग्राम तक की मात्रा में पीना चाहिए क्योंकि यह रक्तशोधक होता है। इसी तरह दिन में तीन बार प्रत्येक भोजन के दस मिनट बाद सूर्य तप्त नारंगी पानी चालीस से अस्सी ग्राम तक की मात्रा तक पीना चाहिए। इस से हाजमा सुधर जाता है। पाचन शक्ति बढ़ जाती है। बढ़े हुए कॉलैस्ट्रॉल को कम करता है। तथा इन्सुलिन का बदल है। यह भोजन को भली-भांति पचाने में मदद करता है तथा खून के लाल कण भी बढ़ा देता है।

मधुमेह में निम्न रक्तचाप (लो ब्लड-प्रेशर) तथा खून की कमी

उपचार: जब गुर्दे तथा शरीर के अन्दर की ग्रंथियां अधिक काम करती हैं तब रक्त में ग्लूकोज की मात्रा कम हो जाती है। इसी तरह मस्तिष्क तथा रीढ़ की हड्डी में भी शर्करा की मात्रा घट जाती है। इसके फलस्वरूप शक्ति का उत्पादन कम हो जाता है और मस्तिष्क के महत्त्वपूर्ण हिस्से तथा वहां चलने वाले तत्त्वों को आवश्यक शक्ति उपलब्ध नहीं होती। इसी कारण उन तत्त्वों में कार्य करने की शक्ति नहीं रहती है तथा शरीर में कमजोरी आ जाती है। ऐसी स्थिति में उसी समय उपाय के रूप में निम्न रक्त चाप के रोगी को ज्यादा मीठी चाय तथा ज्यादा मीठा दूध या कॉफी देनी चाहिए।

दिन में चार-पांच बार सूर्य किरण और रंग चिकित्सा के माध्यम से तैयार सूर्य तप्त हरा पानी दो भाग और सूर्य तप्त सफेद बोतल का पानी दो भाग मिलाकर कम से कम दो सौ ग्राम तक की मात्रा में लें तथा सूर्य तप्त नारंगी पानी दिन में दो बार पचास ग्राम तक की मात्रा में लें। सुबह-शाम चाय की जगह गर्म पानी में शहद और नींबू मिलाकर लेना चाहिए। टांगों पर सूर्य चार्ज तिलों के लाल तेल की मालिश करें। खासकर टांगों की पिंडलियों पर मालिश नीचे से ऊपर की तरफ करनी चाहिए। ऐसा कुछ दिन तक करने से निम्न रक्तचाप में आराम आ जाता है।

मधुमेह में मुंह वाला फोड़ा

अगर मुंह वाला फोड़ा हो तो फोड़े के मुंह पर सूर्य किरण और रंग चिकित्सा के माध्यम से तैयार सूर्य चार्ज तिलों का लाल तेल लगाएं और लाल सैलोफिन कागज से सूर्य रोशनी देने से फोड़ा जल्दी पक कर फूट जाता है। अगर फोड़े के आस-पास सूजन और लाली हो तो सूर्य चार्ज नारियल का नीला तेल लगाएं तथा फोड़ा फूटने के बाद तिलों का लाल तेल लगाना बंद कर दें और सूर्य चार्ज नारियल का नीला तेल तथा सूर्य चार्ज नीली वैस्लीन ही लगाएं। ऐसा करने से दो दिन में आराम आ जाता है।

मधुमेह से लकवा या अधरंग होने पर

उपचार: अंधरंग से प्रभावित अंग पर सूर्य किरण और रंग चिकित्सा के माध्यम से तैयार सूर्य चार्ज तिलों का लाल तेल मलें और लाल सैलोफिन कागज से सूर्य रोशनी जितनी ज्यादा से ज्यादा समय ले सकते हैं, लेनी चाहिए। दिन में एक या दो बार इस क्रिया को करें। लाल कपड़े पहनें। रात को सोने वाले कमरे की रोशनी भी लाल बल्ब की होनी चाहिए। हो सके तो कमरे की दीवारों का रंग भी लाल हो और अगर बिस्तर की चादर लाल हो तो और भी अच्छा है।

सूर्य चार्ज नारियल के नीले तेल की सिर में तालू पर पांच-छः बूंदे डालकर हाथ की अगली पोरों से धीरे-धीरे पांच-दस मिनट तक मालिश करें तथा माथे और कनपटी पर भी मलें। ऐसा करने से नींद गहरी और मीठी आती है। खाने-पीने का परहेज रखें। काले चने का

सूप दिन में दो-तीन बार लें। नमक की मात्रा कम कर दें। सूर्य चार्ज नारंगी बोतल से पांच-सात मिनट सांस लें। यह क्रिया पांच-छः सप्ताह करें।

मधुमेह में दिल का दौरा

हृदय रोग का उपचार

सूर्य किरण और रंग चिकित्सा के माध्यम से तैयार सूर्य तप्त हरा पानी दिन में चार-पांच बार खाली पेट नियमानुसार सौ से एक सौ पचास ग्राम तक की मात्रा में पीने से लाभ पहुंचता है। यह औषधि रक्त शुद्धि का काम करती है। हृदय को शुद्ध रक्त मिलने से हृदय को सहायता मिलती है। यह पानी के रूप में औषधि ही है। इस पानी को दो दिन से चार दिन तक चार्ज किया हुआ पानी पीना चाहिए।

यदि हृदय रोग में बुखार से हृदय की धड़कन बढ़ जाए तो हृदय पर सूर्य चार्ज नारियल के नीले तेल की मालिश करने से हृदय की गति बराबर हो जाती है। यदि यह रोग पुराना हो जाए तो हाजमे के लिए भोजन के दस मिनट बाद नारंगी पानी चालीस से अस्सी ग्राम की मात्रा तक दिन में तीन बार पीना चाहिए।

इसके साथ ही सूर्य चार्ज हरी बोतल से तैयार सरसों का तेल छाती पर मल कर हरे सैलोफिन कागज से कम से कम दस-पन्द्रह मिनट सूर्य रोशनी देनी चाहिए। यह उपचार कम से कम दो-तीन सप्ताह तक करें।

परहेजः इस रोग में खाने-पीने का एकदम परहेज करें तथा लेसदार पदार्थ, तले हुए पदार्थ, चाय, कॉफी आदि नहीं लेनी चाहिए, भोजन कम से कम और सुपाच्य ही खाएं। इस रोग में भोजन भर पेट नहीं खाना चाहिए। इस रोग में आराम की सख्त जरूरत है तथा आराम अधिक से अधिक करें।

मधुमेह अर्थात् डायबिटीज

जब किसी व्यक्ति को 40 साल की आयु के बाद मधुमेह हो तो वह व्यक्ति बगैर दवाओं के प्रयोग के केवल उचित आहार लेकर ही रोग पर काबू पा सकता है। मोटे व्यक्तियों को अपना वजन घटाना चाहिए और इन्हें चीनी या मीठी चीजों का इस्तेमाल बिल्कुल ही नहीं करना चाहिए। मधुमेह रोगियों को चावल, मकई, गेहूं, आलू, शक्करकन्द अरबी जैसे आहार नहीं खाने चाहिए और फलों में केले, सेब जैसे फलों का इस्तेमाल नहीं करना चाहिए। तम्बाकू, गुटका, बीड़ी, सिगरेट और शराब को बिल्कुल नहीं छूना चाहिए।

मधुमेह के रोग में उपयोगी कुछ घरेलू उपचार, जिन्हें करने से रोगी लाभ उठा सकते हैं–

1. मधुमेह में जौ तीन भाग, चना एक भाग तथा गेहूं एक भाग के अनुपात में लेकर रोटी बनाकर खानी चाहिए।
2. जामुन की गुठलियां सुखाकर पीस लें। उसका एक चम्मच पाउडर गर्म पानी के साथ पीएं।

3. मेथी के बीज और सूखे करेले के बीज दोनों समान मात्रा में लेकर, चूर्ण बनाकर सुबह खाली पेट दो चम्मच पानी के साथ समान मात्रा में लेकर मधुमेह में लाभ होता है।

जामुन की गिटकें, करेले के बीज और मेथी के बीज समान मात्रा में लेकर सुखा लें और चूर्ण बना लें। खाली पेट दिन में एक बार एक छोटा चम्मच सूर्य तप्त हरे पानी के साथ लें। मधुमेह रोग में बहुत से रोगी इसका लाभ उठा रहे हैं।

मधुमेह के रोगी को चाहिए

मोटापा घटाएं - रोग मिटाएं

प्रभु ने व्यक्ति को सुडौल, व्यवस्थित, सुगठित व सुन्दर शरीर देकर पृथ्वी पर भेजा, लेकिन अपने गलत खान-पान, आहार-विहार व रहन सहन के कारण हमने इसे आलसी, रोगी व कुरूप बना दिया। मोटापे से पीड़ित व्यक्ति मनुष्य जीवन का वास्तविक आनन्द उठाने से वंचित रह जाता है। साधारणतः स्फूर्ति, उमंग व चेतना के आभास से अनभिज्ञ रहता है।

मोटापे के कारण शरीर में अनेक रोग जन्म ले लेते हैं। जैसे कब्ज, उच्च रक्तचाप, गैस, मधुमेह, गठिया, जोड़ों का दर्द, हृदय रोग, सांस व दमें के रोग, रीढ़ का दर्द, अपच, गुर्दे व जिगर के रोग तथा मानसिक रोग आदि।

मधुमेह रोग के कुछ उपचार

1. योगासन की श्रृंखला में पश्चिमोत्तासन, भुजंगासन, शशंकासन, उत्तानपाद आसन, सर्पासन आदि प्रमुख हैं तथा जिन आसनों के कारण पेट पर जोर पड़ता है वे सभी लाभदायक हैं। आसन किसी भी योग साधना केन्द्र पर जाकर सीख सकते हैं।
2. प्राणायाम कड़ी के अन्तर्गत अग्निसार क्रिया, भस्त्रिका, कपाल भांति, व वाह्य कुंभक अत्यन्त लाभकारी क्रियाएं हैं।
3. शुद्धि क्रियाओं में कुंजल, जल नेती, सूत्र नेती का अभ्यास लाभकारी है।
4. अनीमा नियमित रूप से कुछ दिन ले, माह में अथवा दो माह में एक बार लेने से भी मोटापे के रोग में लाभ मिलता है।
5. रोग की अधिकता होने पर रोगी को प्रारम्भ में केवल फल व तरकारियों के रसोपवास पर रखें। मोटा व्यक्ति उपवास तो कर सकता है लेकिन विटामिन व प्राकृतिक लवणों के बिना नहीं रह सकता। यह लवण फल व तरकारियों में भरपूर मात्रा में प्राप्त होते हैं।
6. अंकुरित अनाज लेने से भी लाभ होता है लेकिन चबा-चबाकर ही खायें।
7. मुख्य भोजन (PRINCIPAL MEALS) केवल दो बार ही करें।

8. भूख लगने पर ही खूब चबा-चबाकर भोजन करें।
9. चोकरयुक्त रोटी चबा-चबा कर खाएं। चबा-चबा कर खाने से भी इस रोग में लाभ होता है।
10. आंवले का सेवन किसी न किसी रूप में जरूर करें।

मधुमेह रोगों के उपचार तालिका

रोग का नाम	सूर्य तप्त पानी	सूर्य चार्ज औषधि	रंगीन सूर्य की किरणें	रंगीन सूर्य चार्ज हवा	रंगीन पानी में भीगीं कपड़े की पट्टी
बिना चीनी वाला मधुमेह	टॉनिक+हरा	नारियल का नीला तेल	.....	.....	खाने में जबरदस्त परहेज
चीनी वाला मधुमेह	टॉनिक+हरा	नारियल का नीला तेल	.....	.....	खाने में जबरदस्त परहेज
मधुमेह में दस्त की शिकायत	टॉनिक+नीला	नीला तेल नारियल	.....	.....	खाने में जबरदस्त परहेज
मधुमेह में ब्लड शुगर	टॉनिक+हरा	नारियल का नीला तेल	.....	.....	खाने में जबरदस्त परहेज
मधुमेह में मानसिक तनाव	हरा+नारंगी	नारियल का नीला तेल	.....	.....	खाने में जबरदस्त परहेज
तेज मधुमेह में कमजोरी	नीला+हरा	नारियल का नीला तेल	.....	.....	खाने में जबरदस्त परहेज
आम मधुमेह	टॉनिक	.....	.....	.....	खाने में जबरदस्त परहेज
मधुमेह में उच्च रक्तचाप	नीला+हरा	नारियल का नीला तेल	.....	.....	खाने में जबरदस्त परहेज
मधुमेह में निम्न रक्तचाप	नीला+हरा	नारियल का नीला तेल	.....	.....	खाने में जबरदस्त परहेज
मधुमेह में खून की कमी	नीला+हरा	नारियल का नीला तेल	.....	.....	खाने में जबरदस्त परहेज
मधुमेह में लकवा होने पर	टॉनिक	लाल तिलों का तेल	.....	.....	.....

• • •

15

मानसिक तनाव व अनिद्रा

मानसिक तनाव के कारण तथा लक्षण

जिस व्यक्ति को मानसिक तनाव है उस व्यक्ति के कार्य में कुशलता कम हो जाती है और स्वास्थ्य पर उल्टा असर पड़ता है। स्वस्थ व्यक्ति को किसी कार्य को करने में जो स्वाभाविक आनंद मिलता है वह आनंद तनावग्रस्त व्यक्ति को नहीं मिल सकता है। वह चिड़चिड़े स्वभाव का हो जाता है। मानसिक तनाव व्यक्ति पर बुरा असर डालता है और व्यक्ति को जल्दी ही बूढ़ा बना देता है।

आम जीवन में मानसिक तनाव का कारण क्या हो सकता है? काम करने की कठोर अवस्था सख्त और सक्रिय जीवन में तबादलों के कारण नए-नए वातावरणों में काम करना, उन्नति में तरक्की के अवसर कम होना, परिवार में रहने के लिए घर की कमी के कारण यौन संतुष्टि का अभाव, ग्रह क्लेश, बार-बार कारोबार बदलना, अपनी क्षमता से अधिक उन्नति के लिए ऊंची आकांक्षा रखना, सम्बन्धों में दरार आ जाना, कमजोर शरीर के कारण आत्म-सम्मान व शारीरिक स्वास्थ्य के नष्ट होने के भय के कारण अच्छी जिन्दगी जीने की चाह परन्तु धन की तंगी के कारण आम जीवन में मानसिक तनाव के कारण हो सकते हैं।

तनाव ग्रस्त व्यक्ति के लक्षण–

1. चिड़चिड़ापन।
2. आराम के मामले में असमर्थता।
3. अनिद्रा।
4. बैचेनी।
5. सहयोग की भावना।
6. तीव्र इच्छा व उदासी।
7. ध्यान केन्द्रित न होना।
8. भुलाना और थकावट होना यह आम लक्षण हैं।
9. रोगी में अत्यधिक थकान मुख और बदहजमी।
10. उदासी व घबराहट।

11. हाईपरटैंशन का होना स्वाभाविक है।
12. चर्म रोग, गठिया, दमा या यौन समस्याएं।
13. अत्यधिक शराब पीना।
14. धूम्रपान और नशे की आदतें भी हो सकती हैं।
15. मन की अस्थिरता व क्रोध की अधिकता।
16. मन ही मन स्वयं को दोषी अनुभव करना आदि भी तनावग्रस्त व्यक्ति के प्रमुख लक्षण हैं।

मानसिक तनाव से बचाव

मानसिक तनाव को कम करने के लिए कई विधियां हैं जिनमें प्रमुख हैं– ध्यान और योग विधियां, व्यायाम और आराम विधि, मालिश, शारीरिक क्रियाओं पर नियंत्रण, सुंदर कार्य की कल्पना, प्रशिक्षण, (ट्रेनिंग) निश्चयपूर्वक प्रशिक्षण, मार्गदर्शन और संयम भी मानसिक तनाव को कम करने में सहायक होता है।

अनिद्रा-थकावट-उदासी (मैन्टल-डिप्रेशन)

इस रोग में मेहन स्नान करें। सूर्य किरण और रंग चिकित्सा के माध्यम से तैयार सूर्य तप्त हरे पानी और सूर्य तप्त नारंगी पानी का टॉनिक लें और रात को सोने के समय सूर्य चार्ज नारियल के नीले तेल की सिर में तालू पर पांच-छः बूंद डालकर हाथ की अगली पोरों से धीरे-धीरे दस-पन्द्रह मिनट मालिश करें। जिस प्रकार छोटे से बच्चे के तालू पर माताएं मालिश करती हैं। कम से कम नियमानुसार छः सप्ताह तक इस प्रयोग को करते रहने से अनिद्रा की शिकायत दूर हो जाती है। खाना कम और सुपाच्य ही खाएं।

मानसिक तनाव से मुक्ति का द्वार

चिंता के कारण शारीरिक लक्षण भी होते हैं जैसे छाती में दर्द, पेट में दर्द आदि, जितना अधिक मानसिक तनाव होता है उतने ही अधिक शारीरिक लक्षण बढ़ते हैं। जब आप शारीरिक लक्षणों के बारे में सोचेंगे कि कहीं मुझे दिल की बीमारी तो नहीं है, अगर है तो तनाव बढ़ेगा। और तनाव के कारण छाती का दर्द भी बढ़ेगा। इस प्रकार यह चक्र बन जाता है।

आखिर इस चिंता से छुटकारा कैसे पाया जाए? आजकल चिंता की दवा बाजार में इस प्रकार बिक रही है कि जैसे सर्दी या बुखार की दवा मिलती है या बिकती है। लेकिन इन दवाओं का सबसे बुरा प्रभाव यह है कि मरीज को इनकी आदत बन जाती है और मरीज इन दवाओं के जाल में फंस कर रह जाता है। ऐसे सभी लोगों के मन में एक ही प्रश्न पैदा होता है कि क्या बिना दवाई के भी मन के तनाव को कम किया जा सकता है? इसका एक उत्तर है रिलैक्सेशन एक्सरसाईज़।

आपको समझने के पहले आप अपने आप से नीचे लिखे हुए प्रश्न पूछें–

1. क्या आप मानसिक तनाव से पीड़ित हैं?
2. क्या आप यह महसूस करते हैं कि मानसिक तनाव के समय मन में चिंता विचार तथा शरीर की कुछ मांसपेशियों में भी तनाव बढ़ जाता है।
3. क्या आप उस समय यह पता लगा सकते हैं कि शरीर की किन-किन मांसपेशियों में तनाव बढ़ा हुआ है?

तनाव पैदा होने के दो भाग हैं– 1. मन, 2. शारीरिक मांसपेशियां।

जब भी मन का तनाव बढ़ेगा तो इसके साथ-साथ मांसपेशियों का तनाव भी बढ़ेगा और मांसपेशियों के तानव के कारण शारीरिक लक्षण जैसे सिर का दर्द, गर्दन में दर्द आदि होंगे। इन लक्षणों के बारे में सोचने पर और अधिक मानसिक तनाव बढ़ेगा तथा मानसिक तनाव को कम करने के लिए मन व मांसपेशियां दोनों को आराम देना होगा।

इसके लिए हर रोज लगातार अभ्यास की आवश्यकता है। रिलैक्सेशन के लिए एक व्यायाम का जितना अधिक अभ्यास करेंगे उतना ही आसानी से चिंता व तनाव से मुक्त रह सकते हैं। इसके लिए आपको सबसे पहले समय निर्धारित करना होगा–

1. सुबह व शाम या सुबह व दोपहर जब भी आप आराम करें वह स्थान शांत हो। वहां पर आप अकेले ही हों।
2. वहां पर हल्का सा संगीत बज रहा हो। यदि हो सके तो शुरू में रिलैक्सेशन टेप का सहारा भी ले सकते हैं।
3. व्यायाम के समय सबसे पहले मन की समस्याओं के बारे में चिंता, विचार पर ध्यान देना बंद करें।
4. शरीर के तनावयुक्त भागों को एक के बाद एक कर ढीला छोड़ने का प्रयास करें। प्रयास करते समय मन में ऐसा सोचें कि अब मन व शरीर ढीला हो रहा है।
5. जब शरीर को आराम देना शुरू करें तब सीधे लेट कर शरीर के एक भाग से शरीर को ढीला छोड़ना शुरू करें। जैसे पहले पैर के पंजे, फिर पेट धीरे-धीरे ऊपर तक लाएं, दोनों कंधों को ढीला छोड़ें। जैसे-जैसे शरीर को आराम मिलेगा वैसे-वैसे मन भी शांत होगा। उस समय मन में यह अंतर महसूस करें कि शांत मन में अच्छा महसूस होता है तथा चिंताजनक विचार नहीं आते।
6. अभ्यास करते समय सांस गहरा तथा थोड़ा धीरे-धीरे लेने की कोशिश करें। जैसे-जैसे आप नियमित अभ्यास करना शुरू करेंगे तो आपको शुरू में कई बार हो सकता है कि कोई अंतर नहीं नजर आए लेकिन आपको अभ्यास करना बंद नहीं करना चाहिए। कुछ समय बाद आप शरीर की मांसपेशियों व शरीर के अंगों को आराम देना भी सीख जाएंगे। शरीर के आराम करने के साथ-साथ मन को आराम

देना भी सीख जाएंगे। तब आप इस प्रकार के व्यायाम को बहुत जल्दी कहीं पर भी कर सकते हैं। जैसे कार्य करते समय, ऑफिस में सबसे आवश्यक बात यह है कि बिना लम्बे समय तक अभ्यास के आप इस विधि को नहीं सीख सकते।

इसके साथ-साथ नीचे लिखी हुई बातों का ध्यान रखें–

1. जैसे आप बैठे हों या खड़े हों, हमेशा शरीर को ढीला रखने का प्रयास करें। यदि कुर्सी पर बैठें हों तब पूर्ण रूप से खुलकर ढीला होकर बैठें ताकि शरीर को आराम मिले।
2. अपने कार्य को जितना भी हो सके कम से कम तीन दिन पहले प्लान करके चलें। कभी-कभी कार्य को बिना प्लान किए हुए जल्दबाजी न करें। इससे तनाव बढ़ेगा।
3. प्रतिदिन अपने आप को रिलैक्स (आराम) होने के लिए समय अवश्य रखें।
4. मन में चिंता करने वाले विचारों को पहचानने का विचार करें तथा जब वे मन में आएं उन पर ध्यान न देने का प्रयास करें। कुछ समय के बाद आप इस प्रकार के विचारों को आसानी से रोक सकते हैं। अंत में आराम, व्यायाम तभी लाभदायक है जब आप इस प्रकार से ठीक सीख जाएंगे।

मानसिक तनाव और डिप्रेशन रोग

डिप्रेशन के रोगियों को हमेशा भोजन सुपाच्य ही करना चाहिए और भरपेट नहीं खाना चाहिए। यह बहुत जरूरी है कि डिप्रेशन के रोगी के मुख्य कारणों को ढूंढ कर रोग दूर किया जाए तथा रोगी की मानसिक अवस्था को सशक्त बनाया जाए। इसके साथ-साथ सूर्य किरण और रंग चिकित्सा के माध्यम से तैयार नीले रंग की बोतल से नारियल के नीले तेल की दिन में पाँच-छः बूंदे तालू पर डाल कर हाथ की अगली पोरों से धीरे-धीरे दस-पंद्रह मिनट तक मालिश करें या मलें तथा आराम करें। ऐसा करने से सिर की नाड़ियां नर्म हो जाएंगी तथा डिप्रेशन में आराम आ जाएगा।

सावधानियां

1. डिप्रेशन के रोगी को अपने रोज के भोजन की ओर विशेष रूप से ध्यान देना चाहिए तथा भोजन में कच्ची सब्जियां, ताजे फल अधिक खाने चाहिए या उबली हुई सब्जियां खानी चाहिए।
2. डिप्रेशन के रोगी को ताजा मक्खन तथा लहसुन का सेवन करना चाहिए।
3. ऐसे रोगियों को तले हुए तथा उत्तेजक पदार्थ नहीं खाने चाहिए और तंग वस्त्र नहीं पहनने चाहिए।
4. कोई भी वाहन डिप्रेशन के रोगी के लिए चलाना ठीक नहीं। क्योंकि ऐसे व्यक्ति को कहीं भी डिप्रेशन का दौरा पड़ सकता है। जहां तक हो सके प्रसन्नचित ही रहना चाहिए और अपने दिनचर्या में कुछ न कुछ परिवर्तन लाना चाहिए ताकि दिमाग पर बोझ न पड़े।

मिर्गी से मूर्छा

कारण: इस रोग के कई कारण होते हैं। जैसे– चोट, मानसिक चिंता, क्रोध, मल–अवरोध, पेट में कीड़े, डरना, इन्द्रियों की कमजोरी, स्वप्नदोष आदि।

लक्षण: इस रोग के आरम्भ में रोगी को चक्कर आना तथा एकाएक बेहोश होकर नीचे गिर जाना, मुख से झाग आना, शरीर में कंपकपी का लग जाना, चेहरे पर कुरूपता का आ जाना, भयंकरता तथा गर्दन कड़ी और टेढ़ी तथा ऐंठन, हाथ–पैरों का टेढ़े–मेढ़े हो जाना, कुछ समय पर इस रोग के प्रभाव को कम होने पर रोगी कमजोर हो जाता है तथा सोने लगता है।

उपचार: दिन में तीन बार सूर्य किरण और रंग चिकित्सा के माध्यम से तैयार सूर्य तप्त हरा पानी दिन में तीन बार खाली पेट सुबह के नाश्ते, दोपहर के भोजन और रात के भोजन से बीस–तीस मिनट पहले सौ से दो सौ ग्राम की मात्रा तक लें और सूर्य तप्त नारंगी पानी दिन में तीन बार–सुबह के नाश्ते, दोपहर का भोजन और रात के भोजन के आठ–दस मिनट बाद चालीस से अस्सी ग्राम तक की मात्रा में लें।

परहेज: इस रोग में खाने–पीने का परहेज अति आवश्यक है। खाने के लिए भोजन सुपाच्य ही लेना चाहिए। आहार की मात्रा भी कम ही रखनी चाहिए (भर पेट नहीं)। कम खाने के लिए भोजन से पहले सलाद की प्लेट भर कर खाने से रोटी कम ही खाई जाएगी। आठ–दस दाने किशमिश और एक अंजीर के छोटे–छोटे टुकड़े करके एक दिन पहले शाम को भिगो दें और सुबह नाश्ते में किशमिश और अंजीर के पानी समेत इसे खूब चबा–चबा कर खाएं। दूध में इलायची उबाल कर शहद डालकर पीएं। भोजन के साथ हरा सलाद अवश्य लें। इसमें हरी सब्जियां, हरी साग भाजी, नारियल, गाजर, फल, रोटी बिना छने हुए आटे की खाएं। इस रोग में टी.वी. तथा सिनेमा नहीं देखना चाहिए।

बेचैनी

कारण तथा लक्षण: यह रोग पुरुषों की बजाय स्त्रियों को अधिक होता है। इस रोग से थाइरॉएड रोग के जरूरत से अधिक हो जाने के कारण बेचैनी का रोग हो जाता है। इस रोग में लगातार बेचैनी का रहना या बार–बार बेचैनी की इच्छा रहना इसको ही मानसिक रोग कहते हैं। वैसे तो इस रोग के कई लक्षण होते हैं। बेचैनी के रोग में मन परेशान रहता है। तब इसके कारण रोगी ठीक प्रकार से सोच नहीं सकता। बेचैनी के कारण नींद भी ठीक तरह से नहीं आती। डरावने सपने आते हैं, डर लगता है, हथेलियों में अचानक पसीना आ जाता है तथा आवाज ठीक प्रकार से निकालने मैं कठिनाई होती है। कई रोगी तो खाना भी ठीक प्रकार से नहीं खा सकते या खाने को मन ही नहीं करता। कई रोगियों को सांस लेने में कठिनाई होती है। बेचैनी के रोग में कई रोगियों की सेक्स में रूचि भी समाप्त हो जाती है या फिर सेक्स की कमजोरी को महसूस करते हैं।

बेचैनी के रोग में कई रोगियों को कुछ दिनों में रूक-रूक कर दस्त लग जाते हैं। दस्त लग जाने के कारण पेट खराब रहता है। इस रोग में कई रोगियों को अधिकतर बिना किसी कारण से बेचैनी रहती है। इस रोग में छोटी-छोटी बातों से घबराहट हो जाती है। तो फिर कहीं जाने के लिए एक-दूसरे व्यक्ति के साथ होने की जरूरत महसूस करते हैं।

उपचार: आराम करते समय सूर्य किरण और रंग चिकित्सा के माध्यम से तैयार सूर्य चार्ज नारियल के नीले तेल की दिन में दो बार दोपहर तथा रात को सिर में तालू पर पांच-सात बूंदें डालकर हाथ की अगली पोरों से दस-पंद्रह मिनट तक धीरे-धीरे मालिश करने या मलने से आराम आ जाता है। कुछ आराम आने पर केवल रात को ही कुछ दिन और उपचार करने से पूर्ण आराम आ जाता है।

हिस्टीरिया

कारण: यह रोग कुंवारी लड़कियों में पाया जाता है जो कि आजकल की सभ्यता की देन है। इसका मुख्य कारण किसी पूरी न होने वाली इच्छा का विचार अपने अंदर दबाए रखना है। यह इच्छा सेक्स की, प्रेम की या कोई अन्य इच्छा भी हो सकती है। विशेषज्ञों का एक ऐसा विचार है कि जो स्त्रियां अपने बच्चों को ज्यादा लाड़-प्यार से पालती हैं अगर उन बच्चों की इच्छाएं काफी समय तक पूरी न हों या उन्हें अपनी इच्छाओं का विरोध करना पड़े या विशेष रूप में सेक्स की तृप्ति न हो तो वह हिस्टीरिया रोग के शिकार हो जाते हैं।

इस रोग में योगाभ्यास आदि करने की जरूरत होती है। दौरे की स्थिति में रोगिणी के सिर पर सूर्य किरण और रंग चिकित्सा के माध्यम से तैयार सूर्य तप्त नीले पानी के गीले तौलिये की पट्टी रखनी चाहिए। हवादार कमरे में खिड़कियां और दरवाजे खोलकर रोगिणी को लेटना या आराम करवाना चाहिए तथा थोड़ी-थोड़ी देर बाद सूर्य तप्त हरा पानी और सूर्य तप्त नीला पानी दोनों को कुल मिलाकर पचास ग्राम तक की मात्रा में पिलाना चाहिए। अपने रहने के तरीके में सुधार करना चाहिए।

रोगिणी के हाथों और पैरों की उंगलियों के अगले भाग में सूर्य चार्ज लाल तिलों का तेल लगाकर कुछ दबाव डालने से मूर्छा जल्दी दूर हो जाती है। दौरे के बाद कमजोरी दूर करने के लिए हथेलियों, तलवों, हाथों-पैरों के ऊपर सूर्य चार्ज तिलों का लाल तेल मलकर हल्का-हल्का दबाव डालकर मलना चाहिए। खाने के बाद नारंगी पानी और कुछ देर बाद नारंगी और हरा पानी सम भाग मिलाकर पीना चाहिए। इस रोग में स्टिज स्नान करना अति उत्तम इलाज है।

इस रोग में अगर माहवारी ठीक न हो तो इसका इलाज पेट पर नाभि से लेकर पेडू के नीचे तक तथा कमर में सूर्य चार्ज तिलों के लाल तेल की मालिश करें। इस रोग में अगर मानसिक तनाव हो तो सिर में सूर्य किरण और रंग चिकित्सा द्वारा सूर्य चार्ज नीली बोतल से तैयार नारियल के नीले तेल की सिर में तालू पर पांच-सात बूंदें डालकर धीरे-धीरे हाथ की अगली पोरों से दस-पन्द्रह मिनट तक मालिश करें या मलें तथा आराम करें।

नींद न आना (अनिद्रा)

कारण: अनिद्रा रोग एक स्नायु संस्थान यानी नाड़ी मण्डल का रोग है। शुरू-शुरू में इस रोग में नींद न आना। यह रोग वास्तव में स्वयं का रोग नहीं है परन्तु यह रोग किसी अन्य रोग के कारण होता है।

नींद न आने का रोग अधिकतर मद्यपान या फिर धूम्रपान करने से, बहुत चिंता करने से या फिर बहुत सोचने आदि से होता है। नींद न आने के कारण मस्तिष्क में खुश्की आ जाती है। खुश्की आ जाने के कारण मस्तिष्क की नाड़िया सख्त हो जाती हैं। मस्तिष्क की नाड़ियां सख्त हो जाने के कारण नींद न आने की बीमारी पैदा हो जाती है।

लक्षण: अधिक समय तक नींद न आने के कारण यह स्वयं ही रोग बन जाता है। इस, रोग से अन्य कई रोग उत्पन्न हो जाते हैं। नींद न आना, नींद कम आना, नींद में स्वप्नों का आना। यह तीनों प्रकार के लक्षण इस रोग के होते हैं।

उपचार: सूर्य किरण और रंग चिकित्सा के माध्यम द्वारा नींद के न आने का रोग केवल कुछ ही दिनों में दूर हो जाता है। यह रोग मस्तिष्क, स्नायु संस्थान और पाचन तंत्र का रोग है। रात्रि सोने के समय सूर्य चार्ज तिलों के लाल तेल से पैरों तथा हाथों की उंगलियों की अगली पोरों को दबाकर मालिश करें। नीली बोतल से तैयार नारियल के नीले तेल की सिर में तालू पर पांच-सात बूंदें डालकर धीरे-धीरे हाथ की अंगुलियों की अगली पोरों से दस-पन्द्रह मिनट मालिश करें या मलें तथा आराम करें।

रात्रि को जल्दी सोना, सुबह जल्दी उठने का नियम बनाना चाहिए। इस रोग में दिन में सोने की आदत नहीं डालनी चाहिए और न ही नींद की गोलियां खानी चाहिए। इस रोग में सोने के समय शरीर को टेढ़ा-मेढ़ा करके नहीं सोना चाहिए। सीधा लेटने का ही तरीका अपनाना चाहिए। रात्रि का खाना सोने से दो घंटे पहले खाना चाहिए तथा रात को भोजन भर पेट नहीं खाना चाहिए। खाने के बाद कम से कम दो सौ पग जरूर टहलना चाहिए। सोने से पहले चाय या कॉफी नहीं पीनी चाहिए। बल्कि इसमें कम मीठे वाला एक गिलास दूध ले सकते हैं।

ऐसे रोगियों को नमक कम खाना चाहिए क्योंकि अधिक नमक का प्रयोग नींद न आने में सहायक होता है। सोने के समय बिस्तर पर लेट कर अपने शरीर को बिल्कुल ढीला छोड़ देना चाहिए। मनोवैज्ञानिकों का कहना है कि सोते समय शरीर को ढीला रखने से नींद आ जाती है।

स्मरण शक्ति

कारण: स्मरण शक्ति के कमज़ोर होने के कई कारण होते हैं। मानसिक परेशानी, चिंता, निराशा, अधिक दिमागी काम करना, काम वासना में अधिक लिप्त रहना, अधिक व्यस्त रहना, सिर में चोट लगना, शारीरिक कमज़ोरी आदि।

उपचार: स्मरण शक्ति बढ़ाने के लिए गर्दन के ऊपर सिर के पिछले भाग में कुछ ग्रंथियां बहुत नाज़ुक होती हैं। इसके लिए सूर्य किरण और रंग चिकित्सा के माध्यम से नारियल का तेल या नीली बोतल से तैयार सूर्य चार्ज बादाम रोगन सिर पर तालू में पांच-सात बूंद डालकर धीरे-धीरे हाथ की अगली पोरों से दस-पंद्रह मिनट मालिश करें या मलने से अच्छे परिणाम मिलते हैं तथा कुछ देर आराम करना चाहिए। यह ध्यान रखें कि सिर की पिछली तरफ जहां स्मरण शक्ति की कुछ नाजुक ग्रंथियां होती हैं वहां भी धीरे-धीरे हाथ की अगली पोरों से मलना चाहिए।

स्मरण शक्ति को बढ़ाने तथा मजबूत करने के लिए एक दिन पहले शाम को एक अंजीर, पांच-सात दाने किशमिश यथा सम्भव हो सके तो बादाम की गिरी भिगो कर सुबह नाश्ते के साथ अंजीर और किशमिश को पानी सहित खाना चाहिए और साथ में जितना दूध पी सकते हैं उतना इलायची युक्त दूध पीने से स्मरण शक्ति तथा तुतलाने से बोलने में भी बहुत लाभ मिलता है।

अधिक सोना

यह रोग दिमाग में कफ जम जाने के कारण होता है। इस रोग को मिटाने के लिए सूर्य किरण और रंग चिकित्सा के माध्यम से तैयार सूर्य तप्त नारंगी पानी दिन में तीन बार साठ से अस्सी ग्राम तक की मात्रा में लेने से दिमाग में जमा हुआ कफ बाहर निकल जाता है और सूर्य तप्त हरा पानी तथा सूर्य तप्त नारंगी पानी का टॉनिक लम्बे समय तक लेते रहने से प्राकृतिक तौर पर शरीर कृत-कृत्य हो जाता है और अधिक सोने का रोग मिट जाता है।

मानसिक तनाव के सभी रोगों की उपचार तालिका
(Complete Chart for Treatment of Mental Tension)

रोग का नाम	सूर्य तप्त पानी	सूर्य चार्ज औषधि	रंगीन सूर्य की किरणें	रंगीन सूर्य चार्ज हवा	रंगीन पानी में भीगी कपड़े की पट्टी
पागलपन	हल्का नीला	नीला तेल नारियल	नीली	नीली	माथा तथा सिर
अनिद्रा	हरा+नारंगी पानी	नीला तेल नारियल	.....	.....	8.10 मिनट सिर में
मानसिक तनाव/ डिप्रेशन	टॉनिक	नीला तेल नारियल	नीली	.....	सिर के तालू पर
नींद में बड़बड़ाना	टॉनिक	नीला तेल नारियल	नीली	.....	पेडू पर नीली पट्टी
डर का प्रतीत होना	नारंगी पानी	नीला तेल नारियल	.....	.....	सिर के तालू पर
मानसिक रोग	टॉनिक	नीला तेल नारियल	नीली	.....	सिर के तालू पर
मस्तिष्क की नस फटना	टॉनिक	नीला तेल नारियल	नीली	.....	सिर के तालू पर
स्मरण शक्ति की दुर्बलता	टॉनिक	नीला तेल नारियल	नीली	.....	सिर के तालू पर
अनिद्रा/थकावट/उदासी	टॉनिक	नीला तेल नारियल	नीली	.....	सिर के तालू पर
मिर्गी से मूर्छा	टॉनिक	नीला तेल नारियल	नीली	.....	सिर के तालू पर
मन में बेचैनी	टॉनिक	नीला तेल नारियल	नीली	.....	सिर के तालू पर
हिस्टीरिया	टॉनिक	हरा पानी	हरी	.....	योनी में हरे पानी की पट्टी
अधिक सोना	टॉनिक	नीला तेल नारियल	नीली	.....	सिर के तालू पर
गहरी और मीठी नींद	टॉनिक	नीला तेल नारियल	नीली	.....	सिर के तालू पर

●●●

16

हृदयाघात और रक्तचाप

हृदय रोगों के कारण, लक्षण, परहेज़ तथा उपचार

आचार्य सुश्रुत का कहना है–

दिल का दौरा पड़ने को ही हृदय रोग कहते हैं। हृदय रोग एक घातक रोग है। जो आजकल के समय में व्यापक रूप से फैलता जा रहा है।

हृदय को रक्त प्रदान करने वाली वाहिनियों में जब वसा का अधिक जमाव हो जाता है तो रक्त का आना-जाना घट जाता है। इससे रक्त वाहिनियों में सिकुड़न पैदा हो जाती है। जिसके कारण रक्त के प्रवाह में बाधा हो जाती है। इसलिये हृदय की मांसपेशियों को जितनी ऑक्सीजन मिलनी चाहिये उतनी ऑक्सीजन नहीं मिल पाती।

इसके परिणामस्वरूप हृदय में दर्द होने लगता है। इसे अंग्रेजी में 'एंजाइना' कहते हैं। फिर यही हृदय दर्द अंतकाल में हृदय घातक बनने का कारण बन जाता है।

हृदय रोग के मुख्य लक्षण इस प्रकार होते हैं– बायीं ओर वक्ष स्थल के नीचे से दर्द उभर कर बायीं बाजू में चला जाता है तथा कभी-कभी बायें वक्ष स्थल से दर्द उठ कर गर्दन की ओर से हाथ की उंगलियों तक फैल जाता है। हृदय रोग से छाती में भारीपन या छाती में कड़ेपन का अनुभव होता है।

हृदय रोग तीन प्रकार का बताया गया है– 1. वातजन्य, 2. पित्तजन्य, 3. कफजन्य। इन तीनों का पृथक्-पृथक् लक्षण भी बताया गया है। इन तीनों के लक्षण नीचे दिए जा रहे हैं–

वातजन्य हृदय रोग का लक्षण

वायु से होने वाले हृदय रोग में विशेषकर हृदय में शून्यता का हो जाना माना जाता है। द्रवता तथा सूखेपन आदि का अनुभव होना, हृदय में पीड़ा का होना, रुकावट और मोह का अनुभव होना, वातजन्य रोग का लक्षण कहलाता है।

पित्तजन्य हृदय रोग का लक्षण

पित्तजन्य होने वाले हृदय रोग में आंखों के सामने अंधकार-सा छा जाना, शरीर में जलन

का अनुभव होना विशेषकर हृदय में, मोह व्याकुलता तथा ताप की वृद्धि, ज्वर होना और शरीर पीला पड़ जाना आदि इस रोग के लक्षण होते हैं।

कफजन्य हृदय रोग का लक्षण

कफ से होने वाले हृदय रोग में हृदय जकड़ा हुआ सा भारी तथा सीमित महसूस होता है। कण्ठ की नली में कफजन्य का जमा होना तथा ज्वर, खांसी और तंद्रा आदि का होना इसका मुख्य लक्षण पाया जाता है।

परहेज़ के साथ-साथ आहार-विहार

हृदय रोगी को चाहिये कि सुबह उठते ही सूर्य किरण और रंग चिकित्सा के माध्यम से हरे रंग की बोतल से सूर्य तप्त तैयार पानी प्यास के अनुसार पीना चाहिए। ऐसे रोगी को भोजन के बीच में पानी नहीं पीना चाहिए। भोजन से बीस से तीस मिनट पहले सूर्य तप्त हरा पानी सौ से दो सौ ग्राम तक पीना चाहिए जिससे आपको भोजन के बीच में प्यास नहीं लगेगी। तथा भोजन के पांच-दस मिनट बाद सूर्य तप्त नारंगी बोतल से तैयार पानी पचास से अस्सी ग्राम तक पीना चाहिए। इसके आधा घंटे बाद सूर्य तप्त नीली बोतल से तैयार पानी तथा सूर्य तप्त हरी बोतल से तैयार पानी बराबर मात्रा में मिलाकर सौ ग्राम पीने से पेशाब खुलकर आता है। इससे शरीर के दूषित द्रव्य बाहर निकल जाते हैं। प्यास लगने पर यही पानी पीया जाए तो शरीर के लिए अच्छा व बेहतर होता है।

भोजन भर पेट नहीं खाना चाहिए। इस रोग में धूम्रपान, मांस तथा गरिष्ठ भोजन पूर्ण तौर पर छोड़ देना चाहिए। हमेशा भोजन पौष्टिक और आराम से पच जाने वाला सुपाच्य हीं खाना चाहिए। भोजन बिना चिकनाई के और ताज़ा बना हुआ खाना चाहिए। ऐसा करना हृदय रोग के रोगी के लिए बहुत लाभदायक होता है।

भोजन का समय निश्चित करके दिन में तीन बार आवश्यकता अनुसार ही भोजन करें। भोजन जल्दी-जल्दी खाने से गैस बन जाती है इसलिए जल्दी-जल्दी भोजन न खाएं। ऐसा करने से भोजन पचाने में शरीर को मदद मिलती है। रात को सोने से एक-डेड़ घंटा पहले भोजन कर लेना चाहिए।

वृद्ध अवस्था आने के बाद चिकनाई युक्त पदार्थ दही, दूध, घी, मक्खन आदि का प्रयोग हमेशा कम से कम ही करना चाहिए। मूंगफली या सोयाबीन का तेल उपयोग में लाना चाहिए।

हृदय रोग के रोगी के लिए हरी साग-भाजी, पालक, मेथी, धनिया, मूली, घीया, पपीता, परवल, गाजर, टमाटर, बंद गोभी, अदरक, खीरा तथा संतरा आदि अति उत्तम है। हरा सलाद, हरे पत्ते वाली सब्जियों का रस निकाल कर सेवन करने से लाभ मिलता है। गेहूं के पौधों का रस हृदय रोग में बहुत गुणकारी तथा लाभदायक होता है।

ताजे आंवले या आंवले की चटनी में शहद मिलाकर खाली पेट लेने से हृदय रोग में आराम मिलता है। आंवले का चूर्ण तथा बिना मलाई वाले दूध के साथ मिश्री या काला नमक डालकर नियमित रूप से लेना हृदय रोगी के लिए बहुत अच्छा होता है।

हृदय रोग में गुणकारी योग नियमित रूप से लेना चाहिए

सप्ताह में एक दिन का (चौबीस घंटे) व्रत रखें तथा अगले दिन, पहले आधा दिन फलों का रस या शहद- नीबू पानी ही लें। बाद में थोड़ी खिचड़ी खाने के बाद एक खुश्क रोटी हल्की दाल के साथ लें। हृदय रोग से बचने के लिए योगासन, सूर्य नमस्कार, व्यायाम, प्राणायाम करना बहुत उपयोगी होता है और शव आसन नियमित रूप से करना चाहिये।

दिल का दौरा किन्हें पड़ सकता है? इन्हें पहचानिए

1. जिनको मधुमेह (शूगर) हो।
2. जिनकी अवस्था चालीस वर्ष से ऊपर हो।
3. जिनके माता-पिता, भाई-बहन को पहले कभी हुआ हो।
4. जिनका रक्त चाप (ब्लड प्रैशर) बढ़ा हुआ हो।
5. जिनके रक्त में चर्बी (कॉलेस्ट्राल) अधिक हो।
6. जो धूम्रपान, तम्बाकू, जर्दा आदि का अधिक प्रयोग करते हों।
7. जो मोटे हैं और भोजन में चिकनाई का प्रयोग करते हों।
8. जो कोई व्यायाम नहीं करते।
9. जो सदा चिंता, मानसिक तनाव और गुमसुम रहते हैं।
10. जिनका स्वभाव उतावलेपन का है और जल्दबाजी में सभी का काम समय से पूरा करना चाहते हैं।

ऐसे रोगी में आस्था पैदा कीजिये कि प्राकृतिक चिकित्सा बहुत दयालु है उसमें हमारे शरीर से हर प्रकार के रोग दूर करने की शक्ति है। तथा सूर्य किरण और रंग चिकित्सा के माध्यम से स्वस्थ होने की इस प्रक्रिया को और तेज बनाता है।

इतना याद रखिए कि इस उपचार से जो लाभ होता है वह थोड़े समय के लिए नहीं बल्कि स्थायी लाभ होता है। कुदरत बड़ी ही दयालु है। यदि हम उस कुदरत की शरण में जाएं तो वह हमारी भूलों को माफ कर सब रोगों को मिटाती है। सूर्य किरण और रंग चिकित्सा के माध्यम से उपचार करने से कुदरत उस प्रयास में सहायता प्रदान करती है जिसके द्वारा वह रोगों को हमारे शरीर में से तेजी से बाहर निकाल कर हमें निरोगी बनाती है। ध्यान रखना चाहिए कि रोग मिट जाने के बाद भी उपचार को नियमित रूप से जारी रखने से स्वस्थता बनी रहती है।

इस बात को विशेष रूप से अपने मन में या अपने दिल की डायरी में नोट कर लें कि मृत्यु को छोड़ कर बाकी सभी रोग मिट सकते हैं तथा प्रत्येक जीव के लिए मृत्यु अनिवार्य है। अतः मृत्यु से मत डरिए। नया जीवन लेने के लिए या नई दुनियां में प्रवेश करने के लिए प्रत्येक व्यक्ति को मृत्यु के द्वार से गुजरना ही पड़ता है। मृत्यु तो दयालु मां है जो हमारा रोगी शरीर लेकर हमें निरोगी शरीर तथा नया जीवन प्रदान करती है।

हृदय रोग का उपचार

सूर्य किरण और रंग चिकित्सा के माध्यम से तैयार सूर्य तप्त हरा पानी दिन में चार-पांच समय खाली पेट नियमानुसार सौ से एक सौ पचास ग्राम तक की मात्रा में पीने से लाभ पहुंचता है। यह औषधि रक्त शुद्धि का काम करती है। हृदय को शुद्ध रक्त मिलने से कार्य करने में सहायता मिलती है।

यदि हृदय रोग में बुखार से हृदय की धड़कन बढ़ जाए तो हृदय पर सूर्य चार्ज नारियल के नीले तेल की मालिश करने से हृदय की गति सामान्य हो जाती है। यदि यह रोग पुराना हो जाए तो हाजमे के लिये भोजन के दस मिनट बाद नारंगी पानी चालीस से अस्सी ग्राम की मात्रा तक दिन में तीन बार पीना चाहिए।

यदि हृदय की बीमारियों के साथ-साथ स्नायु रोग हो जाए तो मेहन स्नान (स्टिज स्नान) करना चाहिए तथा रहन-सहन की आदतों में सुधार करना चाहिए। इसमें हाज़मे के लिए भोजन के दस मिनट बाद सूर्य तप्त नारंगी पानी तथा सूर्य तप्त हरा पानी बराबर मिला कर पीना चाहिए। तथा सुबह-शाम दिन में दो बार खाली पेट भोजन से आधा घंटा पहले सूर्य तप्त हरा पानी सौ से एक सौ पचास ग्राम तक की मात्रा में पीना लाभदायक होता है।

इसके साथ ही सूर्य चार्ज हरी बोतल से तैयार सरसों का तेल छाती पर मल कर हरे सैलोफिन कागज से कम से कम दस-पंद्रह मिनट सूर्य रोशनी देनी चाहिए। यह उपचार कम से कम दो-तीन सप्ताह तक करें।

रक्तचाप के कारण, लक्षण, परहेज तथा उपचार

उच्च रक्त चाप

हृदय की गति पर जो प्रैशर पड़ता है इसे रक्त चाप कहते हैं। जब किसी अन्य कारणों से यह दबाव बढ़ जाता है तब इसे उच्च रक्त चाप कहते हैं।

हर एक मनुष्य का रक्त दबाव अलग-अलग होता है। यह मनुष्य की उम्र, काम, शारीरिक और मानसिक स्तर पर ही निर्भर करता है। जो मनुष्य बैठे रहते हैं तथा जो मानसिक काम ज्यादा करते हैं उन मनुष्यों का रक्त दबाव आमतौर पर ज्यादा होता है। भय, जोश तथा गुस्सा आने पर रक्त दबाव अधिक हो जाता है। आराम करते समय तथा सोते समय रक्त दबाव कम होता है।

धमनियों का रास्ता छोटा हो जाना भी उच्च रक्त चाप का मुख्य कारण होता है। हृदय की लगातार संचार शक्ति धमनियों में रक्त को धकेलती रहती है और धमनियों की शक्ति रक्त के बहाव पर नियंत्रण करते हुए सबकी गति सीमित और नियमित करती हैं। यदि हृदय शक्ति में धमनी शक्ति का योग न रहे तो शेष शक्ति रक्त भार हो जाती है। हृदय की तेज शक्ति रक्त को धमनियों में धकेलती है यही उच्च रक्त चाप है।

लक्षण: उच्च रक्तचाप में अधिक स्थाई हो तो उसे रोग समझना चाहिए। अन्यथा अस्थाई वृद्धि तो कुछ कारणवश भी हो जाती है। विभिन्न पेट रोग, अजीर्ण, गुर्दे का रोग, अन्त:स्रावी

ग्रंथियों में विकृति, स्त्रियों में मासिक रुकावट, मस्तिष्क की विकृति अथवा मानसिक स्थिति, शरीर में मोटापा आदि अनेक कारणों से भी रक्त भार अधिक रहता है। उन कारणों को दूर करने की कोशिश करनी चाहिए। इस रोग में भ्रम, अनिद्रा और सिर दर्द के लक्षण रहते हैं।

उच्च रक्त चाप का रोग शरीर में एक दम नहीं आता। यह रोग धीरे-धीरे ही आता है। आने से पहले कई तरह की सूचना दे कर ही आता है। जैसे - स्वभाव में चिड़चिड़ापन होना, सिर का दर्द होना, सिर का भारीपन रहना, सिर में चक्कर आना, थकान महसूस होना, किसी काम में मन का न लगना, अनिद्रा का होना, बेचैनी, खाया-पिया हज़म न होना, दिल की धड़कन का तेज़ हो जाना, अचानक मुंह लाल हो जाना, घबराहट, सीढ़ियों के चढ़ने-उतरने पर सांस का चढ़ना आदि।

1. उच्च रक्तचाप होने पर नाक तथा शरीर के अन्य अंगों से रक्त बहने लगता है।
2. हृदय की गति तेज़ हो जाती है।
3. उच्च रक्तचाप ज्यादा होने पर हृदय में दर्द महसूस होने लगता है। हृदय में यह दर्द कभी भी हो सकता है।
4. रोगी के सिर में विशेषकर सिर के पीछे की तरु कनपटियों पर खास कर कान के पीछे के भाग में तेज दर्द होता है। उच्च रक्त चाप में सिर दर्द कभी ज्यादा तथा कभी कम होता है। उच्च रक्त चाप के रोगी का कोई भी कार्य करने को मन नहीं करता।
5. स्वभाव में चिड़चिड़ापन हो जाता है।
6. थोड़ा सा कार्य करने पर भी थकान हो जाती है।
7. उच्च रक्तचाप के रोगी को नींद बहुत कम आती है।
8. उच्च रक्तचाप के रोगी के पेशाब की मात्रा कम हो जाती है।
9. इसका कारण जांच करवाने पर मालूम होता है कि पेशाब में शक्कर तथा चुटकी एसिड बढ़ गया है।
10. उच्च रक्तचाप के रोगी को सुबह तथा शाम को सिर में चक्कर आने लगते हैं।
11. उच्च रक्तचाप के रोगी की याददाश्त धीरे-धीरे कम हो जाती है।
12. उच्च रक्तचाप के रोगी के पेट में मंद अग्नि हो जाने के कारण भूख कम लगती है और खाने को मन नहीं करता।
13. उच्च रक्तचाप के रोगी के पखाने में बदबू अधिक आती है तथा नियमित रूप से मल का त्याग नहीं होता।

इसका मूल कारण शरीर में वात रोग का अधिक हो जाना है। इससे शरीर की धमनियों में कठोरपन आ जाता है। यह मनुष्य की दिनचर्या में अनियमित रूप से होता है। जैसा कि व्यायाम न करना, समय पर मल का त्याग न करना, समय पर भोजन न करना, समय पर सो कर न उठना, समय पर आराम न करना, अनावश्यक मेहनत करना तथा समय पर न सोना। स्त्रियों का मासिक धर्म में अनियमितता से बंद होने पर भी माना जाता है। अधिक

शोक करना, अधिक चिंता करना, अधिक क्रोध करना, अधिक मानसिक तनाव के होने से भी उच्च रक्त चाप बढ़ जाता है।

अगर उच्च रक्तचाप का उपचार समय पर न किया जाये तो उच्च रक्त चाप से गुर्दों के रोगों में विकार होगा, आंखों में कई तरह के रोगों का आ जाना, हृदय का आघात तथा लकवा आदि होने का भय रहता है।

उपचारः दिन में तीन-चार बार सूर्य तप्त हरे पानी को सौ से एक सौ पचास ग्राम तक की मात्रा में लें। ऐसा कुछ दिन नियमपूर्वक करें। चिन्ता और नींद के लिये सूर्य चार्ज नारियल के नीले तेल की सिर के तालु पर पांच-छः बूंद डालकर नियमानुसार एक-दो सप्ताह मालिश करें और जब उच्च रक्तचाप कुछ नियन्त्रण में आ जाए तो सूर्य तप्त हरे पानी और नारंगी पानी का टॉनिक नियमानुसार लेते रहने से रक्तचाप नियन्त्रण में रहता है।

उच्च रक्त चाप में अगर सिर दर्द अधिक हो तो सूर्य चार्ज नारियल के नीले तेल से लाभ मिल जाता है। अनिद्रा हो तो सूर्य चार्ज नारियल के नीले तेल से अनिद्रा में लाभ मिल जाता है। उच्च रक्त चाप कम करने के लिये सूर्य तप्त हरे पानी से लाभ मिल जाता है।

उच्च रक्त चाप में कटि स्नान (हिप स्नान) टब में बैठ करके पेट की मालिश करने से हाजमा ठीक करने में तथा जमे हुए दूषित तथा विषैले पदार्थ निकाल फैंकने में बहुत मदद मिलती है। इसकी शारीरिक चिकित्सा के साथ-साथ काफी आराम करना चाहिए और नींद पूरी लेनी चाहिए। इसके आराम करने का तरीका सीखना चाहिए। रचनात्मक चिंतन की आदत डालनी चाहिए। नियमित रूप से योगाभ्यास करना चाहिए। उच्च रक्त चाप में अपने आहार-विहार, खान-पान, रहन-सहन की आदतें बदलने से लाभ मिलता है। आहार-विहार नियमित रूप से किया जाना चाहिए। इस में रेशेदार पदार्थ होने चाहिए। स्टार्च वाली वस्तुएं, चिकनाई और नमक का प्रयोग बहुत कम करना चाहिए।

कब्ज दूर करने के लिए हरी साग-भाजी तथा ताजे फल खाने चाहिए। हाजमे को ठीक करने के लिए दो भोजनों के बीच में काफी समय होना चाहिए तथा दो भोजनों के बीच में कुछ भी नहीं खाना चाहिए। दो भोजनों के बीच के समय में पानी अधिक पीना चाहिए ताकि गुर्दे अपना काम अधिक अच्छी तरह कर सकें और धमनियों की दीवारों पर चिपकने वाले लवणों और अन्य दूषित पदार्थों को बाहर निकाल सके। इसमें नशीली चीजें नहीं लेनी चाहिए तथा धूम्रपान करना बिल्कुल बन्द कर देना चाहिए।

जब उच्च रक्तचाप कुछ नियंत्रण में आ जाए तो सूर्य तप्त नारंगी पानी और सूर्य तप्त हरे पानी का टॉनिक नियम अनुसार पीते रहना चाहिए। यह टॉनिक इस प्रकार है– सूर्य किरण और रंग चिकित्सा के माध्यम से तैयार किया हुआ हरे रंग की बोतल का सूर्य तप्त पानी दिन में तीन बार खाली पेट सुबह का नाश्ता, दोपहर के भोजन तथा रात के भोजन से आधा घंटा पहले सौ से दो सौ ग्राम की मात्रा में पीना चाहिए क्योंकि सूर्य तप्त हरा पानी रक्त शोधक होता है। इसी तरह दिन में तीन बार भोजन के दस मिनट बाद सूर्य तप्त

नारंगी पानी चालीस से अस्सी ग्राम तक की मात्रा तक पीना चाहिए क्योंकि यह भोजन को भली-भांति पचाने में मदद करता है तथा खून के लाल कण भी बढ़ा देता है।

निम्न रक्तचाप

कारण तथा लक्षण: जब आवश्यकता अनुसार हृदय में ठीक तरह से रक्त नहीं पहुंचता है और हृदय द्वारा मस्तिष्क को नया रक्त न पहुंचने की वजह से मस्तिष्क में वात वायु बढ़ जाती है। इसके जिन कारणों से रक्त कम बनता है उन कारणों को दूर करना चाहिए। निम्न रक्त चाप यदि हृदय की कमज़ोरी के कारण हुआ हो तो दिन में तीन बार सूर्य तप्त नारंगी पानी चालीस ग्राम से अस्सी ग्राम की मात्रा में पीना चाहिए। क्योंकि सूर्य तप्त नारंगी पानी में लौह भस्म के तत्त्व, अभ्रक भस्म के तत्त्व, शिलाजीत के तत्त्व समाये हुए होते हैं।

उपचार: निम्न रक्त चाप के रोगी को ज्यादा मीठी चाय तथा ज्यादा मीठा दूध या कॉफी देनी चाहिए।

दिन में चार-पांच बार सूर्य किरण और रंग चिकित्सा के माध्यम से तैयार सूर्य तप्त हरा पानी दो भाग और सूर्य तप्त सफेद बोतल का पानी दो भाग मिलाकर कम से कम दो सौ ग्राम तक की मात्रा में लें तथा सूर्य तप्त नारंगी पानी दिन में दो बारं पचास ग्राम तक की मात्रा में लें। सुबह-शाम चाय की जगह गर्म पानी में शहद और नीबू मिलाकर लेना चाहिए। टांगों पर सूर्य चार्ज तिलों के लाल तेल की मालिश करें। खासकर टांगों की पिंडलियों पर मालिश नीचे से ऊपर की तरफ करनीं चाहिए। ऐसा कुछ दिन तक करने से निम्न रक्तचाप में आराम आ जाता है।

उच्च रक्तचाप में दिमागी परेशानी और एलर्जी

उपचार: सूर्य किरण और रंग चिकित्सा के माध्यम से तैयार सूर्य तप्त हरा पानी दिन में तीन बार सौ से एक सौ पचास ग्राम की मात्रा तक लें। सूर्य चार्ज नारियल के नीले तेल की सिर में, तालू पर पांच-छः बूंदें डालकर हाथ की अगली पोरों से धीरे-धीरे पांच-दस मिनट तक मालिश करें तथा माथे और कनपटी पर भी मलें तथा एक सप्ताह के लिए सूर्य चार्ज हरे रंग की मिश्री के पांच से दस दाने दिन में तीन बार चूसने से दिमागी परेशानी दूर हो जाती है।

सूर्य किरण और रंग चिकित्सा के माध्यम से तैयार सूर्य चार्ज नारियल के नीले तेल की दिन में दो बार दोपहर तथा रात को—सिर के, तालू पर पांच-सात बूंदें डालकर हाथ की अगली पोरों से दस-पंद्रह मिनट तक धीरे-धीरे मालिश करने या मलने से आराम आ जाता है।

निम्न रक्तचाप से बच्चेदानी का लटकना और योनि द्वार से सफेद पानी का आना

उपचार: सूर्य किरण और रंग चिकित्सा के माध्यम से तैयार सूर्य तप्त हरे पानी से योनि में छपके मारें तथा अंदर तक धोएं। उसके बाद बिल्कुल साफ कपड़ा या रूई का फाहा

बनाकर सूर्य तप्त हरे पानी से भिगोकर गच्च करके योनि के अंदर रखें और दिन में तीन-चार बार इस फाहे को बदलते रहें और कमर पर सूर्य चार्ज तिलों के लाल तेल की मालिश करें तथा सूर्य चार्ज नारियल के नीले तेल की पेडू पर मालिश करें।

सूर्य तप्त हरा पानी तथा सूर्य तप्त नारंगी पानी बराबर मिलाकर सौ से एक सौ पचास ग्राम तक की मात्रा में दिन में दो-तीन बार खाली पेट पीएं तथा सूर्य चार्ज सरसों का हरा तेल योनि के अन्दर मलने या लगाने से श्वेत प्रदर में लाभ होगा।

बच्चेदानी के लटकने का उपचार: इस अवस्था में सूर्य किरण और रंग चिकित्सा के माध्यम से तैयार सूर्य तप्त हरे पानी से योनि को धोएं। सूर्य चार्ज तिलों के लाल तेल की कमर पर मालिश करें और स्टिज़ स्नान करें।

सिर दर्द के लिए

रात को सोते समय सिर में तालू पर सूर्य किरण और रंग चिकित्सा के माध्यम से नीले रंग की बोतल से तैयार नारियल के नीले तेल की पांच-सात बूंद डाल कर हाथ की आगे वाली पोरों से कम से कम दस-पंद्रह मिनट धीरे-धीरे मालिश करें या मलें। ऐसा करने से पांच-सात मिनट में ही सिर का भारीपन तथा सिर की दर्द ठीक हो जाएगी।

हृदय के सभी रोगों के उपचार की तालिका

रोग का नाम	सूर्य तप्त पानी	सूर्य चार्ज औषधि	रंगीन सूर्य की किरणें	रंगीन सूर्य चार्ज हवा	रंगीन पानी में भिगी कपड़े की पट्टी
हृदय रोग	गहरा नीला	हरा तेल सरसों	गहरा नीला	—	छाती पर हरी सूर्य रोशनी, रात को बल्ब की रोशनी
दिल की धड़कन	हरा-नारंगी	हरा तेल सरसों	हरी	----	रोशनी-हरे पानी की पट्टी
दिल में जलन	टॉनिक	हरा तेल सरसों	हरी	----	रोशनी-हरे पानी की पट्टी
दिल का कुचलना	हरा-नारंगी	हरा तेल सरसों	हरी	----	रोशनी-हरे पानी की पट्टी
हृदय कांपना	हरा-नारंगी	हरा तेल सरसों	हरी	----	रोशनी-हरे पानी की पट्टी
हृदय शूल (दर्द)	टॉनिक	हरा तेल सरसों	हरी	----	रोशनी-हरे पानी की पट्टी
हृदय का आकार में छोटा या बड़ा होना	हरा-नारंगी	हरा तेल सरसों	हरी	----	रोशनी-हरे पानी की पट्टी
हृदय शोध (हार्ट फेल)	हरा-नारंगी	हरा तेल सरसों	हरी	----	रोशनी-हरे पानी की पट्टी

●●●

17

बाल रोग

बच्चों के रोगों का इतिहास, सिद्धान्त, कार्यप्रणाली, कारण, लक्षण, परहेज तथा उपचार

बच्चों को साधारणत: यह रोग होते हैं- पेट दर्द, सिर दर्द, कब्ज के कारण सिर दर्द, कान में दर्द, कान में पीप पड़ जाने पर दर्द, पेट में कीड़े, उल्टी, लू लग जाना, बदहजमी हो जाना, दस्त लगना, गर्मी से दस्त लगना, गले में कऊआ लटकना, पीले दस्त, दांत निकलने पर, गुदा से काव बाहर निकलना, बच्चों के हाथ-पांव ऐंठना, शिशुकाल में खांसी, फेफड़ों की झिल्ली में पानी, काली खांसी, मसूड़ों का दर्द, मसूड़ों की सूजन, आंखों की सूजन, बड़ी माता, खसरा या छोटी माता। बच्चों के रोने का इनमें से कोई भी कारण हो सकता है। इन बातों का ध्यान रखते हुए बच्चे का सही उपचार करें।

1. माताएं जब बच्चों को अपना दूध नहीं पिलाती हैं और गाय या किसी अन्य प्रकार का दूध पिलाती हैं तो बालक रोगी हो जाता है।
2. बालक को अधिक या जल्दी दूध पिलाने से भी बालक रोग ग्रस्त हो जाता है।
3. अत्यंत गर्म या अत्यंत ठण्डा दूध पीने से बालक के शरीर में रोग हो जाते हैं।
4. माता के गलत आहार-विहार अपथ्य से दूध पीने वाला बालक दुखी रहता है।
5. ठण्डी खिचड़ी या ठण्डे पदार्थ खाने से बालक रोगी हो जाता है।
6. मिट्टी या खड़िया आदि खाने से बालक को उदर (पेट) के रोग लग जाते हैं।
7. अधिक पौष्टिक पदार्थो का सेवन करने से पेट में गड़बड़ी पैदा होने पर बच्चा रोगी हो जाता है।
8. बच्चों को कम सोने देने से भी बच्चा सुस्त और रोगी हो जाता है।
9. किसी अन्य बीमार रोगी से छूत की बीमारी लग जाने के कारण या अन्य रोगी बालकों का जूठा खाने से बालक बीमार हो जाता है।
10. बच्चे को हर समय गोद में लिए रहने से बालक रोगी हो जाता है।
11. भयानक रूप देखने से अथवा भयानक शब्द सुनने से बालक रोगी हो जाता है।

12. बच्चे के शरीर में तेल आदि न मलने से भी बालक रोगी हो जाता है।
13. बच्चे को हर किसी स्त्री-पुरुष द्वारा खेलने-खिलाने, खाने के लिए कुछ न कुछ दे देने के कारण भी उसके शरीर में रोग लग जाता है।
14. गर्भवती माता का दूध पीने से भी बच्चा रोगी हो जाता है।
15. प्रायः देखा जाता है कि घर के काम-धंधे पूरे करने के लिए माताएं बालक को अफीम या पोस्त का नशा कराके एक स्थान पर लिटा देती हैं और आप घर के काम करने में लीन रहती हैं। किन्तु इससे भारी हानि यह होती है कि बालक कभी ऐसे नशे में आ जाता है कि फिर कभी जागता ही नहीं और यह नशा मौत का कारण बन जाता है इसलिए उसे नशीली वस्तुओं से भी बचाना चाहिए।
16. बच्चे को खिलाने-पिलाने के तुरन्त बाद स्नान नहीं कराना चाहिए। इससे उसके बीमार हो जाने की आशंका बनी रहती है।
17. बालक को प्रत्येक वस्तु जो भी पड़ी हुई नजर आ जाती है उसको मुंह में ले लेने के कारण बालक के स्वास्थ्य में खराबी आ जाती है।

बालकों को स्वस्थ रखने के कुछ नियम

1. बालकों का शरीर अत्यंत कोमल होता है इसलिए उसे बहुत ही हल्के हाथों से उठाना चाहिए, जिससे बालक के कोमल शरीर में जरा भी कष्ट न पहुंच पाए।
2. बालक को खिलाते समय ऊपर-नीचे उछालना नहीं चाहिए। इससे बालक डर जाता है तथा वायु कुपित हो जाती है।
3. सोते समय बालक को अचानक नहीं जगाना चाहिए क्योंकि उसके जागने से उसके हृदय में डर प्रवेश कर जाता है। जिससे बालक रोगी हो जाता है।
4. छोटे बालक को अधिक जमीन पर नहीं छोड़ना चाहिए क्योंकि उस समय तक अधिक बैठने की शक्ति बालक में नहीं होती हैं और बड़े होने पर उसके कुबड़े होने की आशंका रहती है।
5. बालक के हाथ में जो भी चीज पड़ जाती है उसे ही मुंह में डालकर चबाने लग जाता है। इसलिये उसके हाथ में कोई ऐसी वस्तु नही जानी चाहिये जो मुंह में देने पर गले में अटक जाये और बालक के प्राण संकट में पड़ जाए।
6. बालक के हाथ-पैर हिलते रहने से वह बड़ा प्रसन्न रहता है। इसलिए उसे पालने में डालकर हिलाते रहना चाहिए, जिससे उसकी पाचन-शक्ति ठीक रहती है और वह प्रसन्न रहता है।
7. बालक के लिए सबसे उत्तम भोजन बालक की मां का दूध होता है। यदि मां के स्तनों में बच्चे के लिये पर्याप्त दूध न हो तो दिन में कई बार थोड़ा-थोड़ा गाय का या बकरी का दूध देना सर्वश्रेष्ठ है।

बच्चे का हिचकी रोग

हिचकी के समय शरीर की वायु रुक-रुक कर ऊपर की तरफ आने लगती है। उस समय ऐसा मालूम होता है जैसे वायु कलेजे और आंतों को खींच कर मुख की ओर आ रही हो। उस समय बच्चे की हृदयगति तीव्र हो जाती है और हृदय में एक धक्का सा लगने लगता है।

उपचार: सूर्य किरण और रंग चिकित्सा के माध्यम से सूर्य चार्ज नारंगी मिश्री का एक दाना पीस कर बच्चे के मुंह के अन्दर तालू में लगाएं। साथ ही एक छोटी चुटकी चूर्ण की तालू में लगाने से हिचकी में आराम आ जाता है।

लीवर और तिल्ली के रोग

यह बच्चे के पेट में बायीं ओर एक प्रकार की पथरी समान होती है जिसे हम लीवर या तिल्ली कहते हैं। उसी प्रकार दायीं ओर एक पथरी समान होती है जिसे हम लीवर कहते हैं। इनमें वायु भर जाने पर इसका आकार बढ़ जाता है और बच्चे या युवा पुरुष को बहुत पीड़ा महसूस होती है।

उपचार: सूर्य किरण और रंग चिकित्सा के माध्यम से सूर्य तप्त नारंगी पानी दिन में तीन-चार बार उम्र के अनुसार दस ग्राम से पच्चीस ग्राम की मात्रा तक दें। सूर्य चार्ज तिलों के तेल कौ तिल्ली तथा लीवर पर मल कर लाल सैलोफिन कागज की सूर्य रोशनी दें। यह उपचार बच्चे के इस रोग में लाभदायक है।

बच्चों की नाभि का पक जाना

उपचार: कभी-कभी नाभि पर नाल लटकते समय बालक की नाभि गहरी न होकर ऊपर को फूल जाती है और वह हाथी के सूंड की तरह बाहर निकल जाती है, उसे नाभि सूंड कहते हैं। सूर्य किरण और रंग चिकित्सा के माध्यम से तैयार सूर्य चार्ज नारियल के नीले तेल को नाभि पर लगा कर नाभि को हाथ से दबाकर पक्के स्थान पर बिठाकर एक गद्दी रखकर वहीं बांध देना चाहिए। इस क्रिया को करने से थोड़े ही दिन में लाभ होता है। अगर बच्चे की नाभि पक गई हो तो सूर्य चार्ज नारियल कां नीला तेल लगाकर सेक देने से आराम आ जाता है और सूजन दूर हो जाती है।

गुदा का पक जाना तथा गुदा से काव निकलना

गुदे में मल के लगे रहने से या बालकों के गुदे को अच्छी तरह न धोने से गुदे में पसीने के साथ रक्त कफ के विकार से गुदे के भीतर घाव हो जाते हैं और उनमें खुजली आदि बहुत से रोग प्रकट हो जाते हैं।

उपचार: इस रोग का उपचार इस प्रकार है– सूर्य किरण और रंग चिकित्सा के माध्यम से तैयार सूर्य तप्त नीले पानी से गुदे को धोएं और सूर्य चार्ज नारियल के नीले तेल की गुदे में बत्ती बनाकर लगाएं या उंगली से अंदर तक चुपड़ दें। ऐसा करने से गुदे से काव निकलना बंद हो कर ठीक हो जाता है।

रात को बच्चे का बिस्तर पर पेशाब निकलना

इस इलाज के लिए सूर्य किरण और रंग चिकित्सा के माध्यम से तैयार सूर्य तप्त नारंगी पानी तीन भाग और सूर्य तप्त हरा पानी एक भाग मिलाकर बच्चे की आयु के अनुसार दें। एक साल से ऊपर की उम्र वाले बच्चे को दो से चार चाय के चम्मच के बराबर ही औषधि देनी चाहिए तथा चार दाने सूर्य चार्ज लाल मिश्री के दें। कुछ दिन ऐसा करने से बच्चा रात को बिस्तर पर पेशाब करना धीरे-धीरे बंद कर देगा।

बच्चों का पेट दर्द

बच्चों को पेट दर्द का रोग कई प्रकार का होता है। जिसमें पेट में कीड़े, उल्टी, पेट फूलना तथा बेचैनी आदि।

उपचार: सूर्य किरण और रंग चिकित्सा के माध्यम से तैयार सूर्य चार्ज लाल मिश्री बच्चों को उम्र के अनुसार एक से चार दाने तक देने से बच्चे का पेट दर्द ठीक हो जाता है और दिन में दो-तीन बार एक चम्मच सूर्य तप्त नारंगी पानी देने से पेट दर्द में आराम आ जाता है।

बच्चे का बिना कारण रोना

उपचार: अगर शिशु के रोने का कारण माताओं को समझ में न आए तो सूर्य किरण और रंग चिकित्सा के माध्यम से तैयार सूर्य चार्ज नारंगी रंग की मिश्री का एक दाना पीस कर शिशु के मुंह के अन्दर तालू पर लगा देने से बच्चा रोना बंद कर देता है।

कब्ज के कारण सिर दर्द

अक्सर बालक अधिक भोजन कर लेते हैं या अधिक दूध पी लेते हैं जिसके कारण बच्चे बीमार पड़ जाते है। इसकी वजह से बच्चे की पाचन शक्ति कमज़ोर हो जाती है। इसके परिणामस्वरूप वमन करना, दस्तों में रुकावट, अजीर्ण, अतिसार, मुंह से लार निकलना आदि विकार होने लगते हैं। ऐसी अवस्था में कम मात्रा में दूध का सेवन करना चाहिए। बच्चे की पाचन शक्ति को ध्यान में रखते हुए नया भोजन तभी देना चाहिए जब पहले किया हुआ भोजन पच जाए।

उपचार: कब्ज के लिए सिर दर्द हो तो सूर्य किरण और रंग चिकित्सा के माध्यम से तैयार सूर्य चार्ज नीली ग्लिसरीन की गुदे में बत्ती बनाकर दें या उंगली से अंदर तक चुपड़ दें। इससे कब्ज ठीक होगी और सूर्य चार्ज नारियल के नीले तेल की चार-पांच बूंदें सिर से तालू पर डालकर हाथ की अगली पोरों से धीरे-धीरे आठ-दस मिनट मलें। सूर्य तप्त हरा पानी दिन में तीन-चार बार प्यास के अनुसार पिला सकते हैं। ऐसा करने से कब्ज और सिर दर्द में आराम आ जाता है।

कान में दर्द और पीप आदि होने पर

उपचार: यदि कान में मैल इकट्ठा हो जाने के कारण दर्द होता हो या कोई जीव जन्तु

भीतर प्रवेश कर गया हो तो सूर्य किरण और रंग चिकित्सा के माध्यम से तैयार सूर्य चार्ज तिलों के लाल तेल को हल्का गुनगुना करके कान में एक-दो बूंद डालें और ऊपर से सेक देने से कान ठीक हो जाएगा।

बदहजमी हो जाने पर दस्त तथा पेट फूल जाने पर अफारा

खाए हुए पदार्थ का पूरी तरह पाचन नहीं हो पाता तब पेट में पड़ा हुआ भोजन दूषित वायु के कारण सूख कर अपने मार्ग से नहीं निकल पाता तब अचानक पेट फूलने पर (अफारा) रोग या बदहज़मी रोग हो जाता है। इसके लक्षण इस प्रकार हैं–

1. अफारा रोग में पेट फूल जाता है।
2. मल-मूत्र में रुकावट आ जाती है।
3. मस्तिष्क में पीड़ा पैदा हो जाती है।
4. पेट में दर्द हो जाता है तथा (प्यास) तृषा या उल्टी हो जाती है।
5. शरीर में भारीपन आने के साथ-साथ कभी-कभी मूर्छा आदि का रोग हो जाता है।

उपचारः सूर्य किरण और रंग चिकित्सा के माध्यम से तैयार सूर्य तप्त नांरगी पानी दिन में दो-तीन बार आयु के अनुसार पिलाएं और सूर्य चार्ज लाल मिश्री पीस कर चटाएं।

गर्मी से दस्त लग जाने पर

उपचारः दिन में दो-तीन बार सूर्य किरण और रंग चिकित्सा के माध्यम से तैयार सूर्य तप्त नीला पानी तीन भाग और सूर्य तप्त हरा पानी एक भाग मिलाकर बीस ग्राम से पच्चीस ग्राम की मात्रा तक एक सप्ताह देने से गर्मी से हुए दस्त में आराम आ जाता है।

पेट में कीड़े

उपचारः दिन में तीन-चार बार सूर्य किरण और रंग चिकित्सा के माध्यम से तैयार सूर्य तप्त हरा पानी आयु के अनुसार पिलाएं। अगर गुदा में धागे जैसे कीड़े हो गए हों तो सूर्य चार्ज नारियल के नीले तेल की बत्ती बनाकर गुदा में लगाने से कीड़े मर जाते हैं और आराम आ जाता है।

उल्टी

बच्चों को फल और दूध का सर्वोत्तम भोजन करवाना चाहिए। फल ताज़े व दोष रहित खिलाने चाहिए। बच्चों को मिठाई, गरिष्ठ भोजन तथा चटपटी चीजों से बचाना चाहिए। यह बच्चों के स्वास्थ्य के लिए हानिकारक होते है।

उपचारः उल्टी होने पर शिशु को सूर्य किरण और रंग चिकित्सा के माध्यम से तैयार सूर्य तप्त नारंगी पानी आयु के अनुसार पिलाएं और सूर्य चार्ज लाल मिश्री एक-दो दाने पीस कर चटाने से उल्टी ठीक हो जाती है।

लू लग जाने पर

बच्चों को अधिक देर तक गोदी में नहीं रखना चाहिये। बच्चों को खुली हवा में स्वच्छ और प्रसन्नता पूर्वक खेलने-कूदने देना चाहिए।

उपचारः लू लग जाने पर सूर्य किरण और रंग चिकित्सा के माध्यम से तैयार सूर्य तप्त नीला पानी बच्चे को आयु के अनुसार दिन में तीन बार पिलाने से आराम आ जाता है।

दांत निकलने पर

उपचारः सूर्य किरण और रंग चिकित्सा के माध्यम से तैयार किया हुआ सूर्य तप्त सफेद बोतल का पानी दिन में तीन-चार बार पच्चीस ग्राम की मात्रा तक दें और सूर्य चार्ज नारियल के नीले तेल की सिर में तालू पर पांच-छः बूंदें डालकर धीरे-धीरे हल्की-हल्की दस मिनट तक मालिश करें। यह सूर्य तप्त सफेद पानी ग्राईप वाटर से भी बढ़िया टॉनिक है। ऐसा करने से दांत सुगमता से निकल आते हैं।

मसूड़ों में सूजन

उपचारः मसूड़ों में सूजन के लिए सूर्य किरण और रंग चिकित्सा के माध्यम से तैयार सूर्य चार्ज नीली ग्लिसरीन का मसूड़ों पर लेप करने से मसूड़ों की सूजन ठीक हो जाती है।

पीले दस्त लग जाने पर

उपचारः सूर्य किरण और रंग चिकित्सा के माध्यम से तैयार सूर्य तप्त नीला पानी एक भाग और सूर्य तप्त हरा पानी दो भाग मिलाकर दिन में तीन बार आयु के अनुसार चालीस ग्राम की मात्रा तक दें। बदहजमी होने पर सूर्य तप्त नारंगी पानी दो भाग तथा सूर्य तप्त हरा पानी का एक भाग मिलाकर दिन में दो-तीन बार देने से बच्चे के दस्त ठीक हो जाते हैं।

गले में कऊआ लटकना

उपचारः अगर कऊआ लटकने के साथ दस्त लगे हों तो सूर्य किरण और रंग चिकित्सा के माध्यम से तैयार सूर्य चार्ज नीली ग्लिसरीन का मुंह के अन्दर गले में लेप करें और सिर में तालू पर सूर्य चार्ज नारियल के नीले तेल की चार-पांच बूंदें डालकर हाथ की अगली पोरों से धीरे-धीरे हल्का-हल्का मलें तथा सूर्य तप्त नीले पानी का एक भाग और सूर्य तप्त हरे पानी का दो भाग मिलाकर देने से आराम आ जाता है।

काली खांसी

उपचारः काली खांसी में सूर्य किरण और रंग चिकित्सा के माध्यम से तैयार सूर्य तप्त नारंगी पानी दिन में तीन-चार बार आयु के अनुसार पिलाएं और सूर्य चार्ज नारंगी मिश्री तीन-चार बार आयु के अनुसार दें। छाती और पीठ पर सूर्य चार्ज तिल्ली के लाल तेल की मालिश करने से काली खांसी ठीक हो जाती है।

बच्चों की सेहत

दूध और गाजर का रस एक साथ देने से बच्चों की सेहत बनती है। बादाम की गिरी से छिलका उतार कर उसमें मिश्री या दूध मिला कर हर रोज़ बच्चे को पिलाने से बच्चे की सेहत बनती है। ऐसा करने से बच्चे के शरीर में लोहा, चूना या फास्फोरस की कभी भी कमी नहीं आएगी।

बच्चे का दुबलापन

बच्चों को प्रतिदिन ताजा गाजर का जूस पिलाने से बच्चे हृष्ट-पुष्ट हो जाते हैं या सूर्य चार्ज लाल मिश्री के एक-दो दाने पीसकर चटाते रहने से शिशु की कमजोरी ठीक हो जाती है। दिन में तीन बार भोजन से पहले सूर्य तप्त हरा पानी आयु के अनुसार दें और सूर्य तप्त नारंगी पानी शिशु को एक चाय के चम्मच से और एक साल से ऊपर के बच्चे को दो से तीन चम्मच के बराबर लम्बे समय तक देते रहने से बच्चे की कमजोरी में लाभ होकर बच्चा हृष्ट-पुष्ट हो जाता है।

बच्चों में मिट्टी का खाना

उपचारः इस रोग में सूर्य किरण और रंग चिकित्सा के माध्यम से सूर्य तप्त नारंगी पानी दस से बीस ग्राम की मात्रा तक बच्चे को दिन में तीन-चार बार दें तथा सूर्य चार्ज नारंगी मिश्री के एक-दो दाने बच्चे को उम्र के अनुसार दिन में दो-तीन बार दें। कैल्शियम की कमी को दूर करने के लिये सूर्य तप्त सफेद पानी की खुराक दिन में तीन-चार बार दें। ऐसा करने से बच्चे की मिट्टी खाने की आदत छूट जाएगी, पेट के कीड़े मर जाएंगे तथा बच्चा अपनी पूरी खुराक लेनी शुरू कर देगा।

शिशु की बेचैनी

उपचारः सूर्य किरण और रंग चिकित्सा के माध्यम से तैयार सूर्य चार्ज लाल मिश्री बैचेनी के समय एक-दो दाने पीस कर तालू में लगा देने से बच्चे की बेचैनी ठीक हो जाती है।

बच्चों का खून न बनना

बच्चों को झिड़कना तथा डांटना नहीं चाहिए। उनकी गलती को दोहरा कर अपना मनोरंजन नहीं करना चाहिए। जहां बच्चे भूल रहे हों वहां बच्चों को समझाना चाहिए। बच्चे जो जैसा जानना चाहते हों वैसा ही ज्ञान करा देना चाहिए। क्रोध की अपेक्षा प्रेम से बच्चों की इच्छा के अनुसार ही बच्चों को समझाएं।

उपचारः इस रोग में बच्चे का चुस्तपन न होने के बराबर रह जाता है और दिन में बच्चा कमजोरी के कारण लेटा रहता है। इसके इलाज के लिए दिन में तीन-चार बार आयु के अनुसार सूर्य चार्ज नारंगी मिश्री दें और सूर्य तप्त नारंगी पानी दिन में तीन-चार बार दस-पन्द्रह ग्राम की मात्रा तक पिलाएं। लगातार कुछ दिन ऐसा करने से बच्चा ठीक हो जाता है।

खुजली

कारण: बालक के शरीर में छोटी-छोटी बहुत सी फुंसियां हो जाती हैं जिनमें खुजली और जलन होती हैं। यह दो प्रकार की होती है। छोटी तथा फफोले जैसी। छोटी फुंसियों में केवल रह-रह कर तीव्र खुजलाहट होती है तथा बड़ी फुंसियां पक कर उनसे दूषित रक्त बहने लगता है और घाव हो जाते हैं।

उपचार: इसके उपचार के लिए सूर्य किरण और रंग चिकित्सा के माध्यम से तैयार सूर्य तप्त हरा पानी दिन में पांच-छः बार प्यास के अनुसार पिलाना चाहिए और सूर्य चार्ज नारियल के नीले तेल की मालिश करें। अगर फुंसियां हों तो फुंसियों के ऊपर भी नारियल का नीला तेल लगाने से फुंसियां और खुजली में आराम आ जाता है।

होठों का फटना

हमेशा बालकों के, बड़े पुरुषों के होठों में खुश्की के कारण होंठ खुश्क हो कर फट जाते हैं। उनमें वायु के आघात से पीड़ा होने लगती है। होठों के फट जाने पर सूर्य किरण और रंग चिकित्सा के माध्यम से सूर्य चार्ज नीली बोतल की तैयार वैस्लीन होठों पर लगाने से बहुत जल्दी आराम आ जाता है।

पेशाब का अपने-आप निकल जाना

उपचार: इस रोग में सूर्य किरण और रंग चिकित्सा के माध्यम से तैयार केवल सूर्य तप्त नारंगी पानी दिन में दो-तीन बार आयु के अनुसार पिलाएं। ऐसा करने से पेशाब का अपने आप निकलना बंद हो जाता है।

बच्चों की मामूली खांसी

उपचार: खांसी के लिए सूर्य किरण और रंग चिकित्सा के माध्यम से तैयार सूर्य चार्ज नारंगी बोतल की मिश्री आयु के अनुसार देने से खांसी ठीक हो जाती है।

बच्चों का गठिया रोग

बच्चों के रोगों में जो होने वाले कारण बताए गए हैं उन कारणों से बच्चों को बचाना चाहिए। सबसे पहले बच्चों के लिए दूध में शुद्धि होनी चाहिए। यदि बच्चा भोजन खाने लगा हो तो अन्य आहार-विहार खाने-पीने की वस्तुओं का ठीक प्रबन्ध करना चाहिए। यदि बच्चे को माता के दूध की खराबी से सूखा रोग हो गया हो तो माता के दूध को शुद्ध कराने के लिये उपचार करना चाहिए तथा जब तक सही उपचार न हो तब तक के लिए बच्चे को माता का दूध पिलाना बंद करा देना चाहिए। इसकी जगह पर गाय का दूध या बकरी का दूध विधिपूर्वक उबाल कर शुद्ध करके पिलाना चाहिए। बच्चों को बच्चों के योग्य चिकित्सक से मिल कर बच्चों का जल्दी और सही उपचार करवाना चाहिए।

उपचार: सूर्य किरण और रंग चिकित्सा के माध्यम से तैयार सूर्य चार्ज तिल्ली के लाल

तेल की शरीर पर मालिश दो से तीन महीने लगातार करें और दिन में तीन-चार बार सूर्य तप्त नारंगी पानी दस से पंद्रह ग्राम तक पिलाएं और बीस-पच्चीस दिन तक सूर्य चार्ज लाल मिश्री दो से चार दाने तक देने से गठिया जड़ से निकल जाता है।

गले या मुख पर घाव

उपचारः बच्चे को यदि गले में या मुख के अन्दर घाव या छाले हो जाएं तो उसके उपचार के लिये सूर्य किरण और रंग चिकित्सा के माध्यम से सूर्य तप्त नीले रंग की बोतल से दिन में दो-तीन समय कुल्ली करें। अगर रोगी बच्चा हो तो उसे थोड़ा सा सूर्य तप्त नीला पानी पिला दें। इसके बाद सूर्य चार्ज नीली ग्लिसरीन का गले के भीतर घाव व छालों पर लगाने से सूख कर आराम आ जाता है।

अधिक प्यास

इस रोग के द्वारा शरीर में गर्मी की अधिकता होने से मुख, गला, होंठ और तालू यह सब सूख जाते हैं। गर्मी होने के कारण शरीर में जलन होने का सन्ताप, मोह, भ्रम आदि इस रोग के लक्षण उत्पन्न हो जाते हैं। इससे प्यास अधिक लगती है।

उपचारः इसके उपचार के लिए सूर्य किरण और रंग चिकित्सा के माध्यम से सूर्य तप्त तैयार नीला पानी तीन भाग तथा सूर्य तप्त हरा पानी एक भाग मिला कर रोगी की आयु के अनुसार दिन में चार-बार समय से देने पर आराम आ जाता है।

बच्चों का सूखा रोग

कारणः छोटे बच्चों का ठीक प्रकार से उपचार न होने के कारण काल के मुंह में चले जाने का खतरा हो जाता है। बच्चों की मृत्यु का कारण बुखार, दस्त, पेचिश, जबरदस्त खांसी, पसली, मोतीझरा रोग, खसरा या बड़ी माता और सूखा आदि रोग हैं। इन सब रोगों में सूखा रोग सबसे अधिक भयंकर, कष्टदायक तथा असाध्य है। दुर्भाग्य से यह रोग बच्चों में अधिक होता है। सूखा रोग किसे कहते हैं? इस रोग को वैद्य शास्त्र में सूखना कहते हैं। यह रोग एक कमजोर रोग का भेद है। जिस तरह तपेदिक जैसा असाध्य रोग होता है उसी प्रकार बच्चों का यह रोग भी असाध्य होता है। जिस रोग में बच्चा दिन-प्रतिदिन घटता ही जाए और उस रोग के साथ ज्वर, खांसी, दस्त, उदर विकार, रक्त-मांस की कमी तथा हड्डियों की क्षीणता होती जाए उसे सूखा रोग कहते हैं।

लक्षणः सूखा रोग का बच्चा ज्यादा दुर्बल हो जाने के कारण हर समय थोड़ा बहुत बुखार उसे लगा ही रहता है। दिन-रात में बुखार कभी तेज़ हो जाता है, खांसी रहती है, खांसी में कभी कफ आता है तथा कभी कफ नहीं आता, खांसी के विकार में फेफड़ों में बलगम बोलता रहता है, पेट सख्त हो जाता है, पेट में खाने वाली वस्तु न पचने के कारण मल की गांठें पड़ जाती हैं या फिर कभी-कभी अचानक पतले दस्त हो जाते हैं, बच्चे को भूख कम लगती है या फिर कभी लगती ही नहीं, बच्चों का कुछ भी खाने को मन नहीं करता,

मां का दूध पीने में भी हिचकिचाता है, स्वभाव में चिड़चिड़ापन तथा हर समय रूऊँ-रूऊँ करता रहता है। शरीर में रक्त तथा मांस की कमी हो जाने के कारण हाथ-पांव सूख कर पतले से हो जाते हैं। बच्चे की आवाज काफी कमजोर हो जाती है तथा सूखे रोग का बच्चा हर प्रकार से आशक्त हो जाता है।

सूखे रोग से बचने के उपाय

सूखा रोग से ग्रस्त बच्चों की टांगें बहुत पतली और कमज़ोर हो जाती हैं, पेट की तोंद बाहर निकल आती हैं, सूखा रोग का कारण होता है पौष्टिक तत्त्वों की आहार में कमी का हो जाना। विशेष रूप में कैल्शियम की कमी, विटामिन 'डी' की कमी, फास्फोरस की कमी से यह सूखा रोग हो जाता है। जरूरत के अनुसार कैल्शियम न मिलने के कारण हड्डियां कमजोर पड़ने लगती हैं। सूखा रोग में बच्चे की शारीरिक गतिविधियां सहजता और स्फूर्ति के साथ सम्भव नहीं हो पातीं। इसमें रीढ़ की हड्डी कमज़ोर हो जाती है। तब बच्चा शरीर के भार को ठीक प्रकार से सम्भाल नहीं पाता।

सूखा रोग का बच्चा अपने पैरों को या तो काफी फैला कर बैठता है या फिर एक टांग के ऊपर दूसरी टांग को रख कर ही बैठ पाता है। सूखे रोग के बच्चे के दांत भी देर से निकलते हैं और कमज़ोर हो जाता है तथा देखने में कुरुप भद्दा तथा बेडोल लगता है।

उपचारः सूखा रोग के बच्चे के शरीर की समुचित वृद्धि के लिए विटामिन तथा लौह तत्त्व धातु, कैल्शियम आदि की आवश्यकता होती है। वैसे तो बच्चे को अपनी मां के दूध से ऊपर लिखी हुई धातुओं की समुचित पूर्ति होती है।

प्रातःकालीन धूप में बच्चे के शरीर में बहुत ही ताकत वाली एक्स्ट्रा अल्ट्रावायलेट किरणें लगें ऐसी व्यवस्था अवश्य करनी चाहिए। थोड़ा सा दिन चढ़ने पर सर्दियों में सूर्य चार्ज तिलों के नारंगी तेल की तथा गर्मियों में सूर्य चार्ज नारियल के नीले तेल की मालिश करनी चाहिए। मालिश करने के बाद बच्चे को धूप का सेवन करना विशेषकर शीत ऋतु में बहुत उपयोगी तथा बहुत ही आवश्यक होता है। दूध और धूप यह दोनों चीजें बच्चे को उचित मात्रा में मिल सकें। यह सूखा रोग से उसकी सर्वोत्तम सुरक्षा का उपाय हो जाता है।

सूर्य तप्त सफेद रंग की बोतल का तैयार किया हुआ पानी कीटाणु रहित हो जाता है तथा बच्चों के लिए यह एक अच्छे टॉनिक का काम करता है। इसे सादे पानी के स्थान पर भी पी सकते हैं।

सूर्य तप्त हरे पानी में सूर्य तप्त नारंगी रंग का पानी बराबर मात्रा में मिला कर थोड़े-थोड़े समय बाद बदल-बदल कर देने से सूखा रोग से पीड़ित बच्चे की शारीरिक शक्ति में उत्तेजना मिलती है।

बच्चों के समस्त रोगों की उपचार तालिका

रोग का नाम	सूर्य तप्त पानी	सूर्य चार्ज औषधि	रंगीन सूर्य की किरणें	रंगीन सूर्य चार्ज हवा	रंगीन पानी में भीगी कपड़े की पट्टी
बच्चे का कमजोरी से लेटे रहना	टॉनिक	नीला तेल नारियल	हरी	.....	सफेद-हरा पानी
बच्चे के गले से पीव आना	नीला पानी	नीली ग्लिसरीन	नीली	नीली	.....
बच्चों के दांत रोग	सफेद 3/4ए, हरा 1/4	नीली ग्लिसरीन	नीली	.....	----
बच्चों के दांत निकलने पर	सफेद पानी	----	----	----	----
बच्चों के दांतों की तकलीफ	सफेद, नीला पानी	----	----	----	----
बच्चा स्तन काटे	सफेद पानी	नीला तेल नारियल	.....	.....	.....
बच्चे का दूध न पीना	हरा+नारंगी टॉनिक	नारंगी मिश्री	लाल	.....	आयु के अनुसार
बच्चे का दूध कष्ट से पीना	हरा+नारंगी टॉनिक	नीली ग्लिसरीन	हल्का नीला	.....	ग्लिसरीन का मुंह में पेंट
बच्चे को पतला दस्त	गहरा नीला	.....	.....	.....	समय व आयु के अनुसार
बच्चे का बिना कारण रोना	नारंगी	नारंगी मिश्री	.....	.....	मिश्री पीसकर तालु में
बच्चे का अधिक रोना	हरा, नारंगी	नीला तेल नारियल	.....	.....	तेल सिर में तालु पर
बच्चे का बिस्तर में पेशाब	नारंगी	नारंगी मिश्री	लाल	.....	पेड़ू पर
बच्चे का सूखा रोग	हरा, नारंगी	नीला तेल नारियल	लाल	.....	सिर में तालु पर
बच्चे का दमा	नारंगी	नारंगी तेल तिल	लाल	लाल	तेल छाती और पीठ पर
बच्चों के दांत निकलना	सफेद	नीला तेल नारियल	.....	.....	सोते समय सिर के तालु में
बच्चे का भयानक तपकना	नीला	नीला तेल नारियल	.....	.....	सोते समय सिर के तालु में
बच्चे का रोते हुये उठना	हरा, नारंगी	नीला तेल नारियल	.....	.....	सोते समय सिर के तालु में
बच्चे में कैल्शियम की कमी	सफेद पानी	.....	.....	.....	.....
पसलियों का चलना/ निमोनिया	हरा पानी	नीला तेल नारियल	—	—	—
पेट की खराबी	नारंगी	नारंगी मिश्री	.....	.....	.....
बच्चे के पेट में कीड़े	नारंगी	नारंगी मिश्री	.....	.....	.....

सूखी/तर/कुकर खांसी	नारंगी	नारंगी मिश्री	.....	.....	.....
हड्डियों की मजबूती	सफेद+हरा पानी	—	—	—	—
चेचक/खसरा/छोटी माता	हरा पानी	नीला गाय का शुद्ध घी	.....	.....	.....
सात माह के बच्चे की कमजोरी	टॉनिक	नीला गाय का शुद्ध घी	.....	.....	.....
बच्चों की आम कमजोरी	टॉनिक	नीला गाय का शुद्ध घी	.....	.....	.....
गुदा से काव निकलना	टॉनिक	नीला तेल नारियल	.....	.....	.....
शिशुकाल में खांसी	नारंगी	नारंगी मिश्री	.....	.....	.....
फेफड़े की झिल्ली में पानी	हरा	हरा तेल सरसों	हरी	.....	.....
बच्चे की आंखों में सूजन	हरा	हरा गुलाब जल	हरी	.....	.....
मिट्टी खाने की आदत	सफेद पानी	.....	.....	.....	.....
बच्चे को बुखार	हरा पानी	नीला तेल नारियल	.....	.....	.....
बच्चे की मूर्छा	हरा पानी	नीला तेल नारियल	.....	.....	.....
बच्चे में खून न बनना	नारंगी पानी	नारंगी मिश्री	.....	.....	.....
बच्चे का सोने के बाद रोते हुए उठना	टॉनिक	नीला गाय का शुद्ध घी	.....	.....	.....
बच्चे का दिन में कई बार बिना कारण रोना	टॉनिक	नीला गाय का शुद्ध घी	.....	.....	.....
बच्चे की खुजली	टॉनिक	नीला तेल नारियल	.....	.....	.....
बच्चे के होठों का फटना	हरा पानी	नीली ग्लिसरीन	.....	.....	.....
पेशाब अपने आप निकलना	नारंगी पानी	लाल तिलों का तेल	.....	.....	.....
बच्चों की मामूली खांसी	नारंगी पानी	नारंगी मिश्री	.....	.....	.....
बच्चे का गठिया रोग	नारंगी पानी	लाल तिलों का तेल	.....	.....	.....
मियादी बुखार	हरा पानी	नीला तेल नारियल	.....	.....	.....
बच्चे का हैजा	नीला पानी	नीला तेल नारियल	.....	.....	.....
बच्चों का सूखा रोग	टॉनिक	नीला तेल नारियल	.....	.....	.....
बच्चे के हाथ-पैरों का खिंचाव और मरोड़	टॉनिक	नीला तेल नारियल	.....	.....	.....
बच्चे की गर्दन की कोडियों में सूजन	टॉनिक	लाल तेल तिलों का	.....	.....	.....
बच्चे का लकवा रोग	टॉनिक	लाल तेल तिलों का	.....	.....	.....
बच्चे का एग्जिमा	नीला पानी	नीला तेल नारियल	.....	.....	.....

●●●

18

स्त्री रोग

स्त्रियों के रोगों का इतिहास, सिद्धान्त, कार्य प्रणाली, कारण, लक्षण, परहेज तथा उपचार

गर्भधारण करने के बाद गर्भवती महिलाएं सूर्य किरण और रंग चिकित्सा की पद्धति को जारी रखें। ऐसा करने से गर्भ का विकास अच्छी तरह होता है तथा होने वाली सन्तान हृष्ट-पुष्ट होती है।

गर्भ अवस्था के समय तनाव से बचें

अगर गर्भवती महिला किसी कारण मानसिक तनाव में रहती है तो इसका सीधा असर गर्भ में पल रहे शिशु पर पड़ता है। इसलिये गर्भ अवस्था में महिलाओं को प्रसन्न ही रहना चाहिए ताकि बच्चा स्वस्थ और बुद्धिमान पैदा हो।

गर्भ में शिशु सचेतन प्राणी होता है तथा उसका अवचेतन मस्तिष्क उस अवधि की स्मृतियों को भली-भांति संजोये रहता है। माता के द्वारा की गयी क्रियाओं को वह जल्दी ही अपने अन्दर समेट लेता है। गर्भवती महिला को अपने शिशु के भविष्य के लिये मानसिक तनाव मुक्त तथा प्रसन्न और आशावादी रहना चाहिए।

श्वेत प्रदर

कारण: श्वेत प्रदर के रोग में महावारी से कुछ दिन पहले या कुछ दिन बाद योनि द्वार से रक्त के बिना पानी सा आ जाता है। इसे श्वेत प्रदर कहा जाता है।

श्वेत प्रदर के रोग में महिला को सिर में चक्कर आने की शिकायत हो जाती है। इससे हाथ-पैर दुखने लगते हैं। कमज़ोरी का बहुत अनुभव होता है। श्वेत प्रदर रोग की स्थिति में वैवाहिक महिलायें गर्भ को धारण नहीं कर सकतीं। यह रोग पूरी तरह योनि की सफाई न रखने से तथा अधिक संभोग करने से योनि तथा बच्चेदानी में संक्रमण (इन्फैक्शन) तथा शरीर में रोगों से लड़ने की प्रतिरोधक क्षमता की कमी आ जाने के कारण श्वेत प्रदर रोग हो जाता है।

उपचार: श्वेत प्रदर के लिए सूर्य किरण और रंग चिकित्सा के माध्यम से तैयार सूर्य तप्त हरे पानी से दिन में तीन बार पेडू पर डूश करें या पेडू के अंदर तक छपके मारें और अन्दर

तक धोएं तथा सूर्य तप्त हरे पानी से गीला फाहा योनि के अंदर तक रखें। गीला फाहा दिन में दो-तीन बार बदल-बदल कर रखें। फाहा रखने वाला कपड़ा या रूई बिल्कुल साफ होनी चाहिए। यह क्रिया लगातार दिन में तीन-चार बार करें।

सूर्य तप्त हरा पानी तथा सूर्य तप्त नारंगी पानी बराबर मिलाकर सौ से एक सौ पचास ग्राम तक की मात्रा में दिन में दो-तीन बार खाली पेट पीएं तथा सूर्य चार्ज सरसों का हरा तेल योनि के अन्दर मलने या लगाने से श्वेत प्रदर में लाभ होगा।

बच्चेदानी में खुजलाहट

उपचार: अगर बच्चेदानी में खुजलाहट हो तो दिन में दो बार सूर्य किरण और रंग चिकित्सा के माध्यम से तैयार सूर्य तप्त नीले पानी से बच्चेदानी को धोएं तथा दिन में तीन-चार बार सूर्य तप्त हरा पानी और सूर्य तप्त सफेद पानी बराबर मात्रा में सौ से एक सौ पचास ग्राम तक की मात्रा में मिलाकर लें और दिन को सूर्य चार्ज नारियल का नीला तेल खुजलाहट वाली जगह पर मलने से आराम आ जाता है।

बच्चेदानी का खिसक जाना

कारण तथा लक्षण: सिर के ऊपर बीचो-बीच सिर में तेज़ दर्द का होना इस रोग का मुख्य कारण और लक्षण है। जब बच्चेदानी अपनी निश्चित स्थान से खिसक कर पेडू के सामने या पीछे झुक जाती है तो इस स्थिति को 'यूटरस प्रोलैप्स' कहते हैं। कई बार बच्चेदानी अपने स्थान से हट कर योनि में प्रवेश कर जाती है तथा कई बार योनि से बाहर भी लटकने लगती है और यह स्थिति स्पष्ट दिखने लगती है। इस स्थिति में इस रोग की महिला को चलने-फिरने में काफी दर्द महसूस होता है। इस अवस्था में पेशाब अधिक और बार-बार आता है। इससे कमर में दर्द, सिर में दर्द तथा योनि में दर्द रहता है। योनि से पानी निकलना शुरू हो जाता है। इस रोग की महिला को सम्भोग करते समय योनि में बहुत दर्द होता है।

उपचार: इस अवस्था में सूर्य किरण और रंग चिकित्सा के माध्यम से तैयार सूर्य तप्त हरे पानी से डूश करें या धोएं। सूर्य चार्ज तिलों के लाल तेल की कमर पर मालिश करें और स्टिज़ स्नान करें। रात को सोते समय सिर में तालू पर सूर्य चार्ज नारियल के नीले तेल की पांच-छ: बूंदे डालकर हाथ की अगली पोरों से धीरे-धीरे दस-पन्द्रह मिनट तक मलें। कुछ दिन ऐसा करने से इस रोग से बहुत जल्दी आराम मिल जाता है।

बांझपन

अगर बच्चेदानी में सूजन हो तो सूर्य किरण और रंग चिकित्सा के माध्यम से तैयार सूर्य तप्त हरे पानी को दिन में तीन-चार बार डूश करें या अंदर तक धोएं। अगर माहवारी कम या ज्यादा हो तो सूर्य चार्ज नारियल के नीले तेल की मालिश करें। अगर स्त्री का ओवरीस्त्राव जीवाणुहीन हो तो नलों और कमर पर सूर्य चार्ज तिल्ली के लाल तेल की

दिन में दो-तीन बार मालिश करें तथा सूर्य तप्त नारंगी पानी दिन में तीन बार पचास-साठ ग्राम तक की मात्रा में पीएं। ऐसा करने से भगवान गोद हरी कर देगा।

स्तन पर गिल्टी

स्तन पर गिल्टी होने से अगर समय पर इसका उपचार न किया जाए तो यही गिल्टी जड़ पकड़ लेती है और कैंसर का रूप धारण कर लेती है।

उपचार: गिल्टी के ईलाज के लिए सूर्य किरण और रंग चिकित्सा के माध्यम से तैयार सूर्य तप्त नीले पानी को पहले दिन में तीन बार पचास ग्राम तक की मात्रा में पिएं। दूसरे दिन में सूर्य तप्त हरा पानी दो भाग तथा नीला पानी दो भाग मिलाकर सौ ग्राम की मात्रा में दो दिन तक लें। दो दिन के बाद तीन-चार दिन तक सूर्य तप्त हरा पानी पचास ग्राम से सौ ग्राम तक दिन में तीन बार लें। सूर्य किरण और रंग चिकित्सा के माध्यम से तैयार सूर्य तप्त हरा पानी दिन में तीन समय खाली पेट– सुबह का नाश्ता, दोपहर के भोजन और रात के भोजन से बीस-तीस मिनट पहले सौ से दो सौ ग्राम की मात्रा तक लें और सूर्य तप्त नारंगी पानी दिन में तीन समय– सुबह के नाश्ता, दोपहर का भोजन और रात के भोजन के आठ-दस मिनट बाद चालीस से अस्सी ग्राम तक की मात्रा में लें। यह एक टॉनिक है। इस टानिक को लम्बे समय तक लेते रहें।

सूर्य चार्ज हरा सरसों का तेल दिन में कम से कम दो बार गिल्टी पर मलें। तत्पश्चात् हरे सैलोफिन कागज से सूर्य रोशनी पंद्रह मिनट तक दें। इस प्रयोग को दो-तीन महीने लगातार करने पर स्तन पर गिल्टी नहीं रहेगी और सारे शरीर में कोई भी गिल्टी होने की संभावना नहीं रहेगी।

स्तन में जलन

उपचार: इसके उपचार के लिये सूर्य किरण और रंग चिकित्सा के माध्यम से सूर्य चार्ज नारियल का नीला तेल स्तनों पर मलने से स्तनों की जलन ठीक हो जाती है। इसके साथ ही सूर्य तप्त हरे पानी तथा सूर्य तप्त नारंगी पानी का टॉनिक भी नियमानुसार पीना लाभदायक होता है।

महावारी ठीक समय पर न आना

उपचार: दिन में दो बार दोपहर और रात को पेडू पर सूर्य किरण और रंग चिकित्सा के माध्यम से तैयार सूर्य चार्ज तिलों के लाल तेल से मालिश करने से महावारी ठीक समय पर आनी शुरू हो जाएगी।

महावारी में ज्यादा खून आना

उपचार: खाने से दस मिनट पहले सूर्य किरण और रंग चिकित्सा के माध्यम से तैयार सूर्य तप्त हरा पानी सौ ग्राम और सूर्य तप्त सफेद पानी सौ ग्राम मिलाकर पीएं। सूर्य तप्त

नारंगी पानी भोजन के दस मिनट बाद पचास ग्राम तक पीएं। पीठ पर सूर्य चार्ज तिलों के लाल तेल की मालिश करें। यह उपयोग एक-दो महीने नियमानुसार करने से महावारी सामान्य हो जाएगी।

महावारी दर्द के साथ आना

उपचार: इस इलाज में नाभि के नीचे जांघ से योनि के अन्त तक (योनि के अन्दर नहीं) सूर्य किरण और रंग चिकित्सा के माध्यम से तैयार सूर्य चार्ज तिलों के लाल तेल से दिन में दो-तीन समय मालिश करने से मासिक धर्म में दर्द नहीं होगा। कुछ दिन ऐसा करने से दर्द हमेशा के लिये दूर हो जाएगा।

गर्भपात की आशंका

उपचार: इस रोग में ठण्डे पानी से स्टिज स्नान करें और आराम करें। पेडू के सामने भाग में सूर्य किरण और रंग चिकित्सा के माध्यम से तैयार सूर्य चार्ज नारियल के नीले तेल की दिन में तीन बार मालिश करें और सूर्य तप्त नीला पानी दो भाग तथा सूर्य तप्त हरा पानी एक भाग एक सौ पचास ग्राम की मात्रा तक मिलाकर लें। रात को सोने के समय सूर्य चार्ज नारियल के नीले तेल की सिर में तालू पर छः-सात बूंदें डालकर धीरे-धीरे हाथ की अगली पोरों से दस से पंद्रह मिनट तक मलें और आराम से सो जाएं। कुछ दिन यह क्रिया नियमित रूप से करने पर गर्भपात की आशंका दूर हो जाती है।

महिलाओं का घातक रोग – ल्यूकोरिया

आजकल के बदलते परिवेश में शारीरिक मेहनत बिल्कुल न होने के कारण महिलाएं पुरुषों की अपेक्षा अधिक रोगग्रस्त रहती हैं। क्योंकि महिलाओं के पास कोई काम न होने के कारण महिलाएं दिन भर में कुछ न कुछ खाती ही रहती हैं जिसके कारण पेट में कब्ज, गैस आदि कई तरह के यौन रोग भी उत्पन्न हो जाते हैं। जिसके कारण मन खिन्न व उदास रहने लगता है। तथा स्वास्थ्य धीरे- धीरे नीचे की ओर गिरने लगता है।

यौन रोग महिलाओं की आम समस्या बनती जा रही है। हालांकि महिलाएं शर्म और संकोच के कारण इन रोगों की अनदेखी करती हैं। जिसके कारण महिलाओं में नपुंसकता, मानसिक तनाव आदि कई तरह के रोग उत्पन्न हो जाते हैं। इन यौन संक्रमण रोगों के लिए गोनोकोकस, सिफलिस, हरपिज, क्लेमिडियड, ट्राइकोमोनास और कैंडिडा आदि कई तरह के जीवाणु व विषाणु जिम्मेदार हैं। ये जीवाणु आन्तरिक अंगों के प्रति लापरवाही बरतने और स्वच्छता का ध्यान न देने से उत्पन्न होते हैं। जिनके उत्पन्न होने से कई तरह के रोग उत्पन्न होते हैं। जिसमें मुख्य रूप से ल्यूकोरिया है। जिसके अन्तर्गत श्वेत प्रदर, योनिस्त्राव, योनि विसर्जन या पानी पड़ना आदि कई तरह के रोग आते हैं।

पेट में कब्ज और बार-बार योनि को डूस करने से योनिस्त्राव बढ़ जाता है। आम तौर पर योनिस्त्राव पतला तथा दूधिया रंग का दुर्गन्ध से रहित होता है। यदि योनि में बराबर

स्त्राव होता रहे तो इसका रंग हरा, पीला या दही के समान होता है और योनि में खुजली, सूजन व जलन होती है। सामान्यत: यदि ये लक्षण पाए जाते हैं तो यह सब लक्षण ल्यूकोरिया के हैं। ल्यूकोरिया एक संक्रामक बीमारी है। यह बीमारी किसी भी उम्र की महिला को हो सकती है। लेकिन मासिक धर्म के बाद शरीर में इस्ट्रोजन हार्मोन की कमी हो जाने से इस रोग के संक्रमण की सम्भावना अधिक बढ़ जाती है। जो महिलाएं गर्भनिरोधक गोलियों का सेवन करती हैं तथा जो मधुमेह रोग से भी पीड़ित होती हैं उनमें यह रोग अधिक पाया जाता है। ल्यूकोरिया से बचने के लिए जननांगों की साफ-सफाई पर ध्यान देना चाहिए। प्रतिदिन स्नान करना चाहिए तथा स्नान के समय कीटाणु नाशक साबुन से जननांग की अच्छी तरह सफाई करनी चाहिए।

उपचार: इस रोग में सूर्य किरण और रंग चिकित्सा के माध्यम से सूर्य तप्त हरे पानी से योनि को छपके मारकर धोएं तथा साफ करें तथा रूई के फाहे को सूर्य तप्त हरे रंग के पानी में भिगोकर दिन में तीन-चार बार योनि द्वार के अन्दर रखें और दिन में तीन-चार बार रूई का भीगा हुआ फाहा बदलते रहें और इसके साथ ही सूर्य तप्त हरा पानी तथा सूर्य तप्त नारंगी पानी का टॉनिक भी लेते रहना चाहिए लेकिन टॉनिक के हरे रंग के सूर्य तप्त पानी में पचास से सौ ग्राम की मात्रा में सूर्य तप्त नीले रंग के पानी में मिलाकर लें। कुछ सप्ताह इसका प्रयोग करने से आपका ल्यूकोरिया रोग बिल्कुल ठीक हो जाएगा।

मासिक धर्म की अनियमितता

उपचार: महिलाओं की अधिक कमजोरी के कारण मासिक धर्म का उपचार करने के लिए सूर्य किरण व रंग चिकित्सा के माध्यम से तैयार सूर्य तप्त पानी का टॉनिक पीछे लिखे अनुसार लेते रहें। यदि रक्त अधिक आता हो तो सूर्य तप्त हरे पानी की गद्दी पेडू पर बांधनी चाहिए और हर एक घन्टे के बाद सूर्य तप्त नीले पानी की मात्रा पचास ग्राम से लेकर सौ ग्राम तक देने से रोग दूर हो जाता है। यदि रोग की भयानकता इससे भी अधिक हो तो पेडू पर नीले रंग का कपड़ा बांधकर रोगी को जमीन पर लिटा देना चाहिए तथा सूर्य तप्त नीले पानी को किसी बर्तन में रखकर एक-एक बूंद करके रोगी के पेडू पर टपकाना चाहिए। सूर्य तप्त नीले पानी को टपकाने से रक्त बहुत जल्दी बंद हो जायेगा।

सावधानी: जिन दिनों महिला के पेट में गर्भ हो उन दिनों किसी भी बाहरी दवाई को ध्यान से व सावधानी पूर्वक लेना चाहिए। ताकि गर्भस्थ शिशु को किसी भी प्रकार का खतरा पैदा न हो। इन दिनों महिलाओं को दस्त, बुखार, दाह, कैव अरुचि होती है। ऐसे में नीले रंग के पानी को थोड़ी-थोड़ी मात्रा में लेना चाहिए। इससे इन सभी बीमारियों में लाभ होता है।

सूतिका ज्वर

चिकित्सक इस ज्वर के लिए गन्दगी को जिम्मेदार मानते हैं। जैसे प्रसव होने के बाद अन्दर के दूषित स्राव का रुक जाना या लापरवाही के कारण अधिक ठंड लगना, प्रसव

के समय दाई या नर्स का नाखुन लगने से जख्म हो जाना आदि कारणों से सूतिका को बुखार आ जाता है।

लक्षण: इस ज्वर में सूतिका को तेज बुखार, अधिक ठंड या कंपकंपी, सिर में दर्द या भारीपन हो जाता है। इसके अलावा पेट में दर्द, नाड़ियों में अधिक धड़कन, खांसी, अधिक पसीना और दूध का निकलना बंद हो जाता है तथा नींद न आना और सिर घूमकर चक्कर आना भी इस रोग की भयानकता का संकेत है।

उपचार: इस रोग का उपचार सूर्य किरण और रंग चिकित्सा के माध्यम से तैयार सूर्य तप्त हरे रंग के पानी को खाली पेट यानी सबेरे का नाश्ता, दोपहर का खाना व शाम का खाना खाने से पहले सौ ग्राम से लेकर दो सौ ग्राम की मात्रा तक पीना चाहिए। इसके अलावा नींद सिर दर्द व सिर में भारीपन के लिए सूर्य चार्ज नारियल के नीले तेल से सिर में तालू पर पांच-छः बूंदें डालकर हाथ की अंगुलियों की अगली पोरों से धीरे-धीरे दस-पन्द्रह मिनट तक मालिश करें तथा साथ ही कनपटियों व माथे पर भी इसी तरह मलें। इस उपचार को कुछ दिन लगातार नियमित रूप से करने पर रोगी पूर्णतः स्वस्थ हो जाता है तथा पेट में किसी तरह की कब्ज हो तो वह भी दूर हो जाती है। दूध बढ़ाने व शरीर में ताकत बढ़ाने के लिए भी यह उपचार अति उत्तम होता है।

गर्भकाल के अन्य रोग

1. रक्त स्राव

कभी-कभी गर्भावस्था के दौरान किसी-किसी महिला को रक्तस्त्राव होता रहता है। जिसके लिए अधिक चिंता करने की आवश्यकता नहीं है। यह रोग थोड़ी सी सावधानी तथा पीछे लिखे अनुसार उपचार करने से तुरन्त दूर हो जाता है। लेकिन जब तक रक्तस्त्राव हो तब तक नीले रंग का सूर्य तप्त नीला पानी तीन भाग और सूर्य तप्त पीली बोतल का पानी एक भाग मिलाकर चार-चार घंटे के अंतराल से पिलाना चाहिए तथा हरी बोतल के सूर्य तप्त पानी में रूई के फाहे को भिगोकर योनि में रखना चाहिए। इसके अलावा सूर्य की नीली किरणें नीले रंग के सैलोफीन कागज या कांच से मुंह और गर्दन पर डालनी चाहिए। इससे रोग में तुरन्त लाभ मिलेगा और रक्तस्त्राव बंद हो जाएगा।

2. छाती या पसली में दर्द

कभी-कभी गर्भावस्था में किसी महिला की छाती या उसके निचले हिस्से में दर्द हो जाता है। सांस लेने में तकलीफ होती है और करवट बदलने में भी परेशानी का सामना करना पड़ता है।

उपचार: इस रोग में संतुलित और सादा भोजन ग्रहण करना चाहिए तथा दर्द वाली जगह पर दिन में दो बार गीली मिट्टी की पट्टी लगानी चाहिए और दर्द वाली जगह को हल्का सूर्य स्नान भी कराना चाहिए। इस रोग में मेहन स्नान तथा कटि स्नान भी लाभदायक

होता है। उसके बाद सूर्य किरण व रंग चिकित्सा के माध्यम से तैयार सूर्य तप्त पीली बोतल का जल तीन चौथाई तथा गहरी नीली बोतल का नीला पानी एक चौथाई मिलाकर दिन में चार बार पीना चाहिए। साथ ही सूर्य तप्त पीले रंग का पानी व सूर्य तप्त हरे रंग का पानी बराबर मात्रा में मिलाकर हल्का गरम करके दर्द वाली जगह को सेंकना चाहिए। इस उपचार को नियमित करने से कुछ ही दिन में रोग का निवारण हो जाएगा।

3. उल्टी

यह शिकायत लगभग गर्भावस्था की सभी महिलाओं में होती है तथा शुरू के चार-पांच महीनों में अधिक होती है।

उपचार: इस रोग में सवेरे बिस्तर छोड़ते ही सूर्य किरण व रंग चिकित्सा के माध्यम से तैयार सूर्य तप्त हरे पानी को प्यास के अनुसार पीना चाहिए तथा दिन में भी हर भोजन से पहले सौ से दो सौ ग्राम की मात्रा तक पीएं। भोजन के दस-पन्द्रह मिनट बाद सूर्य तप्त नारंगी पानी सौ से दो सौ ग्राम की मात्रा तक लेने से भोजन जल्दी पच जाता है। मलाशय में इकट्ठा हुआ सारा दूषित मल बाहर निकल जाता है। इसके अलावा भी सवेरे उठते ही गरम पानी में नीबू निचोड़कर और उसमें थोड़ा सा सेंधा नमक मिलाकर पीने से भी इस रोग में आराम आ जाता है।

4. मूत्र रोग

गर्भावस्था में प्राय: महिलाओं को मूत्र रोग की आम शिकायत होती है। इस रोग में कभी पेशाब का कभी अपने आप निकल जाना या पेशाब का रुक जाना या पेशाब का गाढ़ा आना आदि कई तरह के लक्षण होते हैं। इस रोग में गर्भिणी कभी हाथ और पैरों में थकावट अनुभव करती है। मन खिन्न तथा आलसी हो जाता है। कभी-कभी तो इस रोग की अधिकता में गर्भपात होने का भी भय बना रहता है।

उपचार: इस रोग में उपचार के लिए सूर्य किरण और रंग चिकित्सा के माध्यम से तैयार सूर्य तप्त नीला पानी पचास ग्राम से सौ ग्ग्रम की मात्रा तक लेना चाहिए। ताकि पेशाब में किसी प्रकार की कोई रूकावट न रहे। इसके अलावा गरम पानी से ही स्नान करें। सुबह तथा शाम को मेहन स्नान करने से भी लाभ मिलता है। इसके अलावा सूर्य किरण और रंग चिकित्सा के माध्यम से तैयार सूर्य चार्ज तिलों के लाल तेल की पेडू पर मालिश करें। तथा सूर्य चार्ज नारंगी शहद दिन में तीन बार एक-एक चम्मच लें। इससे यह रोग तुरन्त ठीक हो जाता है।

अक्सर मासिक धर्म के दौरान बहुत से रोग होते हैं जिनमें मुख्यत: दो रोगों के कारण, लक्षण और उपाय प्रस्तुत हैं।

महावारी कम होना

किसी भी महिला का प्रकृति के अनुसार साधारण तौर पर जितना माहवारी स्राव होना चाहिए, उतना न होकर उससे कम होता है। इसे माहवारी कम होना कहते हैं तथा यह माहवारी कम होने का रोग कहलाता है। इस रोग के परिणाम इस प्रकार होते हैं– गर्भाशय रोग, क्षय

रोग तथा मानसिक तनाव आदि इस रोग के लक्षण होते हैं। इस रोग में भोजन बन्द कर देना चाहिए। पहले तीन दिन तक रसाहार पर ही रहना चाहिए। फिर तीन-चार दिनों तक ताजे व मीठे फल तथा दूध पर रहकर दिन में कम से कम दो समय अनिमा लेकर पेट साफ कर लेना चाहिए।

उपचार: सूर्य किरण और रंग चिकित्सा के माध्यम से लाल रंग की बोतल से तिलों का सूर्य चार्ज लाल तेल पेडू पर दिन में दो बार रात को सोने के समय तथा दिन में आराम करने के समय मालिश करें। यथासंभव सेक दें। ऐसा करने से महावारी ठीक होने में लाभ मिलता हैं।

महावारी बन्द होने के बाद के कष्ट

चालीस-पैंतालीस वर्ष की अवस्था पार कर चुकने के बाद जब महावारी सदा के लिए बन्द हो जाती हैं तब कुछ रोगी महिलाओं की अवस्था बहुत संकटपूर्ण हो जाती हैं।

उपचार: प्रतिदिन गहरी श्वास लेने की प्रक्रिया करनी चाहिए। प्रात:काल सूर्योदय के समय दूर तक या लम्बी दूरी तक टहलना चाहिए। यथासंभव भोजन में हरी साग भाजियों का अधिक सेवन करना चाहिए और ताजे मीठे फल-दूध या इसके साथ इसी किताब में पेज नं. 55 पर दिया हुआ समस्त रोगों के टॉनिक का सेवन करना चाहिए। चोकर युक्त आटा, छिलकेदार दाल, बिना पालिश के चावल कटि स्नान तथा मेहन स्नान करने चाहिए। पेडू पर सूर्य तप्त हरे पानी से भीगा फाहा दिन में दो-तीन बार योनि द्वार के भीतर और बाहर रखें। इस रोग में सूर्य स्नान कम से कम तीन चार बार करना चाहिए तथा कब्ज नहीं होने देना चाहिए। कब्ज होने पर उपवास या रसाहार पर रहकर अनिमा द्वारा पेट साफ करना चाहिए।

स्त्री रोग की उपचार तालिका

(Complete Chart for Treatment of Eyes Diseases)

रोग का नाम	सूर्य तप्त पानी	सूर्य चार्ज औषधि	रंगीन सूर्य की किरणें	रंगीन सूर्य चार्ज हवा	रंगीन पानी में भीगे कपड़े की पट्टी
बंद माहवारी	नारंगी	लाल तेल तिल	लाल	—	पेडु पर इन्फ्रारैड किरणें
माहवारी दर्द से	नारंगी	लाल तेल तिल	लाल	—	पेडु पर इन्फ्रारैड किरणें
माहवारी में खून ज्यादा आना	नारंगी	लाल तेल तिल	लाल	—	पेडु पर इन्फ्रारैड किरण
गर्भावस्था में रक्तस्राव	हरा-नारंगी पानी	हरा तेल सरसों	हरी	—	योनि में नीले पानी का फाहा
गर्भावस्था में अचानक दर्द	नीला+हरा पानी	हरा तेल सरसों	हरी	—	गुनगुने हरे पानी की पट्टी

गर्भावस्था में पेट दर्द	नीला+हरा पानी	.....	.....		पेडू पर सेंक
औरतों को हिस्टीरिया रोग में माहवारी कम या ज्यादा	हरा+नारंगी पानी हरा+नारंगी टॉनिक	नीला तेल नारियल लाल तेल तिल	नीली लाल	.....	दिनचर्या में सुधार, पेडू पर मालिश
स्तन पर गांठें	टॉनिक	हरा तेल सरसों	हरी	हरी	सेक से गर्म रखें
स्त्री स्तन पीड़ा	हरा नारंगी	हरा तेल सरसों	हरी	.....	रोशनी रात को बल्ब की
प्रसूतिका	नीला	नीला तेल नारियल	नीली	.....	कमर पर लाल तेल
औरतों का हिस्टीरिया	हरा-नीला	नीला तेल नारियल	नीली	.....	पेडू पर नीली पट्‌टी
हिस्टीरिया से मूर्छा	हरा-नीला	नीला तेल नारियल	नीली	.....	सिर व पेडू पर नीली पट्‌टी
कम माहवारी	हरा-नारंगी	लाल तेल तिल	लाल	.....	मासिक से 2 दिन पहले व बाद
माहवारी में कमर दर्द	हरा-नारंगी	लाल तेल तिल	लाल	.....	मासिक से 2 दिन पहले व बाद
चार माह के भीतर गर्भ स्राव	हल्का नीला	नीला तेल नारियल	हरी	.....	कोसे नी की पेडू पर पट्‌टी
गर्भावस्था में तनाव	टॉनिक	नीला तेल नारियल	नीला	.....	तनाव के समस्त रोगों में कृप्या शैम्पू छोड़ दें
श्वेत प्रदर	हरा	हरा	हरा	.....	.....
बालिकाओं को पहले मासिक धर्म में देरी	टॉनिक	लाल तेल तिलों का	लाल	.....	.....
बच्चेदानी में खुजलाहट	नीला	नीला तेल नारियल	नीली	.....	.....
बच्चेदानी का खिसक जाना	नीला	नीला तेल नारियल	नीली	.....	अधिक सूर्य तप्त हरा पानी का फाहा योनि द्वार में
हिस्टीरिया	नीला	नीला तेल नारियल	नीली	.....	(कृप्या आदतें बदलें)अधिक सूर्य तप्त हरा पानी का फाहा योनि द्वार में
बांझपन	टॉनिक	लाल तेल तिलों का	लाल	.....	.....
स्तन में जलन	नीला	नीला तेल नारियल	नीला	.....	.....
स्तन पर गिल्टी	हरा	हरा तेल सरसों का	हरा	.....	.....
माहवारी समय पर न आना	टॉनिक	लाल तेल तिलों का	लाल	.....	पेडू पर
माहवारी में ज्यादा खून	टॉनिक	लाल तेल तिलों का	लाल	.....	पेडू पर
माहवारी दर्द के साथ	टॉनिक	लाल तेल तिलों का	लाल	.....	पेडू पर
माहवारी रुक जाना	टॉनिक	लाल तेल तिलों का	लाल	.....	पेडू पर
सारे शरीर में सूजन	टॉनिक	.....	.....	.....	.....
योनि द्वार से जमे हुए खून के टुकड़े आना	हरा+नारंगी	लाल तेल तिलों का	लाल	.....	पेडू पर

गर्भपात की आशंका	टॉनिक	लाल तेल तिलों का लाल	.....	कृप्या आराम करें
सम्भोग के प्रति उदासी	टॉनिक	लाल तेल तिलों का लाल	.....	पेडू पर
ल्यूकोरिया फाहा	हरा+नारंगी	लाल तेल तिलों का लाल	.....	अधिक सूर्य तप्त हरा पानी का योनि द्वार में
रक्त गुलम रोग	हरा+नारंगी	लाल तेल तिलों का लाल	.....	अधिक सूर्य तप्त हरा पानी का फाहा योनि द्वार में
सोम रोग	हरा+नारंगी	लाल·तेल तिलों का लाल	.....	अधिक सूर्य तप्त हरा पानी का फाहा योनि द्वार में
गर्भकाल के रोग	टॉनिक	टॉनिक	.....	.....

• • •

19

पुरुष और सेक्स

सेक्स में कमजोरी

इस रोग के कारण और लक्षण इस प्रकार हैं: नारी सहवास में असमर्थता, इन्द्रियों की स्थिरता आदि इसके मुख्य कारण हैं अति सहवास, शारीरिक कमजोरी, आघात, रक्त की कमी, प्रमेह आदि इसके उत्पन्न होने के कारण हैं। किसी रोग की विकृति के रूप में उसके अनुसार ही उपचार और चिकित्सा करनी चाहिए।

उपचार: इसका इलाज करने के लिए सूर्य किरण और रंग चिकित्सा के माध्यम से तैयार सूर्य चार्ज तिल्ली के लाल तेल की नाभि से नीचे पेडू से लेकर गुदा तक धीरे-धीरे मालिश करें। तीन-चार दिन स्त्री संसर्ग न करें। साथ में रात को भीगी हुई छः-सात दाने किशमिश के सुबह पानी समेत नाश्ते के समय लें। काले चने का सूप पीएं तथा उबले हुए चने भी खा सकते हैं। हो सके तो आठ-दस बादाम की गिरी भी खा लें। मन को शांत रखें। मालिश की क्रिया एक-दो सप्ताह तक करते रहने से सेक्स की कमजोरी दूर हो जाती है।

स्वप्न दोष

स्वप्न दोष के रोग को प्रमेह का ही उपसर्ग माना गया है। इसमें अधिक स्त्री चिंतन, नग्न और अश्लील चित्रों को देखने की चाहत (इच्छा) भी इसका मुख्य कारण है। साईकिल चलाना या घोड़े की अधिक सवारी करना इस रोग में अत्यंत हानिकारक है। इन स्थितियों में रात को सोते समय स्वप्न में वीर्य अपने आप ही निकल जाता है।

उपचार: एक बार ही गहरी नींद लेने के लिये सूर्य किरण और रंग चिकित्सा के माध्यम से सूर्य चार्ज नीली बोतल से तैयार नारियल के तेल की सिर में तालू पर पांच-सात बूंद डालकर हाथ की अगली पोरों से धीरे-धीरे दस-पंद्रह मिनट तक मालिश्ठा करने या मलने से रात को एक ही बार में गहरी नींद आ जाएगी और स्वप्न भी नहीं आएंगे। खर्राटे मारने वालों को खर्राटे भी नहीं आएंगे। सुबह उठने पर शरीर हल्का, चुस्त और मन खुश हो जाता है।

एड्स रोग

हमारे शरीर में इस भयंकर रोग के ज्ञान तन्तुओं की रचना को समझना ज़रूरी है।

शुरू-शुरू में पुरुषों की इन्द्रियों की सुपारी पर या इन्द्रि की त्वचा पर एक या एक से

अधिक फुंसियां उत्पन्न हो जाती हैं। इस तरह यह धीरे-धीरे वर्ण का रूप ले लेती हैं। खास कर स्त्रियों के गर्भाशय के मुख पर या योनि के किसी अन्य भाग पर वर्ण हो जाते हैं। वर्ण होने से धीरे-धीरे एड्स रोग का विष सारे शरीर में फैलने लगता है। जंघा की नाड़ियों का सूख जाना इसके लक्षण होते हैं। इसके अलावा अन्य भागों में सूजन, ग्रीवा, कोहनी आदि का बढ़ जाना या कड़ी हो जाना। रोग बढ़ने पर भिन्न-भिन्न चर्म रोग शरीर की कुरूपता पसीना आदि, नेत्र रोग, बालों का झड़ना, शरीर में सूजन तथा दर्द आदि होना इस रोग के लक्षण होते हैं।

उपचारः इस रोग के उपचार के लिये सूर्य किरण और रंग चिकित्सा के माध्यम से तैयार सूर्य तप्त हरे रंग की बोतल का तैयार पानी दिन में पांच-छः बार सौ ग्राम से एक सौ पचास ग्राम की मात्रा तक लेते रहना अति उत्तम है। यह औषधि रक्त शोधक है। इस औषधि को पीने से रक्त के दूषित द्रव्य बाहर निकल जाते हैं।

पुरुषों को अपनी कामेन्द्रिय को दिन में तीन-चार बार सूर्य तप्त हरे पानी से धोकर सूर्य चार्ज तैयार नारियल का नीला तेल दूषित अंगों पर लगाना चाहिए तथा महिलाओं को दिन में तीन-चार समय योनि द्वार से गर्भाशय तक सूर्य तप्त हरे पानी से अच्छी तरह धो कर सूर्य चार्ज नारियल का नीला तेल दूषित अंगों पर लगाना चाहिए।

नपुंसकता (नामर्दी)

उपचारः इसका इलाज करने के लिए सूर्य किरण और रंग चिकित्सा के माध्यम से तैयार सूर्य चार्ज तिल्ली के लाल तेल की नाभि से नीचे पेडू और पेडू से लेकर गुदा तक धीरे-धीरे मालिश करें। तीन-चार दिन स्त्री संसर्ग न करें। साथ में रात को भीगी हुई छः-सात दाने किशमिश तथा एक अंजीर सुबह पानी सहित नाश्ते के समय तथा साथ ही हो सके तो आठ-दस बादाम की गिरी भी खा लें। काले चने का सूप पीएं तथा उबले हुए चने भी खा सकते हैं। मन को शान्त रखें। मालिश की क्रिया एक-दो सप्ताह तक करते रहने से नपुंसकता (नार्मदी) दूर हो जाती है।

शीघ्र पतन

उपचारः इस रोग का उपचार करने के लिये पिछले लेख 'नपुंसकता (नामर्दी)' में लिखा हुआ उपचार देखें। इन दोनों रोगों का उपचार एक जैसा ही है। लेकिन इस रोग में दूध और छुहारे की खीर बना कर भी खानी चाहिए।

हर्निया

लक्षणः इस रोग में नाभि और अण्डकोश के बीच में कोई आंत फूल जाती है या नाभि के गद्दे में या अण्डकोश में आंत घुस जाने से अण्डकोश बढ़ जाते हैं तथा भयंकर दर्द होता है। इसे हर्निया रोग कहते हैं।

उपचारः सूर्य किरण और रंग चिकित्सा के माध्यम से लाल बोतल से तैयार सूर्य चार्ज तिलों का तेल हर्निया पर मलने से तथा लाल सैलोफिन कागज की चार परत बना कर सूर्य की किरणें देने से हर्निया में कुछ ही दिनों में आराम आ जाता है। अगर किसी कारण या किसी वजह से ऐसी जगह पर जहां सूर्य की किरणें नहीं दे सकते वहां फिलिप्स कम्पनी का इंफ़राफिल रैड लैम्प से लाल किरणें देने से भी आराम आ जाता है।

भोग वासना

महर्षि आचार्य चरक कहते हैं कि पृथ्वी पाप का भार है, संख्या का नहीं। संतान पाप से बढ़ती रहती है, पुण्य से भी बढ़ सकती है और पाप से घट सकती है। पुण्य से भी घट सकती है। पुण्य मार्ग से संतान बढ़ेगी तो पृथ्वी को बोझ नहीं होगा। पुण्य मार्ग से संतान घटेगी तो नुकसान भी नहीं होगा। पाप मार्ग से संतान बढ़ेगी तो पृथ्वी को भार होगा तथा पाप मार्ग से संतान घटेगी तो नुकसान ही होगा। यह मेरा अपना एक विचार है इसलिए संतति रोकने के जो कृत्रिम उपाय चलते हैं उन्हें मैं मातृत्व की विडम्बना कहता हूँ।

आतशक और सुजाक

लक्षणः मूत्र मार्ग में प्रदाह, पेशाब के समय जलन, मूत्र अवरोध, पेट फूलना, रूक-रूक कर पेशाब होना, इन्द्रि में दर्द तथा मूत्र के साथ पीक जाना तथा रोग बढ़ने पर गांठे पड़ जाती हैं। खून की कमी और पाण्डुता दृष्टिगोचर हो जाती है।

उपचारः इस रोग के होने पर सूर्य किरण और रंग चिकित्सा के माध्यम से तैयार सूर्य तप्त हरे पानी से दिन में दो बार जख्म को धोएं और सूर्य चार्ज नारियल का नीला तेल जख्म पर लगाएं। इस क्रिया को लगातार दो हफ्ते तक करने से लाभ होता है।

अन्तरपूछ (अपैन्डीसाइटिस)

लक्षणः यह रोग पेट के दाहिनी ओर नाभि के नीचे बड़ी आंत के सिरे के पास होता है। परन्तु रोगी को पूरे पेट में इसका दर्द महसूस होता है। इसका दर्द अन्तरपूछ के स्थान पर दबाने से होता है। उस स्थान पर कड़ापन और सूजन सी मालूम होती है।

उपचारः सूर्य किरण और रंग चिकित्सा के माध्यम से लाल बोतल से तैयार सूर्य चार्ज तिलों का तेल अन्तरपूछ रोग की फूली हुई नाड़ी के छोर पर तथा आस-पास लगा कर लाल सैलोफिन पेपर की चार परत बना कर सूर्य रोशनी देनी चाहिए। इसके साथ सेंक दें या गर्म रखें। उपचार करते समय इस बीच रोगी को आराम करना चाहिए तथा कुछ दिन उपचार करने के बाद रोगी हमेशा के लिये ठीक हो जाता है।

गर्मी से पेशाब कम आना

इस रोग में सूर्य किरण और रंग चिकित्सा के माध्यम से तैयार सूर्य तप्त नीला पानी एक भाग और सूर्य तप्त हरा पानी तीन भाग डेढ़ सौ ग्राम की मात्रा तक मिलाकर पीएं। गर्म वस्तुओं का सेवन कम से कम करें। ऐसा करने से पेशाब कम आने की शिकायत दूर होती जाती है।

सर्दी से पेशाब ज्यादा आना

सर्दी से पेशाब ज्यादा आता हो तो सूर्य किरण और रंग चिकित्सा के माध्यम से तैयार सूर्य तप्त नारंगी पानी तीन भाग तथा सूर्य तप्त हरा पानी दो भाग दिन में दो बार सुबह-शाम एक सौ पचास ग्राम मिलाकर लेने से ज्यादा पेशाब आने की शिकायत दूर होती है।

पुरुषों के लिंग पर सफेद जाला (छिड्डी)

इस रोग में सूर्य किरण और रंग चिकित्सा के माध्यम से तैयार सूर्य तप्त हरा पानी तीन-चार बार उम्र के अनुसार पीएं। रात को लिंग को सूर्य तप्त नारंगी पानी से अच्छी तरह धो कर सूर्य चार्ज तिल्ली का लाल तेल लगाएं।

लिंग का पर्दा पीछे न होना

इस रोग में सूर्य किरण और रंग चिकित्सा के माध्यम से तैयार सूर्य तप्त हरा पानी तीन-चार बार उम्र के अनुसार पीएं। रात को सूर्य चार्ज तिल्ली का लाल तेल लिंग पर लगाकर पट्टी करें तथा सूर्य तप्त नारंगी पानी को गुनगुना गर्म करके लिंग को कम से कम दस-पन्द्रह मिनट के लिए डुबो दें। उसके बाद पट्टी खोलकर ऊपर के पर्दे को हाथ से धीरे-धीरे पीछे हटाएं। बाद में सूर्य चार्ज तिल्ली के लाल तेल से चुपड़ दें। यह इलाज कम से कम दस दिन तक करने से पूरा आराम आ जाता है।

बढ़े हुए गद्दू में पेशाब रुक-रुक कर आना

इसका इलाज करने के लिए सूर्य किरण और रंग चिकित्सा के माध्यम से तैयार सूर्य तप्त हरा पानी और सूर्य तप्त नीला पानी बराबर मात्रा में मिलाकर लें और सिर में तालू पर सूर्य चार्ज नारियल के नीले तेल की पांच-छः बूंदें डालकर धीरे-धीरे हाथ की अगली पोरों से मलें और माथे तथा कनपटी पर भी इसी तरह मलें।

वीर्य विकार के सभी रोगों के उपचार की तालिका

रोग का नाम	सूर्य तप्त पानी	सूर्य चार्ज औषधि	रंगीन सूर्य की किरणें	रंगीन सूर्य चार्ज हवा	रंगीन पानी में भीगे कपड़े की पट्टी
वीर्य का गुप्त रहस्य	हरा+नारंगी पानी	लाल तेल तिलों का	नीली	.....	पेडू पर और संयम
नपुंसकता (नामर्दी)	हरा-नारंगी पानी	लाल तेल तिलों का	लाल		मालिश नाभि से पेडू तक
काम वासना	टॉनिक	लाल तेल तिलों का	लाल	.....	पेडू पर और संयम
स्वप्न दोष	टॉनिक	लाल तेल तिलों का	लाल	.....	पेडू पर और संयम
प्रजनन अंग	हरा+नारंगी	लाल तेल तिलों का	लाल	.....	पेडू पर और संयम
डिम्बकोश और अण्डकोश	नीला	नीला तेल नारियल का	नीला	.....	.....
अण्डकोष वृद्धि	हरा+नारंगी	लाल तेल तिलों का	लाल	.....	.....
सेक्स में कमजोरी	हरा+नारंगी	लाल तेल तिलों का	लाल	.....	पेडू पर और संयम
शुक्राणु शक्ति बढ़ाना	टॉनिक	लाल तेल तिलों का	लाल	.....	पेडू पर और संयम
वीर्य विकार	हरा+नारंगी	लाल तेल तिलों का	लाल	.....	पेडू पर और संयम
स्वप्न दोष	टॉनिक	लाल तेल तिलों का	लाल	.....	पेडू पर और संयम
एड्स रोग	हरा+नारंगी	नीला तेल नारियल	नीला	.....	.....
शीघ्र पतन	टॉनिक	लाल तेल तिलों का	लाल	.....	पेडू पर और संयम
हर्निया	हरा+नारंगी	नीला तेल नारियल	नीला	.....	.....
शुक्राणुओं की कमी	टॉनिक	लाल तेल तिलों का	लाल	.....	पेडू पर मालिश और संयम
लिंग में कमजोरी	टॉनिक	लाल तेल तिलों का	लाल	.....	पेडू पर मालिश और संयम
पेशाब में वीर्य आना	टॉनिक	तिलों का लाल तेल	लाल	.....	पेडू पर और संयम
भोग वासना	टॉनिक	लाल तेल तिलों का	लाल	.....	पेडू पर और संयम
आतशक और सुजाक	हरा	हरा तेल सरसों का	हरा	.....	.....
अन्तरपूछ (अपैन्डीसाईटिस)	हरा	हरा तेल सरसों का	हरा	.....	.....
लिंग पर सफेद जाला	नीला	नारियल का नीला तेल	नीला	—	नीली पट्टी
लिंग का पर्दा पोछे न होना	नारंगी	नारंगी तेल तिलों का	.....	.....	नारंगी पट्टी
बढ़े हुए गदूद में पेशाब रूक-रूक कर आना	नीला	नारियल का नीला तेल	नीला	—	—
सेक्स के बिना कुछ दिन दूर रहने के लिए	टॉनिक	नारियल का नीला तेल	नीला	—	—
इन्द्रि पर एग्जीमा	नीला	नील गाय का शुद्ध घी	नीला	—	—

• • •

20

वृद्धावस्था

महर्षि आचार्य सुश्रुत का कथन है कि मनुष्य की सत्तर वर्ष के बाद की आयु को वृद्ध अवस्था माना जाता है तथा उनका कहना है कि सत्तर वर्ष की आयु के बाद ही मानव की धातु, इन्द्रिय बल तथा वीर्य पराक्रम दिन-प्रतिदिन क्षीण होने लगते हैं। झुर्रियों के पड़ने, सिर के बाल पकने, श्वास, कफ आदि रोग तथा शारीरिक क्रियाओं की असमर्थता होने से बुढ़ापा परिलक्षित होने लगता है। भूख, प्यास, मृत्यु और नींद की तरह वृद्ध अवस्था भी स्वाभाविक विकार है।

महर्षि आचार्य चरक के ग्रंथ में लिखा है कि असामयिक बुढ़ापा अनेक कारणों से जैसे ऋतु काल प्रकृति तथा शास्त्र विरूद्ध भोजन करना, लगातार अत्यधिक परिश्रम करते रहना, दिन में अधिक सोना, अधिक सम्भोग का सेवन करना, नशीले पदार्थों का उपयोग करते रहना, पचने से पहले फिर भोजन करना, रात्रि में भूखे पेट सोना, अधिक पैदल चलना, ज्यादा जागना, ज्यादा बोलना, असंयम तथा चिंता, भय, क्रोध, लोभ, मोह तथा ईर्ष्या का उल्लेख दिया गया है। इनके अतिरिक्त उच्च रक्तचाप, मधुमेह, कैंसर, हृदय रोग, गठिया, श्वास रोग तथा मानसिक विकार बुढ़ापे को शीघ्र लाने के कारण बनते हैं।

कुछ वैज्ञानिकों का मत है कि स्तनधारी प्राणी जिस आयु में शरीर की पूर्ण वृद्धि प्राप्त करता है उससे सात गुणा अवधि तक वह जीवित रह सकता है। इस विशेष हार्मोन्स के निर्माण पर अंकुश लगाकर जीवन काल को बढ़ाया जा सकता है। छोटे-मोटे प्राणियों की हृदय गति बहुत अधिक होने से वह कुछ ही समय तक जीवित रह सकते हैं। जबकि धीमी गति वाले प्राणियों की आयु ज्यादा होती है। प्रयोगों द्वारा ज्ञात हुआ है कि हृदय की गति संख्या घटा देने पर प्राणी की आयु बढ़ सकती है। इसके लिए प्राणायाम और अन्य यौगिक क्रियाएं सार्थक पाई गई हैं।

सदाचार युक्त जीवन का लम्बी आयु से बहुत गहरा सम्बन्ध है। सूर्य किरण और रंग चिकित्सा में वर्णित आचार और रासायन सेवन से शरीर तथा मानसिक भावों की शुद्धि होती है। आचार रासायन के अनुसार 1. सत्य बोलने, 2. क्रोध न करने, 3. मद्यपान न करना, 4. विषय भोग से दूर रहना, 5. मीठा बोलना, 6. शांत रहना, 7. पवित्रता रखना, 8. हिंसा न करना, 9. तपस्वी जीवन व्यतीत करना, 10. पूज्यों की सेवा करने वाला तथा 11. धैर्यवान और दानशील

व्यक्ति लम्बी आयु प्राप्त करते हैं। संतुलित नींद लेने वाला, दया भाव रखने वाला, देश काल के अनुसार दिनचर्या रखने वाला, अहंकार से रहित होने वाला, जितेन्द्रिय और धर्म परायण मनुष्य सदा बुढ़ापे से दूर रहकर लम्बी आयु प्राप्त करता है।

जो व्यक्ति की जीवन शक्ति बढ़ाए वही चिकित्सा उचित है

महर्षि आचार्य चरक अपने उपदेश में कहते हैं कि मेरा आशीर्वाद है कि जो मनुष्य कम से कम सौ साल की स्वस्थ जिन्दगी भोग कर सुखपूर्वक संसार से विदा होना चाहता है उस मनुष्य के लिए सात नियम यह हैं– 1. मल त्याग सामंजस्य, 2. समय का संयम, 3. युक्त आहार-विहार करना, 4. शुद्ध विचार, 5. पवित्र आचार-विचार, 6. कर्म और 7. परोपकार।

लम्बी आयु के मनुष्यों के अनुभवों को एकत्रित करके यह सार निकाला है कि–

1. चिंताओं को अपने पास फटकने नहीं देना चाहिए और निरंतर प्रसन्न रहना चाहिए।
2. भोजन को खूब चबा-चबा कर खाना चाहिए ताकि दांतों का काम पेट को न करना पड़े।
3. हरी साग-भाजियों, ताजे और मीठे फलों का सेवन करना चाहिए।
4. चर्बीदार पदार्थों से दूर रहना चाहिए।
5. इससे मनुष्य उत्तम स्वास्थ्य और लम्बी आयु को प्राप्त कर सकता है।
6. अधिक और हानिकारक पदार्थों के सेवन से पेट के साथ अत्याचार नहीं करना चाहिए। शाम को दूध, हरी साग-भाजी और फल आदि ही खाने चाहिए। बिना छने आटे की रोटी खानी चाहिए। दिन में अपनी सुविधा अनुसार फलों का रस लेना चाहिए।
7. महर्षि आचार्य चरक कहते हैं कि जिन मनुष्यों का स्वास्थ्य गिर चुका है उन मनुष्यों को मैं यही कहूंगा कि खूब पैदल चलना चाहिये इस से उत्तम स्वास्थ्य प्राप्त कर सकते हैं।
8. हंसना खूब चाहिए। अगर किसी प्रकार की विपत्तियां आ जाएं तो उन्हें हंस-हंस कर झेलना चाहिए।
9. विपत्तियों के चुंगल में फंस कर चिंताग्रस्त हो जाएं तो उससे स्वास्थ्य को धक्का लगेगा।

काम, क्रोध, घृणा, ईर्ष्या, राग-द्वेष आदि मनोविकारों से दूर रहना चाहिए। इनके प्रयोग से शरीर में विष उत्पन्न होता है और इसके परिणामस्वरूप आयु कम हो जाती है। यदि हम खान-पान आहार-विहार में गड़बड़ी करते हैं तो शरीर के साथ किए गए अत्याचार का दुष्परिणाम हमें अवश्य भुगतना पड़ेगा।

वृद्धावस्था में लम्बी उम्र का राज़

तीन प्रमुख नियम इस प्रकार हैं– 1. प्रात:काल जल्दी उठना, 2. ऊषापान करना, 3. वायु का सेवन करना। यह तीनों ही नियम सबसे उत्तग और रूचिकर होते हैं। इनमें किसी तरह की कोई कठिनाई नहीं जिनका पालन न हो सके या जिसके लिए मनुष्य को विशेष साधन जुटाने की आवश्यकता पड़े।

वृद्धावस्था में सात्विक भोजन

वृद्ध अवस्था में खान-पान, आहार-विहार की शुद्धि भी बहुत जरूरी होती है। इसके बारे में महर्षि आचार्य चरक कहते हैं कि ''चिकित्सा शास्त्र के अनुसार मनुष्य का रोगों से पीड़ित होने का कारण उनके शरीर में होने वाला रासायनिक परिवर्तन है।''

उनका कारण क्या है?

रोगों का निदान करने के लिए तथा उनका उपचार किस प्रकार किया जा सकता है? तथा इसके लिए कौन सी औषधियां उपलब्ध हैं?

औषधियां क्या हैं?

इन दिनों जिसे देखें वही कब्ज का मरीज़ पाया गया है। यदि सुबह का नाश्ता छोड़ दिया जाये और दिन में केवल दो बार ही भोजन किया जाये तो कब्ज से नब्बे-निन्यानवें प्रतिशत व्यक्तियों को छुटकारा मिल सकता है।

आचार्य कहते हैं कि अधिक खाने के कारण ही कब्ज रहता है और सिर दर्द होता है। मैदे से बनी हुई वस्तुएं रोटी, बिस्कुट इत्यादि सभी वस्तुएं ही इन दिनों सभ्य समाज का प्रमुख भोजन है। जबकि यही वस्तुएं स्वास्थ्य के लिए घातक हैं। इस तरह की सभी मैदे से बनी सफेद रोटियां खाने का प्रचलन बढ़ रहा है। अधिक पीसने और चोकर निकल जाने से मैदा एक प्रकार का विटामिनों व खनिज लवणों से रहित ही रह जाता है।

व्यक्ति के लिए गाजर राम बाण औषधि सिद्ध हो सकती है हर व्यक्ति के लिए आंवले में विटामिन 'सी' की पर्याप्त मात्रा रहती है। उसमें प्रोटीन, चिकनाई, खनिज तत्त्व, कार्बोहाईड्रेट, कैल्शियम, फास्फोरस जैसे उपयोगी पदार्थ भी रहते हैं। प्रति सौ ग्राम आंवले में बारह मि.ग्रा. लोहा और प्रति सौ ग्राम आंवले में छ: सौ मि. ग्राम विटामिन 'सी' रहता है।

बादाम, पिस्ता, काजू जैसे मूल्यवान मेवे अमीर आदमी खाए सो ठीक है पर गरीब आदमी अपना वही काम मूंगफली से भी चला सकता है। वास्तव में मूंगफली बादाम से किसी भी प्रकार से घटिया नहीं होती। इसी प्रकार अन्य-अन्य सस्ती हरी साग-भाजियां और हर ऋतु के ताजे व मीठे फल हमारे लिए मूल्यवान पदार्थों की तुलना में कहीं अधिक उपयोगी सिद्ध हो सकते हैं और सरलतापूर्वक मिल सकते हैं।

पेट में कब्ज होने पर उपवास का सहारा ले कर हम सहज ही अपनी चिकित्सा आप कर सकते हैं। और खोई हुई पाचनशक्ति को दोबारा प्राप्त कर सकते हैं।

इसलिए बीमार होने पर उसी समय उपयुक्त उपवास चुन लिया जाना चाहिए ताकि पेट की स्थिति ठीक बनी रहे और आने वाले अनेकों-अनेक बीमारियों में फंसने का दुर्भाग्यपूर्ण समय न आ सके।

नीचे लिखे नियमों के अनुसार उपवास करने से स्वास्थ्य में लाभ होता है–

1. प्रात:काल का उपवास यानी कि सुबह का नाश्ता छोड़ देना चाहिए।
2. सांयकाल का उपवास दोपहर को एक बार ही भोजन करना चाहिए यानी कि रात्रि का भोजन बंद कर देना चाहिए।
3. पूरे दिन का उपवास एक समय में एक ही वस्तु खाना। जैसे– दोपहर को रोटी खानी हो तो शाम को केवल सलाद अथवा दूध का सेवन ही करना चाहिए।
4. रसाहार उपवास– फलों के रसों पर तथा सब्जियों के सूप पर ही रहना चाहिए।
5. फलों का उपवास– केवल फलों पर ही रहना चाहिए।
6. पूर्ण उपवास– केवल थोड़े गुनगुने जल पर ही रहना चाहिए।
7. साप्ताहिक उपवास– सप्ताह में एक दिन केवल थोड़ा सा गुनगुना जल ले कर दूध, रस, सूप का कम मात्रा में उपयोग आदि पर उपवास करना। छोटा उपवास सामान्य भोजन की अपेक्षा आधी मात्रा में खाना चाहिए।

वृद्धावस्था में हीनता न आने दें

महर्षि आचार्य भारद्वाज ने अपने उपदेश में वृद्ध अवस्था के बारे में बड़ा ही खुलासा करके कहा है कि– वृद्ध अवस्था जीवन का पूरी तरह पका हुआ फल होता है जिसमें पूर्ण तौर पर मिठास की उपयोगिता और अपनी एक विशिष्ट पहचान होती है। वृद्ध अवस्था में ही मनुष्य अपने-आप में संसार के अनुभव ज्ञान से शत्-प्रतिशत प्रकाश किरणों से युक्त अपने आप में ज्योतिर्मय बन जाता है।. जिससे अनेकों को मार्गदर्शन की प्रकाश किरण प्रेरणा प्राप्त होती है।

आचार्य जी ने आगे कहा है कि वृद्ध अवस्था एक पूर्ण सिद्धि है तथा पूर्णता की मंजिल है। बुढ़ापा एक सामाजिक धरोहर है। इसकी कल्पना करनी चाहिए कि यदि सभी वृद्ध लोगों को किसी एक जगह भेज दिया जाए तो फूहड़पन के सिवाए दुनिया में बचेगा ही क्या?

आचार्य जी ने आगे कहा है कि बुढ़ापा पके हुए फल की तरह है उसका अपना एक महत्त्व होता है। ''जिन्दगी चालीस वर्ष से शुरू होती है।'' इस कहावत के अनुसार वृद्ध अवस्था जीवन के नवनीत का सार भाग है। वास्तव में संसार के अधिक से अधिक महान् कार्यों के लिए महापुरुषों का नाम जीवन में चालीस वर्ष की उम्र के बाद ही प्रकाश में आया है। वृद्ध अवस्था के विकास का अन्तिम चरण यह है जहां पहुंच कर प्रत्येक व्यक्ति गौरव, स्मृति, प्रतिष्ठा, ज्ञान, सुलझे हुए अधेड़ अवस्था में विचारों से युक्त हो जीवन का वास्तविक लाभ ले सकता है।

किन्तु अधिकांश लोग वृद्ध अवस्था को मौत का पैगाम समझ कर जीवन के उपयोगी अवसर को थोड़ी ही देर में कमी का सूचक मान कर जिन्दगी के दिन गिन-गिन कर काटने लगते हैं उन्हें अपनी शक्तियां धीरे-धीरे कम होती महसूस होने लगती हैं। कोई महत्त्वपूर्ण कार्य करने का उत्साह मन में नहीं रहता। वृद्ध अवस्था की पराधीनता, अंगों में कड़ापन, बीमारी, रोग, कल्पना, असमर्थता आदि की कल्पनाएं कुछ कम नहीं होतीं। इस रूप में वृद्ध अवस्था की कल्पना करने वाले व्यक्ति के लिए सचमुच वृद्ध अवस्था एक अभिशाप और नारकीय यातना ही सिद्ध होती है।

वृद्ध अवस्था अपने-आप में इतनी रसहीन और कड़वी नहीं होती जितना लोग समझते हैं। वृद्ध अवस्था में संसार के महापुरुषों ने एक से बढ़कर एक महान् कार्यों को किया है तथा जीवन में महत्त्वपूर्ण सफलताएं प्राप्त की हैं। अपने आप में नई प्रफुल्लता, सुख, संतोष, प्रसन्नता, अनुभव की है। दूसरी ओर वृद्ध अवस्था को जीवन का अभिशाप, शक्तिहीन, पराधीनता का अवसर मान लेना मनुष्य के गलत, उचित न सोचने, समझने का ही परिणाम है।

वृद्धावस्था और मृत्यु का डर

महर्षि वागभट्ट ने कहा है कि दो बातें संसार में पूर्णतः सत्य है – 1. हमें संसार में पृथ्वी पर रहना है। 2. कभी न कभी पृथ्वी को छोड़ना है। यह दोनों प्रत्यक्ष और स्वाभाविक बातें हैं और साथ ही यह भी स्वाभाविक है कि प्रत्येक व्यक्ति की यह इच्छा होती है कि पृथ्वी पर हमारा रहना सुख पूर्ण हो। पृथ्वी का त्याग (मृत्यु) भी दुःख रहित हो। जिन साधनों से यह दोनों पीछे लिखी बातें प्राप्त हो उन्हीं को साधना में शारीरिक रक्षक कहना चाहिए।

वृद्ध अवस्था का सबसे बड़ा और सुन्दर सदुपयोग इसी बात में है कि जन कल्याणकारी, परमार्थिक परिवृतियों में अपनी समस्त शक्तियों को लगा दिया जाए। अपनी परमार्थिक रूचियों और विशेषताओं का क्षेत्र व्यापक और उनमें मग्न हो जाना चाहिए। इससे मनुष्य को न तो अपनी आयु के आंकड़े गिनने का अवसर रहता है न बीती हुई स्मृतियों में डूबने का समय रहता है और न ही भविष्य की सोच रहती है और न ही चिंताएं करने का समय रहता है।

वृद्धावस्था में मानसिक तनाव हानिकारक होता है

स्वास्थ्य के लिए अच्छी, पूरी, गहरी तथा मीठी नींद लेना बहुत जरूरी है। यह तो सभी जानते हैं कि कोई भी व्यक्ति एक सप्ताह तक बिना कुछ खाए रह सकता है पर एक सप्ताह तक नींद के बिना रह पाना सम्भव नहीं है। क्योंकि नींद शरीर और दिमाग की क्षति पूरी करती है तथा मन मस्तिष्क और शरीर को विश्राम पहुंचाती है लेकिन जब मानसिक

तनाव के कारण नींद में बेकार की बातें उत्पन्न होती हैं तो उसका शरीर और स्वास्थ्य पर बहुत बुरा प्रभाव पड़ता है। पहले तो चिड़चिड़ापन आ जाता है, फिर थकान, भूख न लगना आदि उत्पन्न होती है। इसके बाद और कई तरह के मानसिक तनाव, डिप्रैशन आदि समस्याएं उत्पन्न हो जाती हैं।

वृद्ध अवस्था में इस प्रकार का तनाव बढ़ जाने पर शिराएं फटने सी लगती हैं, आंखें कमजोर हो जाती हैं। कब्ज रहने लगती है। खाना हजम नहीं होता, नशा पीने की इच्छा होती है और यदि शारीरिक व मानसिक तनाव दोनों प्रकार के तनाव एक साथ उत्पन्न हो जाते हैं तो काम और क्रोध के आवेग भी बार-बार पैदा होने लगते हैं। अत: मानसिक तनाव से बचना चाहिए।

●●●

21

योग, प्राणायाम एवं हस्त मुद्राएं

योग

पद्मासन (कमल मुद्रा)

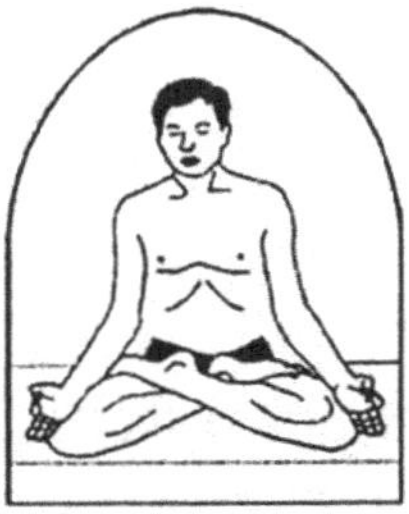

पद्मानस की आकृति कमल के फूल की तरह होती है इसलिए इसे कमलासन भी कहते हैं।

विधिः फर्श पर आराम से बैठ जाएं। बांया पैर दाईं जांघ व दायां पैर बाईं जांघ पर इस प्रकार रखें कि एड़ियां पेट को छुएं। दोनों घुटने व जांघें जमीन को छुएं। अपनी पीठ सीधी रखें। सिर, छाती, गर्दन व रीढ़ की हड्डी भी एकदम सीधी रहे। दोनों हाथ ज्ञान मुद्रा में रहें। (अंगूठे को तर्जनी ऊंगली के नाखून से स्पर्श करते हुए बाकी तीनों ऊंगलियां फैला दें, यही ज्ञान मुद्रा है) अब नाक की नोक पर अपनी दृष्टि टिका दें।

अब इसी मुद्रा में बैठे रहें व दोनों हाथ बगल में आराम से रखें। अब हथेलियों पर भार देते हुए, शरीर को सीधा रख कर ऊपर की ओर तानें। शुरू-शुरू में यदि दोनों पैर जंघा पर न रख सकें तो कम से कम एक ही पैर जंघा पर रखने का अभ्यास करें। बीमार व कमजोर व्यक्ति को जबरन इस आसन में नहीं बैठना चाहिए क्योंकि यह तंदरूस्त व स्वस्थ व्यक्तियों के लिए है। हर तीसरे दिन पद्मासन का समय पांच-पांच मिनट बढ़ाते हुए एक घंटे तक ले आएं। आप अपनी आंखें बंद, खुली व अधखुली भी रख सकते हैं।

मूलाधार चक्र जगाएं व कल्पना करें कि चक्र में छिपी शक्ति प्रकट हो रही है। चित्त एकाग्र करते हुए कल्पना करें कि हृदय में सुगंधित धारा प्रवाहित हो रही है।

पद्मासन से लाभः इस आसन से अपान वायु को बल मिलता है। सुष्मना नाड़ी सीधी रहती है व श्वास-प्रश्वास नियमित हो जाता है। पद्मासन लगाने से उत्साह बढ़ता है। मन प्रसन्न हो जाता है। शरीर को ऊर्जा मिलती है। टांगों की मांसपेशियां मुलायम, लचीली व शुद्ध हो जाती है। शरीर से उदासी व पीड़ा का नामोनिशान मिट जाता है। इससे उदर के सारे अंग व रीढ़ की हड्डी मजबूत बनते हैं।

यह नपुंसकता में भी लाभ देता है। यह अनिद्रा रोग के लिए रामबाण दवा है। ध्यान लगाने के लिए यह आसन काफी लाभदायक है।

सर्वांगासन

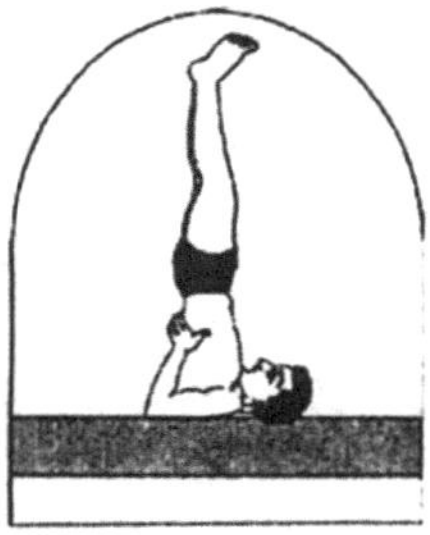

विधिः अपनी पीठ के बल लेट जाएं। श्वास बाहर निकाल कर रेचक करें। दोनों पैर सटा कर सीधे रखें। पूरा शरीर ढीला छोड़ दें। धीरे-धीरे अपनी टांगें ऊपर उठाएं। जब टांगें जमीन से 30^0 का कोण बनाएं तो कुछ क्षण इसी मुद्रा में रहें। अब अपने नितंब भी ऊंचे उठाएं। जब टांगें जमीन से 60^0 का कोण बनाएं तो पांच मिनट तक इसी मुद्रा में रहें। अब कमर को दोनों हाथों से सहारा देते हुए पैरों का भार ऊपर की ओर उठाएं। कुहनियां जमीन पर टिकी रहें। पूरा शरीर सीधा हो, गर्दन व कंधों पर पूरा भार आ जाए। चिबुक छाती से चिपकी रहे। अपनी नजर पांव के अंगूठों पर लगाएं। अब आपको धीरे-धीरे, उन्हीं स्थानों पर रुकते हुए, शरीर को सामान्य मुद्रा में लाना है।

सर्वांगासन से लाभः प्रतिदिन सर्वांगासन करने से पेट के रोग दूर होते हैं व भूख खुल कर लगती है। साधक अपनी इच्छा व जरूरत के हिसाब से आहार की मात्रा बढ़ा सकता है। यह हर्निया, कब्ज, हृदय व गले के रोगों में भी फायदेमंद है। इस आसन से हृदय को मजबूती मिलती है। यह असमय झुर्रियां व बाल पकने की प्रक्रिया को रोकता है। शरीर की ऊर्जा बढ़ती है व रक्त शुद्ध होता है। महिलाओं में गर्भाशय के रोगों के लिए भी फायदेमंद है। इस आसन को करने से शीर्षासन के फायदे भी मिल जाते हैं। थायराइड रोगों में लाभ होता है। स्मृति में सुधार होता है। चेहरे के मुहांसे व दाग-धब्बे ठीक हो जाते हैं। यह घावों के लिए खासतौर पर उपयोगी है।

नजर के लिए कुछ व्यायाम

पहली विधिः फर्श पर बैठ जाएं। दाईं बाजू को कंधे तक ऊंचा उठाएं। अपने हाथ की मुट्ठी बांधते हुए अंगूठा ऊपर की ओर रखें। अंगूठे की नोक पर नजर टिकाएं। फिर 18-20 फुट दूर किसी पेड़ या अन्य वस्तु को पलक झपकाए बिना देखें। इसे लगातार करते रहें। फिर अपनी आंखें बंद कर लें। धीरे-धीरे समय बढ़ाने की कोशिश करें।

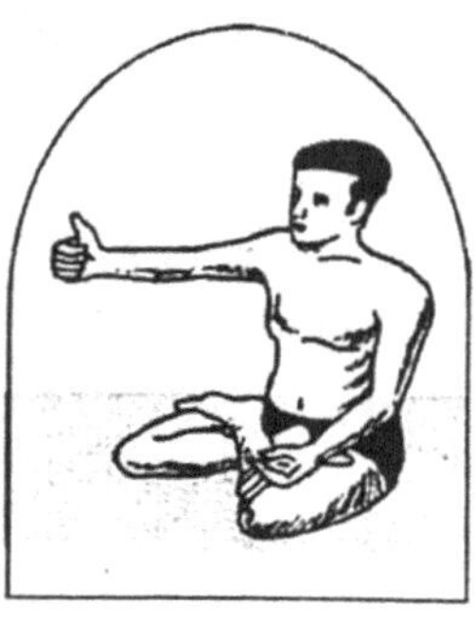

दूसरी विधिः आंखों का ज्यादा काम करने से उन पर बोझ पड़ता है। सुबह जल्दी उठें, बिस्तर पर बैठ कर टांगें आगे की ओर फैलाएं। गर्दन व पीठ सीधी रखें। फिर बिना पलक झपकाए, 6 से 10 फुट की दूरी पर सिक्के के आकार की वस्तु को टकटकी लगा कर देखें। पांच मिनट तक इसका अभ्यास करें। ऐसा करने से दृष्टि में सुधार होगा। दिन में एक-दो बार सूर्य तप्त जल से आंखों पर छींटे लगाएं, इससे आंखें स्वस्थ रहेंगी।

तीसरी विधिः महर्षि पंतजलि कहते हैं कि जिनकी आंखों में

दोष हो उन्हें चंद्रमा की ओर निहारना चाहिए। चंद्रमा की रोशनी आंखों को ठंडक पहुंचाती है। चंद्रमा पर नजर टिकाएं फिर अपना सिर धीरे से एक ओर घुमाएं। उसी समय चंद्रमा से नजर हटा कर दूसरी ओर ले जाएं। कल्पना करें कि चांद उत्तर दिशा की ओर जा रहा है। चंद्रमा को अलग-अलग कोणों से देखें। दो-तीन दिन अभ्यास करने के बाद आपको एहसास होगा कि चांद की रोशनी तेज होती जा रही है व आपके समीप आ रही है। यह एक अच्छा संकेत है। हर पांच मिनट के बाद चंद्रमा पर नेत्र स्थिर करें। बीच में आंखें बंद करें व चंद्रमा से आंखें हटा कर पलकें झपकाएं। अपनी बंद आंखें आराम से खोलें।

मयूरासन

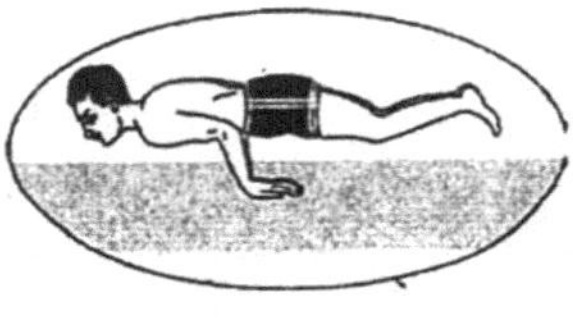

विधिः फर्श पर घुटनों के बल बैठ जाएं। पांव एक साथ व घुटने अलग-अलग रखें। फर्श पर झुकते हुए दोनों हथेलियां, घुटनों के बीच फर्श पर रखें। अब हथेलियां सख्ती से फर्श पर टिकाएं। उदर को कुहनियों व छाती को ऊपरी बाजुओं पर टिकाएं। टांगें इस तरह पीछे की ओर खींचें ताकि वे सीधी हो जाएं। इस आसन में सिर व टांगें सीधी रहें। पूरा शरीर फर्श से समानांतर हो। पूरे शरीर का भार हथेलियों पर टिका हो। इस मुद्रा में पांच सेकेंड रहने के बाद सामान्य मुद्रा में आ जाएं। इसे एक बार फिर दोहराएं। शरीर को ऊंचा उठाते हुए सांस बाहर निकालें। शरीर नीचे झुकाते समय सांस भीतर लें। अगर लंबे समय तक अंतिम मुद्रा में रहें तो सामान्य रूप से सांस लें। आप तीन से चार बार तक यह आसन दोहरा सकते हैं।

लाभः यह आसन पेट, उदर व मधुमेह के लिए लाभदायक है। शरीर से जहरीले तत्त्व निकल जाते हैं। इससे मुहांसे आदि त्वचा के विकार भी दूर होते हैं। इससे चयापचय प्रक्रिया में भी सुधार होता है जिससे विभिन्न अंगों से होने वाले स्राव की मात्रा बढ़ती है।

गोरक्षासान

इसे भद्रासन भी कहते हैं। इस आसन को करने के लिए मूलाधार चक्र में ध्यान लगाएं, पूरक करें, फिर दूसरे चरण में कुंभक करें।

विधिः सिंहासन की मुद्रा में फर्श पर बैठ जाएं। दोनों टांगें मोड़ते हुए पांव आपस में इस तरह जोड़ें कि उंगलियां व एड़ियां एक-दूसरे का स्पर्श करें। अब फर्श पर दोनों हाथ रखें व दोनों हाथों पर सारा भार देते हुए शरीर ऊंचा उठाएं। फिर एड़ियों के जोड़ पर बैठें ताकि शरीर का भार उन पर आ जाए। उंगलियां मुक्त रहें। अब पूरक करते हुए दोनों हथेलियां घुटनों पर रखें। फिर अंत में कुंभक करें। अपनी चिबुक से छाती का स्पर्श करें, चिबुक से छाती पर दबाव दें। मूलाधार चक्र पर ध्यान एकाग्र करें व दृष्टि भी वहीं टिकाएं। आप इस आसन का समय 3 से 10 मिनट तक ले जा सकते हैं।

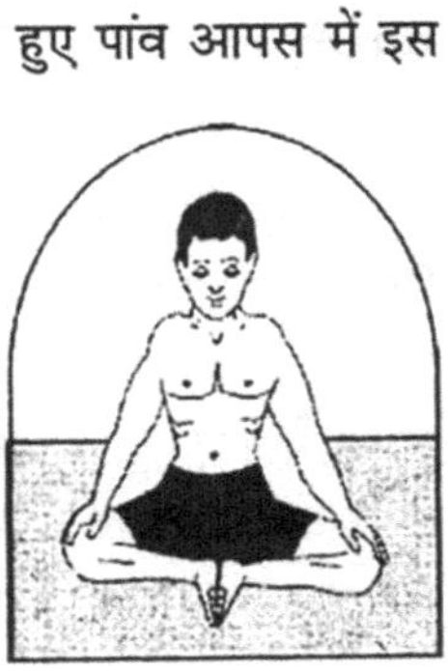

लाभ: यह आसन करने से जोड़ों, नाड़ियों व धमनियों को ऊर्जा मिलती है। पेट में वायु ऊपर जाने से पेट का तापमान सामान्य रहता है। व्यक्ति स्वस्थ व सक्रिय बनता है। संकल्प शक्ति बढ़ती है साधक की बुद्धि तीव्र होती है। पाचन शक्ति बढ़ती है। मूत्र संस्थान भी दोष मुक्त हो जाता है। पूरे शरीर की शुद्धि होती है। कुंडलिनी जाग कर सुस्मना नाड़ी में प्रवेश करती है। इस आसन से टांगें व पांव लचीले होते हैं।

पवनमुक्तासन

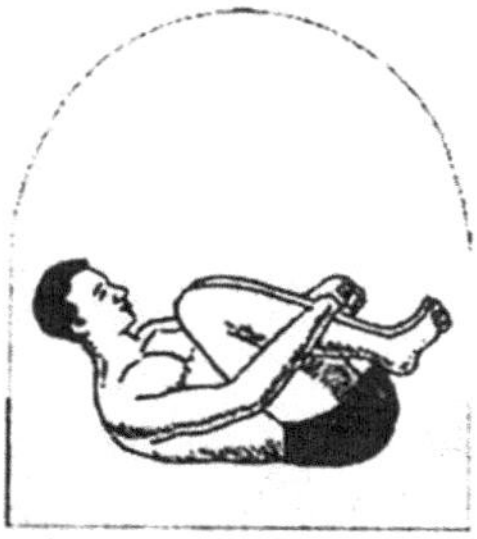

पवनमुक्तासन में हृदय से पेट तक की सारी वायु बाहर निकल जाती है। इसलिए इसे पवनमुक्तासन कहते हैं। इसे दो तरह से कर सकते हैं।

1. **पहली विधि:** फर्श पर पीठ के बल लेट जाएं। दोनों टांगें सीधी रखें। दोनों टांगें मोड़ कर छाती तक लाएं। दोनों हाथों से घुटने घेर कर मुट्ठियां बांध लें। पूरक करें व सांस भीतर लें। अब दाईं टांग मोड़ते हुए छाती तक लाएं व पेट के साथ कस कर थाम लें। उस समय आपकी दूसरी टांग सीधी रहे। फिर अपना सिर ऊपर उठाते हुए नाक से घुटनों का स्पर्श करें। इस प्रक्रिया को करते हुए सांस रोक कर कुंभक करें। यह करने के बाद मुड़ी हुई टांग व सिर जमीन पर रखें और तभी रेचक करें। यही प्रक्रिया दूसरी टांग के साथ भी दोहराएं। दोनों टांगें एक साथ मोड़ कर,भी यह आसन कर सकते हैं।

2. **दूसरी विधि:** सांस लेते हुए सिर उठाएं लेकिन घुटने मोड़ते हुए सांस बाहर निकालें। जितना हो सके, सांस रोकने की कोशिश करें। सांस लेते हुए पहले वाली मुद्रा में आ जाएं। यह आसन दो से चार मिनट से ज्यादा नहीं करना चाहिए।

लाभ: इस आसन से पेट की चर्बी घटती है। कब्ज, अफारा व पेट के सभी रोग दूर होते हैं। पाचन तंत्र में सुधार होता है। सुबह शौच खुल कर न आता हो तो पानी पीने के बीस मिनट बाद यह आसन करें। इससे याददाश्त बढ़ती है। बैठ कर काम करने वालों, छात्रों व बौद्धिकों को यह आसन विशेष रूप से करना चाहिए।

शीर्षासन

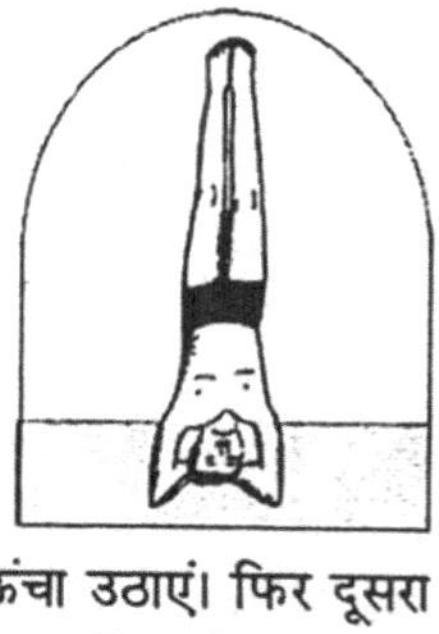

शीर्ष अर्थात 'सिर'। इस आसन में साधक सिर के बल खड़ा होता है इसलिए इसे 'शीर्षासन' कहते हैं।

विधि: वज्रासन की मुद्रा में बैठें। आगे की ओर झुकें, उंगलियां आपस में बांधें व बाजू के अगले हिस्से फर्श पर टिकाएं। घुटने जमीन से उठाते हुए नितंब ऊंचे उठाएं व टांगें सीधी करें। धीरे-धीरे शरीर का भार सिर व बाजुओं पर लाएं। एक पांव फर्श से थोड़ा ऊंचा उठाएं। फिर दूसरा पांव उठाते हुए सिर का संतुलन बनाएं। आखिरी मुद्रा में शरीर बिल्कुल सीधा होना चाहिए।

लाभः इस आसन से दिमाग में रक्त का प्रवाह बढ़ता है। मानसिक तनाव दूर होता है व सिर-दर्द, दमा आदि रोगों में सुधार होता है। यह सभी आसनों में सबसे बेहतर है क्योंकि इससे मन व शरीर को नई चेतना मिलती है।

वज्रासन

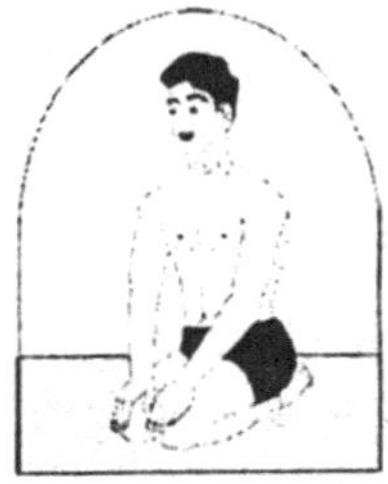

वज्र का अर्थ है ताकतवर, मजबूत। इस आसन से शरीर वज्र जैसा मजबूत बनता है इसलिए इसे वज्रासन कहते हैं।

इस चक्र में मूलाधार चक्र में ध्यान लगाएं व सांस लेने में सावधानी बरतें।

विधिः पैर पीछे की ओर ले जाते हुए घुटनों के बल खड़े हों। पैरों की उंगलियां आपस में मिली रहें। घुटने एक साथ हों व एड़ियां खुली रहें। नितंबों को पैरों के तलवों पर टिकाएं। एड़ियां नितंबों से बाहर की ओर हों। हथेलियां नीचे रखते हुए दोनों हाथ घुटनों पर टिकाएं।

लाभः यही ऐसा आसन है जिसे खाने के बाद भी कर सकते हैं। इस आसन में बैठने से पाचन तंत्र सुचारू होता है। आप शुरूआत बीस सैकेंड तक वज्रासन करते हुए, समय सीमा आधे घंटे तक ले जा सकते हैं। वज्र नाड़ी मजबूत होती है। नजर में सुधार होता है। दिमाग शांत होता है व रक्त के विकार घटते हैं। कब्ज व पेट के रोग दूर होते हैं। यह ध्यान लगाने के लिए उत्तम आसन है। इससे शरीर की ऊर्जा बढ़ती है।

नौलि क्रिया

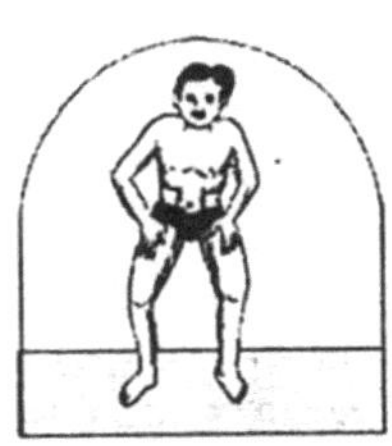

विधिः कंधों को आगे की ओर झुकाते हुए पेट की अंतड़ियों को चक्राकार घुमाना ही 'नौलि क्रिया' कहलाता है। नौलि क्रिया करने के लिए दोनों टांगों में थोड़ी दूरी रखते हुए खड़े हो जाएं। घुटने थोड़ा झुकाते हुए, अपनी जंघाओं पर दोनों हाथ इस तरह रखें कि उंगलियां भीतर की ओर रहें। आंखें पेट पर स्थिर होनी चाहिए। अब नथुनों से फेफड़ों की सारी वायु निकालते हुए उड्डयन बंध लगाएं। पेट की मांसपेशियां अंदर की ओर खींचें। नाभि को भी अंदर की ओर खींचें। फिर दाएं-बाएं हिस्से को छोड़ते हुए बीच वाले हिस्से को ढीला छोड़ें। ऐसा करने से मांसपेशियां नलियों जैसी दिखेंगी। यह मध्य नौलि कहलाती है। इसी तरह हम दाईं मांसपेशियां सिकोड़ कर 'दक्षिण नौलि' तथा बाईं मांसपेशियां सिकोड़ कर 'वाय नौलि' भी कर सकते हैं। शौच जाने के बाद व भोजन से पहले इसे करें।

लाभः यह पेट के लिए अच्छा व्यायाम है। कब्ज दूर होती है व पेट ठीक हो जाता है। पाचनतंत्र को आराम मिलता है व पेट के रोगों से मुक्ति मिलती है। यह हठयोग की सबसे अच्छी क्रिया है।

सलाहः नौलि क्रिया आराम से करें। पेट-दर्द, डायरिया या पेट की कोई बीमारी होने पर इसे न करें।

अश्वासन

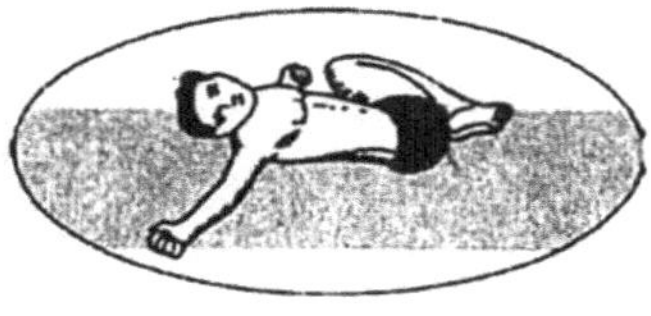

अश्व अर्थात 'घोड़ा'। पूरा दिन काम करने के बाद घोड़ा दोनों टांगें एक ओर तथा सिर दूसरी ओर करके लेट जाता है। इस तरह वह थकावट मिटा कर झट से तरोताजा हो जाता है। इसलिए इसे अश्वासन कहते हैं।

विधिः अपनी पीठ के बल लेट जाएं। घुटनों से दोनों टांगें मोड़ते हुए एक ओर ले आएं। दोनों हाथ कंधों के समानांतर फैलाएं। मुट्ठी बंद करते हुए सांस भीतर लें। पेट में वायु भरें व सांस को नाभि से नीचे रोकें। जिस तरह आप तौलिया निचोड़ते हैं उसी तरह अपने आपको निचोड़ें, फिर सांस छोड़ते हुए सामान्य मुद्रा में आएं। दूसरी ओर मुड़ कर यही प्रक्रिया दोहराएं। दोनों ओर करने से एक चक्र पूरा होगा। इसे आप 6 से 20 चक्र तक बढ़ा सकते हैं। अगर कब्ज हो तो इस आसन को करने से पहले गुनगुना पानी पीएं।

लाभः यह आसन गर्दन व रीढ़ की हड्डी से जुड़े रोगों का सुधार करता है। थकान या आलस महसूस होने पर इसे करने से चुस्ती-फुर्ती आती है। सोने से पहले करने से नींद अच्छी आती है। खिसकी हुई नाभि सही जगह पर आ जाती है। इससे स्वास्थ्य व सौंदर्य भी निखरता है।

हलासन

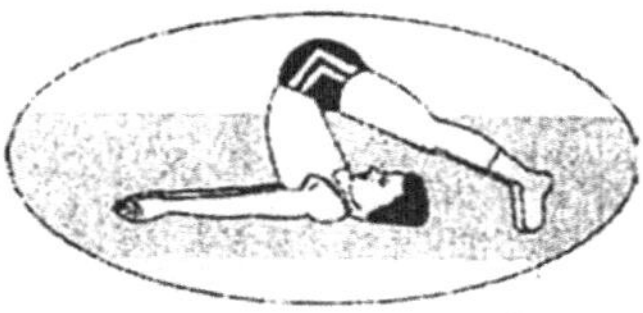

हल अर्थात 'खेत में चलाने वाला हल'। इसके लिए आपको विशुद्धि चक्र में ध्यान लगाना होगा। रेचक व बंध में श्वास लेना होगा।

विधिः अपनी पीठ के बल फर्श पर लेट जाएं। दोनों हाथ, दोनों तरफ सीधे रखें। दोनों टांगें सीधी रखते हुए सांस छोड़ें। दोनों टांगें एक साथ सिर के पीछे ले जाएं ताकि आपके पांव की उंगलियां फर्श छू सकें। इस तरह आपके नितंब व पीठ सिर के ऊपर आ जाएंगे। दोनों टांगें बिल्कुल सीधी रखें। चिबुक से छाती को अच्छी तरह छूएं। इस तरह आपकी चिबुक गर्दन के खाली स्थान में टिक जाएगी। आखिरी मुद्रा में आपके दोनों हाथ सिर के दूसरी ओर हों तथा उंगलियां फर्श पर टिकी रहें। स्थिर हो कर चित्त विशुद्धि चक्र पर ध्यान लगाएं। यह आसन तीन से बीस मिनट तक कर सकते हैं। फिर धीरे-धीरे सामान्य मुद्रा में आ जाएं। जिस तरह टांगें ऊपर की थीं, उन्हें उसी तरह नीचे लाना है।

लाभः इस आसन से कब्ज व कमर की चर्बी दूर होती है। मधुमेह व बवासीर में भी आराम मिलता है।

शलभासन

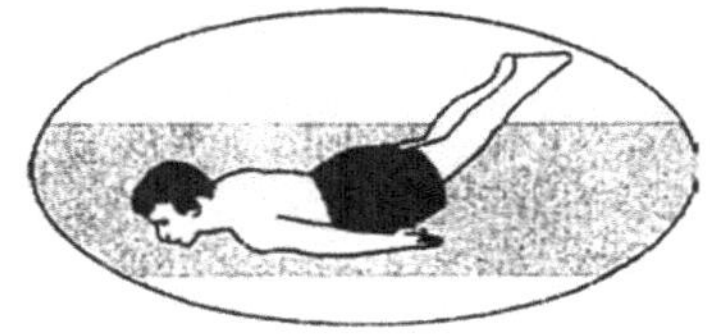

शलभ अर्थात टिड्डा। इस आसन में शरीर एक शलभ की तरह हो जाता है इसलिए इसे शलभासन कहते हैं।

विधिः अपने पेट के बल सीधा लेटें व दोनों टांगों से एक साथ फर्श छुएं। चिबुक फर्श पर टिका हो। अब मुट्ठियां कस लें व धीरे-धीरे हाथों पर जोर देते हुए दोनों टांगें ऊपर उठाएं। इस समय घुटने नहीं मुड़ने चाहिए। वे सीधे रहें। अब हाथों के बल एक पैर को जमीन से उठाते हुए कुछ देर ऊपर ही रुकें। जब सांस निकलने लगे तब धीरे-धीरे पैर को भी उस पहली स्थिति के अनुसार दोहराएं। फिर जोर दे कर धीरे-धीरे जमीन पर रखें। इस आसन को 2-3 बार कर सकते हैं।

लाभः यह पेट, जंघा व बाजुओं के लिए फायदेमंद है। पेट की अंतड़ियां मजबूत होती हैं। छाती का फैलाव बढ़ता है व रीढ़ की हड्डी लचीली बनती है। पेट के रोग व कब्ज दूर होते हैं। इससे हर्निया व मधुमेह में भी लाभ होता है।

उत्तानपाद आसन

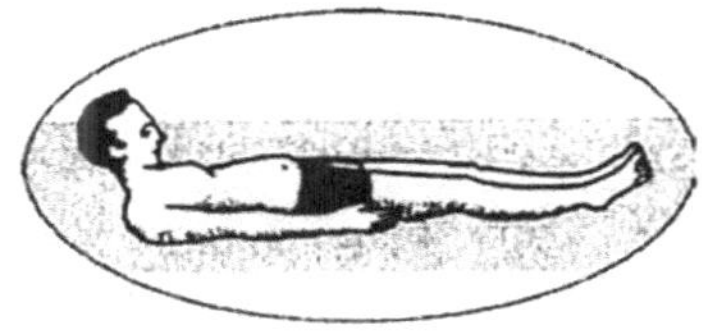

उत्तान-उठाना, पाद-पांव।

विधिः पीठ के बल लेट कर पैरों को थोड़ा ऊपर उठाते हुए तानें। घुटने, एड़ियां व पैरों के अंगूठे आपस में मिले रहें। फिर दोनों हाथों को दोनों नितंबों से लगा कर गर्दन, छाती व पैरों को जमीन से एक फुट ऊंचा धीरे-धीरे उठाते हुए, दोनों हाथों को दो इंच की दूरी पर रख कर सीधे रोक कर रखें। थोड़ा सिर उठा कर दोनों पांवों के अंगूठे देखें। इस प्रक्रिया में सांस रोके रखें। आखिर में सांस छोड़ते हुए टांगें धीरे-धीरे जमीन पर ले आएं। आप 2 से 5 तक गिनती करते हुए यह आसन कर सकते हैं।

लाभः इस आसन से खिसकी हुई नाभि ठीक हो जाती है। नाभि क्षेत्र प्रभावित होता है जिसके केंद्र से 72 हजार नाड़ियां जुड़ी हैं। इससे कब्ज, पेट व नितंबों की चर्बी व रोग घटते हैं।

अर्धमत्स्येंद्रासन

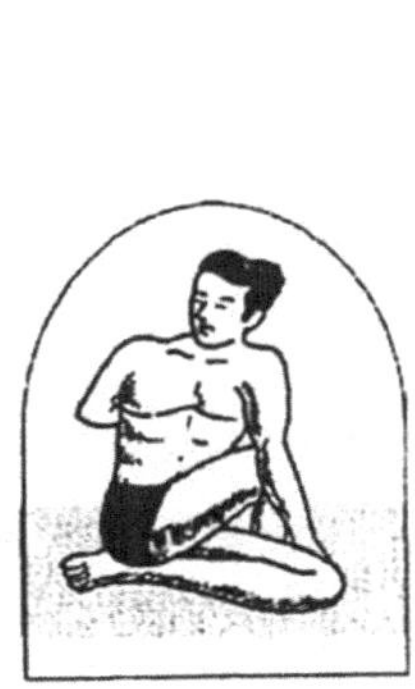

विधिः दोनों टांगें फैला कर बैठें। बाईं टांग घुटने से मोड़ कर एड़ी गुदा द्वार के नीचे ला कर जमा दें। अब दाईं टांग को गिरी हुई टांग के ऊपर से उठाते हुए घुटने के पास जमीन से सटा दें। फिर घुटने से मोड़ कर खड़ा कर दें। अब बाएं हाथ को खड़ा करके घुटने से लगाते हुए दाहिने पैर के अंगूठे को पकड़ लीजिए। फिर दाहिने हाथ को पीठ के पीछे से ले जा कर उसी तरफ सिर को घुमाएं।

लाभः इस आसन से रीढ़ की हड्डी स्वस्थ होती है। पेट के कई रोगों व कब्ज से आराम मिलता है। भूख खुलती है। आतों, हृदय व तिल्ली के रोग दूर होते हैं। इससे पेंक्रियाज सक्रिय होता है जिससे मधुमेह में लाभ मिलता है।

धनुरासन

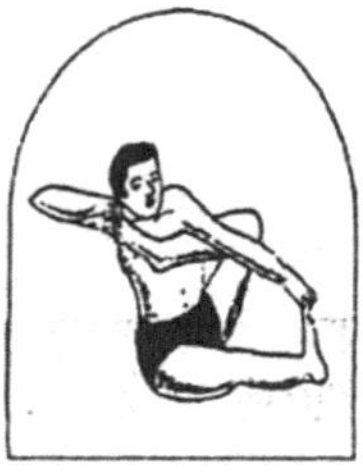

इस आसन में मणिपुर चक्र में ध्यान लगाएं। टांगें फैला कर बैठ जाएं। दाईं जंघा पर बांया पांव रखें। फिर बाएं हाथ से ऊपर से, दाहिना पंजा पकड़ें। दाईं टांग सीधी रखते हुए, दाएं हाथ से बांया पंजा पकड़ें। बांया पंजा दाएं कान को छूना चाहिए। गर्दन या पीठ न मोड़ें। पंजे को कान तक खींचने से पहले सांस भीतर लें। अर्द्धकमलासन मुद्रा में आते समय सांस छोड़ें।

लाभः दुबले व कमजोर व्यक्ति भी इस आसन से लाभ पा सकते हैं। इस आसन से मयूर, शलभ व भुजंगासन के मिले-जुले लाभ. मिलते हैं। पेट की चर्बी व गैस की तकलीफ घटती है। आंखों के रोगों में सुधार होता है। यह महिलाओं के लिए भी फायदेमंद है।

सुप्तवज्रासन

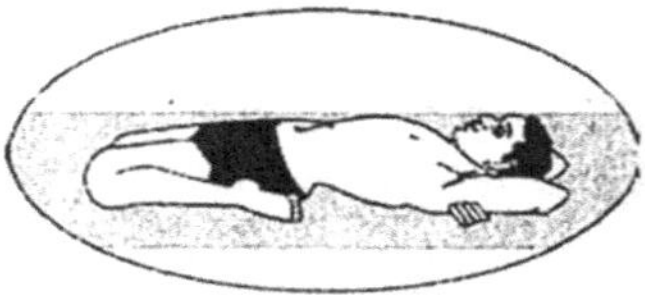

विशुद्ध चक्र में ध्यान लगाएं। गहरी सांस लें व वज्रासन की मुद्रा में लेटें। दोनों जंघाएं परस्पर मिली रहें। रेचक करते हुए दोनों हाथ उठाएं व सिर के नीचे ले आएं। रेचक पूरा करने के बाद तीनों बंध लगाएं। अपना ध्यान मूलाधार चक्र में लगाए रखें।

लाभः इससे सुष्मना नाड़ी का पथ साफ होता है। कुंडलिनी ऊपर की ओर जाती है। रीढ़ की हड्डी लचीली हो कर वज्र की तरह मजबूत बनती है। सारी ग्रंथियां मजबूत होती है। मन व शरीर स्वस्थ होते हैं। यह कमर व घुटनों में दर्द, गले की तकलीफ, सर्वाइकल, मासिक धर्म, टी.वी. व दमा आदि रोगों में फायदेमंद है।

शवासन

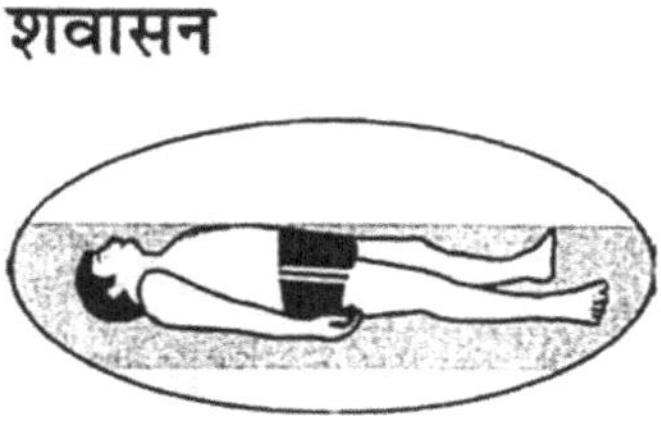

जमीन पर पीठ के बल, विश्रामावस्था में लेटें। दोनों टांगें 18-20 इंच की दूरी पर फैलाएं। एड़ियां अंदर व पंजे बाहर की ओर हों। हाथ इस तरह फैलाएं कि हथेलियां आकाश की ओर रहें। आंखें बंद करके आती-जाती सांस पर ध्यान लगाएं। धीरे-धीरे शरीर के हर अंग पर ध्यान लगाएं। इससे शरीर को पूरा आराम मिलेगा।

साधक को अपनी क्षमता के हिसाब से शवासन करना चाहिए। अगर अनिद्रा रोग है तो इसे सोने से पहले करें। आप इसे 2-3 बार कर सकते हैं।

लाभः पूरी शरीर को ऊर्जा मिलती है व थकान घटती है। यह हृदय व उच्च रक्तचाप के रोगियों के लिए फायदेमंद है।

भुजंगासन

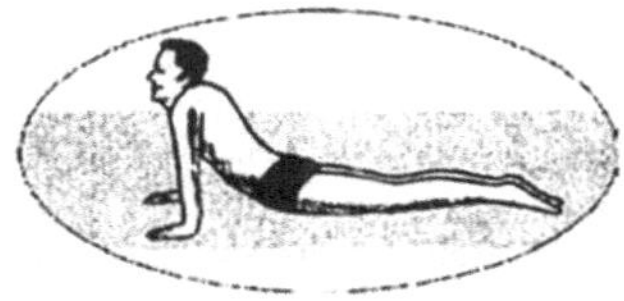

विधिः माथे को फर्श से छूते हुए जमीन पर लेट जाएं। पैर व पंजे फर्श के समानांतर हों व हाथ शरीर के दोनों ओर हों। शरीर को ऊंचा उठाते हुए शरीर का भार हथेलियों पर संतुलित करें। धीरे-धीरे सिर व कंधे जमीन से ऊंचे उठाएं व सिर को आराम से पीछे की ओर लें। जितना हो सके, इसी मुद्रा में रहें।

लाभः इससे भूख खुलती है व कब्ज दूर होती है। जिगर व गुर्दों को लाभ होता है। स्लिप डिस्क व पीठ-दर्द से आराम मिलता है।

चक्रासन

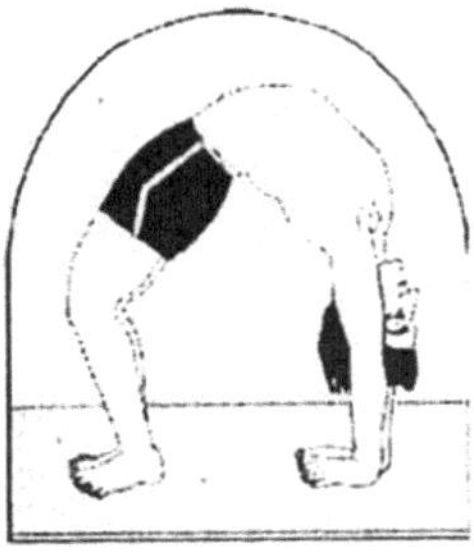

विधिः फर्श पर पीठ के बल लेटें। दोनों पैरों को नितंबों के साथ सटा कर, एक पैर से दूसरे पैर का फासला 18 से 20 इंच रखें। पैर के तलवे जमीन पर ही रहें। दोनों हाथ मस्तिष्क की तरफ उठा कर सिर की पिछली ओर दोनों हथेलियों को जमीन पर जमा कर रखें। हाथों में भी फासला हो। हाथों व पैरों के बल से कमर को इतना ऊपर उठाएं कि पूरे शरीर का हिस्सा बिल्कुल ऊपर हो जाए। शरीर का भार हाथों व पंजों पर रहे। इस तरह यह चक्र आसन कहलाएगा। यह आसन करते समय मणिपुर चक्र में ध्यान लगाएं। आप इसे 30 सैकेंड से 4 मिनट तक कर सकते हैं।

लाभः यह महिलाओं के लिए अच्छा है। इससे शरीर स्वस्थ व ताजा रहता है। नाड़ियां शुद्ध होती हैं। लकवे में भी फायदा होता है। रीढ़ की हड्डी की लोच बढ़ती है। यह पश्चिमोत्तान आसन का विकल्प है।

गोमुखासन

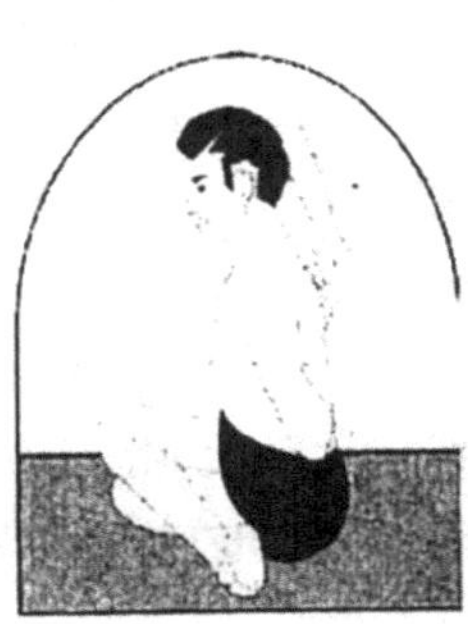

विधिः सिंहासन मुद्रा में बैठें। बांया पैर मोड़ कर दाईं जंघा के नीचे इस प्रकार सटाएं कि पैर की एड़ी नितंब को स्पर्श करे। फिर दाहिना पैर बाईं टांग के ऊपर एक सीध में आ जाए। जो घुटना ऊपर हो, उसी तरफ का हाथ ऊपर उठाते हुए मोड़ कर कमर की ओर ले जाएं। फिर दूसरे हाथ से पीछे ले जा कर ऊपर से मोड़ दें। दायां घुटना, बाएं घुटने के ऊपर एक सीध में हो। फिर दूसरे हाथ को पीछे ले जा कर ऊपर की ओर कस कर

मोड़ लें। दोनों हाथों की उंगलियां आपस में फंसा लें। 1 से 5 मिनट तक यह अभ्यास कर सकते हैं। इसे करते समय सांस सामान्य रूप से लें।

लाभः इस आसन से फेफड़ों को लाभ होता है। यह मधुमेह में बार-बार मूत्र त्याग, पीठ व गर्दन में दर्द तथा दमा के लिए अच्छा है। इससे हर्निया में भी लाभ होता है।

गर्दन तिर्यक आकर्षण आसन

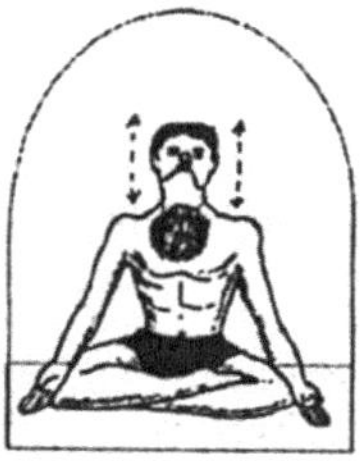

पहली विधिः यह आसन कई भागों में बंटा होता है व इसे करने से कई लाभ मिलते हैं। सबसे पहले गर्दन व पीठ तान कर वज्रासन की मुद्रा में बैठें। दोनों हाथ घुटनों पर हों। रीढ़ की हड्डी तानते हुए गर्दन ढीली छोड़ें। आगे की ओर झुकते हुए चिबुक से छाती का स्पर्श करें। इसी तरह गर्दन पीछे ले जा कर सिर के पिछले हिंस्से से छुएं। इसे 5 से 10 बार कर सकते हैं।

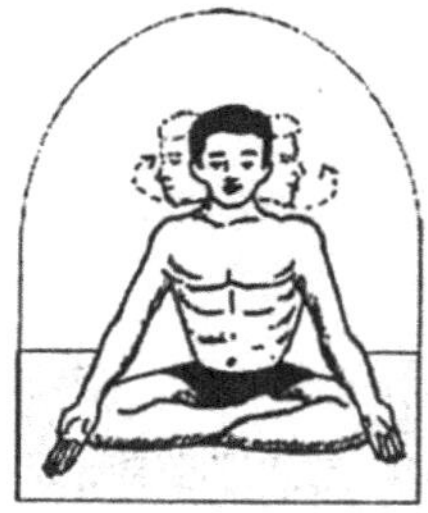

दूसरी विधिः वज्रासन की मुद्रा में बैठ कर दोनों हाथ घुटनों पर रखें। गर्दन व पीठ तानते हुए सीधा बैठें। अब पीठ तानते हुए गर्दन ढीली छोड़ें। गर्दन को एक बार ऊपर-नीचे करने के बाद गोलाकार दाएं-बाएं घुमाएं। आप एक ओर 5 से 10 बार तक घुमा सकते हैं।

लाभः गर्दन की जकड़न दूर होती है व लोच बढ़ती है। थायराइड व टांसिल में आराम मिलता है।

वृश्चिकासन

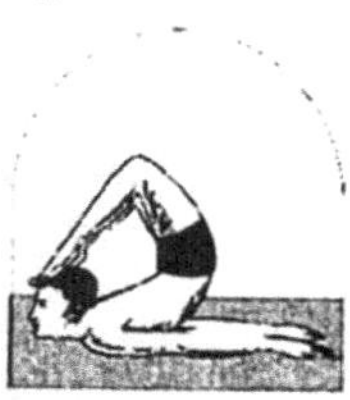

अपनी छाती के बल लेट जाएं। अपनी बाजुएं आराम से फर्श पर टिकाएं। फिर घुटनों से टांगें मोड़ते हुए पीछे की ओर ले जाएं व सिर पर पांव रखें।

लाभः इससे हाथों व बाजू की ताकत बढ़ेगी। शरीर हल्का व प्रसन्नचित्त होगा।

पश्चिमोत्तान आसन

यह आसन थोड़ा मुश्किल है। पश्चिमोत्तान-पश्चिम : उत्तान (पीठ के भाग में खिंचाव)। फर्श पर पीठ के बल लेट जाएं। अपने हाथ सिर के पीछे ले जाएं व टांगें फैला लें। आपकी टांगें, जंघा व घुटने परस्पर स्पर्श करें व शरीर फर्श को छुए। अब झटका दिए बिना आराम से शरीर का ऊपर वाला हिस्सा उठाएं व टांगों पर रखें। अपने हाथ की उंगलियों से पंजे छुएं। अब रेचक करें व फिर आगे की ओर झुकें। धीरे-धीरे सिर झुकाते हुए घुटनों के बीच ले आएं।

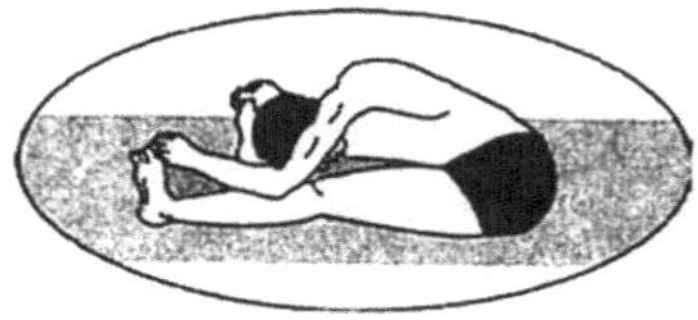

ध्यान रखें कि आगे झुकते समय घुटने जमीन से उठने न पाएं। हाथ की दोनों कुहनियां घुटनों के पास जमीन को स्पर्श करें। रेचक पूरा होने पर कुंभक करें। अपना ध्यान मणिपुर चक्र में लगाएं। आप इस आसन को 5 से 15 सैकेंड तक रख सकते हैं। पहले यह थोड़ा मुश्किल लगेगा परंतु बाद में आसानी होगी।

लाभ: इससे पीठ व हृदय की मांसपेशियां मजबूत होंगी। कब्ज, मधुमेह व गर्भाशय के रोगों में आराम मिलेगा। इस आसन से शरीर की चर्बी घटती है। मानसिक व शारीरिक तनाव घटता है। शरीर की वायु सही तरीके से काम करती है। इससे वजन बढ़ता है व आध्यात्मिक उन्नति होती है। यह भगवान शिव का प्रिय आसन है।

जानुशिरासन

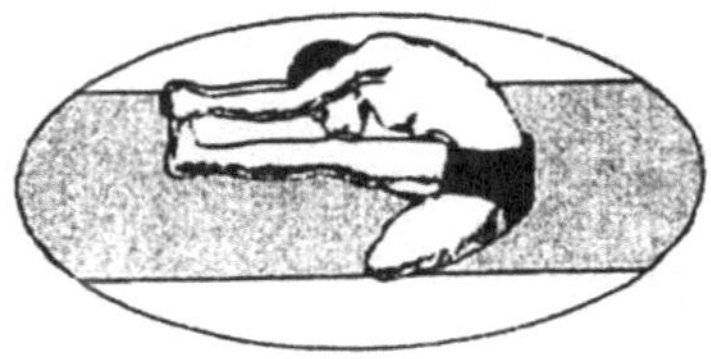

विधि: फर्श पर बैठ जाएं। अब दाईं टांग आगे फैलाएं व बाईं टांग को दाएं नितंब की ओर मोड़ें। दोनों हाथों से दाएं पांव की उंगलियां खींचें व धीरे से चेहरा आगे लाते हुए घुटने पर माथा टेक दें। यह प्रक्रिया पूरी होने पर इसे दूसरी टांग से दोहराएं। इसे 2 से 4 बार कर सकते हैं।

लाभ: इसके सारे लाभ पश्चिमोत्तानासन से मिलते हैं।

द्विहस्त चक्रासन

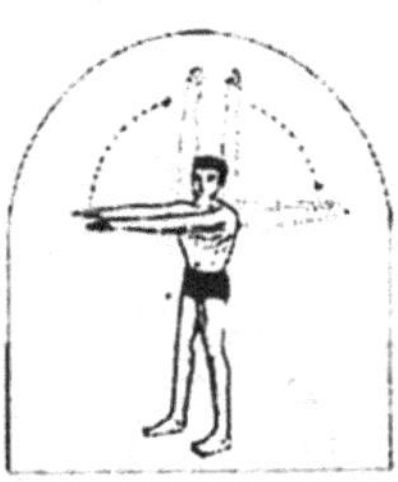

विधि: पैरों को 20 इंच की दूरी पर रखते हुए सीधे खड़े हों। तन कर खड़े हों व हाथों को कंधों के समानांतर लाएं। अब सांस लेते हुए हाथों को ताड़ासन की मुद्रा में ऊपर की ओर खींचें। सांस छोड़ते हुए हाथों को कंधों के समानांतर लाएं फिर धीरे से पूरा शरीर दाईं ओर मोड़ें। आपके पांव वहीं रहें। शरीर इतना मोड़ें ताकि आपके हाथ पीछे जा सकें व आपका चेहरा भी कंधे तक जाए। फिर शरीर को वापिस उसी मुद्रा में लाएं। धीरे से हाथ नीचे लाएं। फिर बाईं ओर से भी यही प्रक्रिया दोहराएं। इसे एक बार में 3 से 6 बार कर सकते हैं।

लाभ: इस आसन से छाती मजबूत होगी व कंधों का दर्द घटेगा।

उष्ट्रासन

वज्रासन की मुद्रा में बैठें व सांस भीतर ले जाते हुए पीछे की ओर मुड़ें। गर्दन मोड़ते हुए हाथों से पांव छूने की कोशिश करें। फिर घुटने मोड़ने की मुद्रा में आने के बाद वज्रासन में आ जाएं। इसे आप 15 सैकेंड से 3 मिनट तक कर सकते हैं।

लाभ: इससे कमर व छाती के दर्द तथा हृदय व फेफड़े के रोगों में सुधार होता है। रीढ़ की हड्डी की लोच बढ़ती है। शरीर के सारे अंगों को पोषण मिलता है।

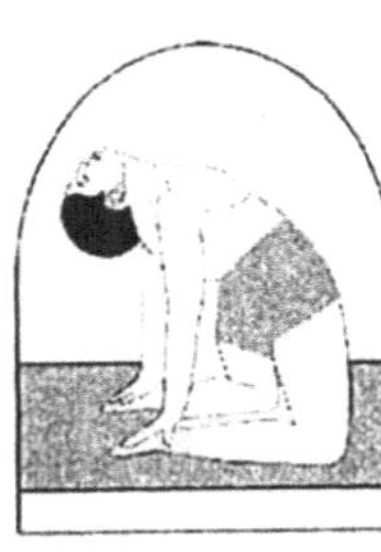

नौकासन

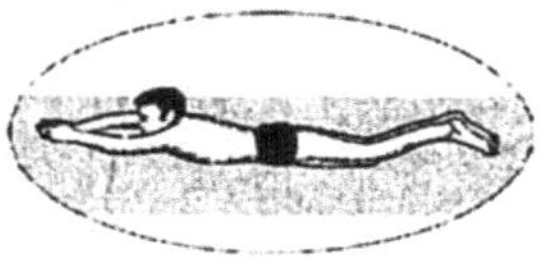

पेट के बल लेट कर दोनों हाथ आगे की ओर फैलाएं व उन्हें आपस में जोड़ें। अब पेट के ऊपरी व निचले हिस्से को खींचते हुए शरीर का ऊपरी हिस्सा व पीठ इस तरह उठाएं कि पूरा शरीर नौका की मुद्रा में आ जाएं। अब शरीर को एक नौका की तरह आगे-पीछे झुलाएं। जिस तरह नाव हिचकोले खाती है उसी तरह आपका शरीर डोलेगा। इसे आप 2 से 4 बार कर सकते हैं।

लाभ: इससे मांसपेशियों व जोड़ों को आराम मिलता है। पेट की चर्बी घटती है। कब्ज व फेफड़े के रोग दूर होते हैं। पाचन तंत्र मजबूत होता है व मानसिक तनाव घटता है।

प्राणायाम व अपानायाम

मूर्च्छाप्राणायाम

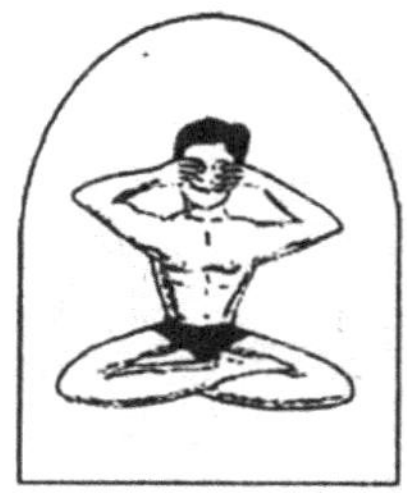

इस प्राणायाम में मन की सारी ऊर्जा कुंभक के कारण होती है। श्वास प्राण को नियंत्रित करते हैं। प्राण नियमित हो कर मन को वश में करता है। प्राण कुंभक में रहने लगते हैं।

विधि: पद्मासन की मुद्रा में फर्श पर बैठें। गर्दन व रीढ़ की हड्डी सीधी रखें। आंखें आराम से बंद करें। दोनों अंगूठे कानों पर रखें, दोनों तर्जनियां आंखों पर रखें। मध्यमा उंगलियां नथुनों पर रखें तथा अनामिका होठों पर रखें। नथुनों से उंगलियां हटा कर हल्की सांस लें। तब नथुने बंद करके अंदर ही अंदर कुंभक करें। कुंभक करते समय, समय बढ़ाएं, इससे प्राणायाम का पूरा फायदा मिलेगा। जब सांस रोकना मुश्किल हो जाए तो नथुने से उंगली हटा कर जालंधर बंध खोलें, आराम से सांस लें। इस प्रक्रिया को तीन से पांच बार दोहराएं। आप इसे पूरी ऊर्जा के साथ बढ़ा सकते हैं।

लाभ: इससे पूरे मन व शरीर में शांति छाती है व मानसिक परेशानियां दूर होती हैं। यह ध्यान के लिए सबसे अच्छा उपाय है।

अग्निसार प्राणायाम

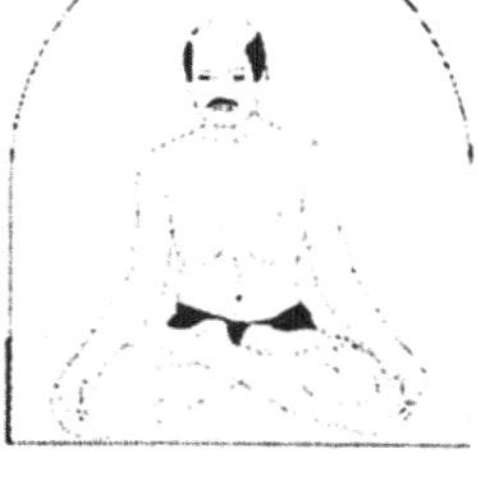

इस प्राणायाम से भूख खुलती है इसलिए इसे अग्निसार प्राणायाम कहते हैं। पाचन तंत्र को मजबूत बनाना बहुत जरूरी होता है।

विधि: इसे आप खड़े होकर, लेट कर, सिंहासन या पद्मासन की मुद्रा में कर सकते हैं। सांस छोड़ते हुए उड्डयन बंध लगाएं। इसे तीन बार करें। फिर 15-20 बार पेट को अंदर- बाहर लाएं।

लाभ: इससे पेट की चर्बी घटती है और कब्ज में आराम आता है।

शीतली प्राणायाम

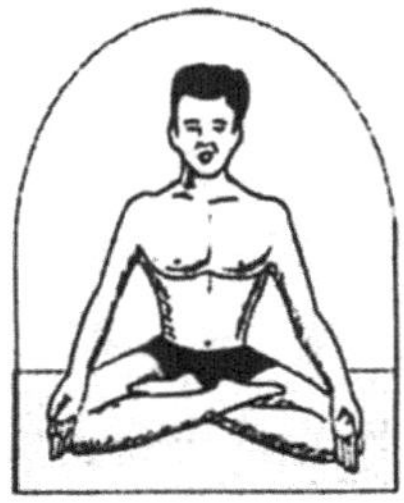

यह प्राणायाम करने से शरीर शीतल हो जाता है। हमारे ऋषि-मुनि ग्रीष्म ऋतु में भी शरीर को शीतल रखने का तरीका जानते थे। यह गर्मियों में किया जाने वाला खास व्यायाम है। इससे शरीर की नसें व नाड़ियां शीतल हो जाती हैं। इससे शरीर में जल का संतुलन बना रहता है।

विधिः सिंहासन या पद्मासन की मुद्रा में बैठ कर चिबुक को 1-2 इंच ऊंचा रखें। रीढ़ की हड्डी सीधी रखें। जीभ को किनारों से गोल करते हुए नली का आकार बनाएं। अब धीरे-धीरे जीभ से वायु अंदर ले जाते हुए फेफड़ों में भरें। फिर मुंह बंद करके कुछ देर के लिए सांस रोकें। फिर नथुनों से सांस छोड़ें। इस प्राणायाम को हर रोज 5 बार करें व धीरे-धीरे 10 बार तक ले आएं।

लाभः इससे प्यास मिटती है व रक्त शुद्ध होता है। इसे गर्मियों में करने से ठंडक मिलती है। बुखार व अनिद्रा में लाभ देता है। इससे शरीर स्वस्थ, ऊर्जावान व सुंदर बनता है।

सूर्यभेदी प्राणायाम

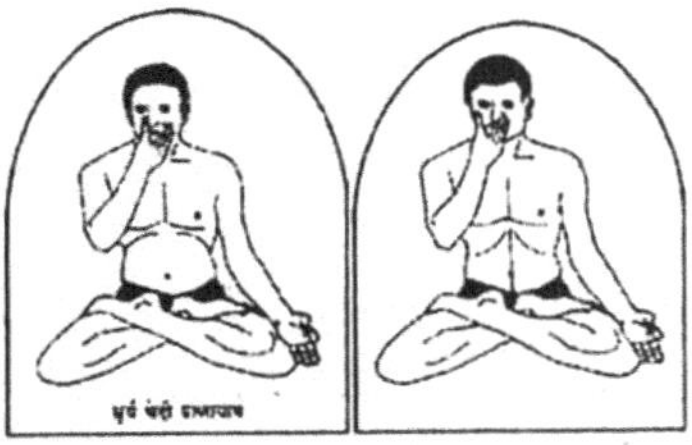

इससे सारी नाड़ियों में ,ऊर्जा का संचार होता है। इससे सूर्य के बराबर ताप मिलता है। इस प्राणायाम में दाएं नथुने से बार-बार पूरक करते हैं। इसे सर्दियों में करें।

विधिः सिहासन या पद्मासन की मुद्रा में बैठ कर, दाएं हाथ की अनामिका व छोटी उंगली से बांया नथुना मूंदें। जितना हो सके, दाएं नथुने से सांस लें व कुछ देर कुंभक करें। फिर अंगूठे से दांया नथुना दबाएं व कुंभक करें। आप इसे 5 बार से शुरू करके बीस बार तक कर सकते हैं। धीरे-धीरे कुंभक का समय बढ़ाएं। इससे शतचक्र पर असर पड़ेगा।

लाभः इससे शरीर में उष्मा आती है व पाचन तंत्र का सुधार होता है। इससे सर्दी, खांसी, हकलाहट, सिर दर्द, मधुमेह व दमा आदि का इलाज भी होता है।

सलाहः हृदय रोगी इसे न करें। इस प्राणायाम में दमे के रोगी कुंभक न करें।

शीतकारी प्राणायाम

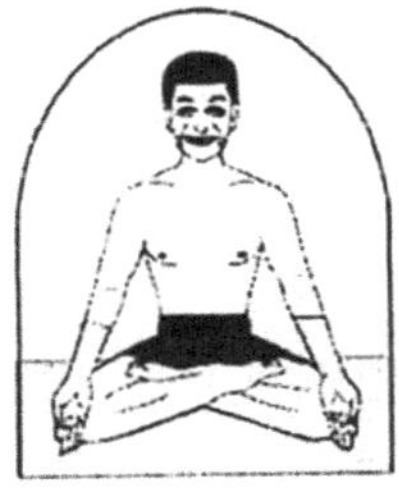

इस प्राणायाम में सी सी ध्वनि निकालते हैं। इससे शरीर शीतल होता है व पायरिया जैसे रोग दूर होते हैं।

विधिः सिहासन या पद्मासन की मुद्रा में बैठ जाएं। जीभ को मुंह के ऊपरी भाग से स्पर्श करें। ऊपर व नीचे के दांत भींचते हुए पूरक करें व मुंह से सी-सी की ध्वनि निकालें। जितना हो सके कुंभक

करें। फिर दोनों नथुनों से रेचक करें। आप इसे 10 से 15 बार कर सकते हैं। आप इसे खड़े हो कर या चलते समय भी कर सकते हैं।

लाभः इससे प्यास मिटती है व भूख खुल कर लगती है। बुखार व थकान में भी आराम मिलता है।

सलाहः सर्दी-खांसी व श्वास के मरीज इसे न करें।

चंद्रभेदी प्राणायाम

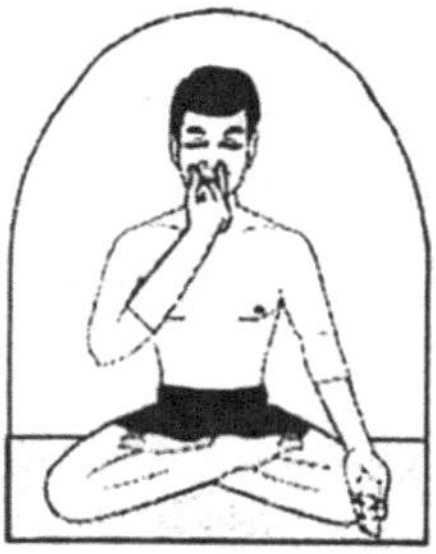

यह स्वर नाड़ी पर असर डालता है तथा सूर्य भेदी प्राणायाम के विपरीत होता है।

विधिः सिहासन या पद्मासन में बैठ जाएं। दाएं हाथ के अंगूठे से दांया नथुना मूंदें। इस प्राणायाम में बाएं नथुने से बार-बार पूरक करते हैं जिससे चंद्र नाड़ी जागृत होती है।

लाभः इससे थकान दूर होती है। उच्च रक्तचाप में लाभ होता है। मानसिक शांति मिलती है व चर्म रोग भी दूर होते हैं। इसे बहुत ज्यादा गर्म मौसम में ही करें।

अपानायाम

जिस तरह हम प्राण वायु (श्वास) को सुधार कर सेहत ठीक रखते हैं उसी तरह अपानायाम से अपान वायु को भी सुधार कर स्वस्थ हो सकते हैं। नाभि से गुदा मार्ग को अपना वायु नियंत्रित करती है। इसी में गड़बड़ होने से कई रोग पैदा होते हैं। कब्ज, पेट के सभी रोग व सिर दर्द का संबंध अपानवायु से होता है।

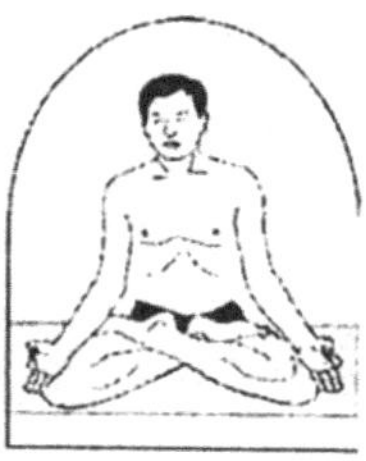

पहली विधिः पहले पेट को बाहर की ओर फुलाएं। फिर सिकोड़ें। नाभि को अंदर की ओर खींचते हुए रीढ़ की हड्डी से छूने की कोशिश करें। इससे अपनावायु शुद्ध होगी। अब पेट पर इस तरह हाथ रखें कि अंगूठे पीठ की ओर व उंगलियां आगे की ओर हों। अब फिर से पेट फुला कर बाएं हाथ से दाईं ओर फुलाएं। फिर दाएं हाथ से पीछे की ओर दबाएं। अब पीछे से पेट को दाईं-बाईं ओर फुलाएं। कुछ दिन ऐसा करने से पेट आसानी से आगे-पीछे, दाएं-बाएं जाएगा। इससे अपान वायु नियंत्रित होगी।

दूसरी विधिः सीधे खड़े हों। पूरी तरह सांस बाहर निकाल कर, छाती को अंदर की ओर ले जाएं। नाभि ऊपर रखें। इसे करते समय मेज या कोई दूसरी वस्तु जिसे उठाया जा सके लें। अब इसे हाथों में उठा लें। नाभि अपने आप ऊपर की ओर आ जाएगी। अब अपने हाथ मेज से हटा कर घुटनों पर रखें व सांस छोड़ें। फिर नाभि के बाहर आने तक पेट को अंदर की ओर खींचें। अब आप सांस रोक सकते हैं।

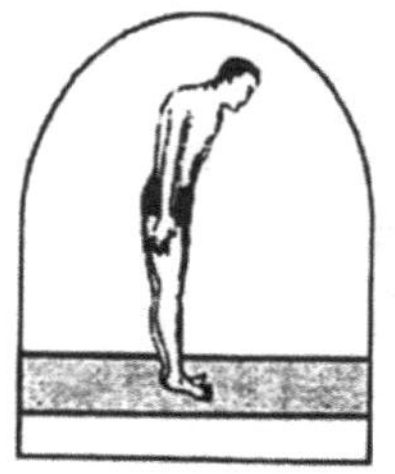

तीसरी विधिः हमें बिल्ली-कुत्तों को शरीर में खिंचाव देते हुए देखना चाहिए। स्वयं भी वही मुद्रा अपनाएं। अपने हाथ आगे फैलाएं। चिबुक व गाल फर्श को छुएं। अपने घुटने खुले रखें। जितना हो सके नितंब आगे की ओर मोड़ें। अब सांस छोड़ें। आप अपने आप सांस लेने लगेंगे।

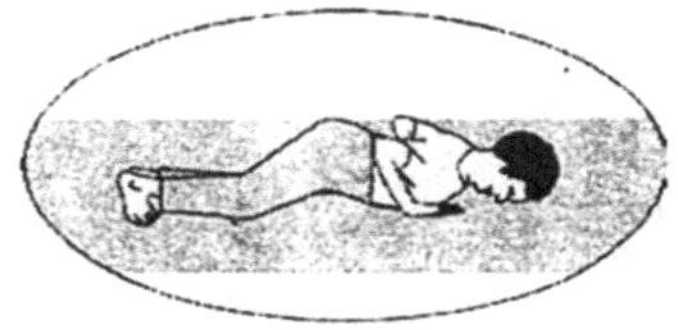

लाभः इस प्रक्रिया से अफारा व सिरदर्द दूर होता है। अपानायाम में पूरक व रेचक होता है, कुंभक नहीं करते। पेट को जितना हो सके ढीला छोड़ें, हवा अपने आप बाहर निकल जाएगी।

सूर्य नमस्कार

पहला चरणः दोनों हाथ जोड़ कर, पांव मिला कर खड़े हो जाएं। पैर आगे से खुले हों व एड़ी पीछे से मिली हो। सिर, गर्दन व शरीर एक सीध में हो। श्वास की स्थिति सामान्य हो।

ऊँ मित्रय नमः।

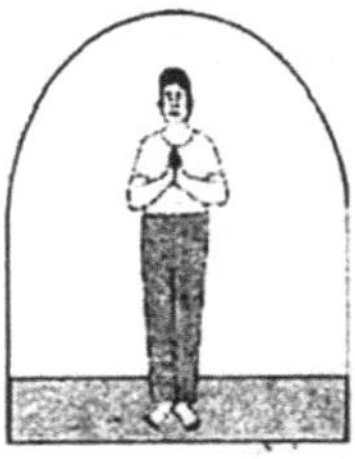

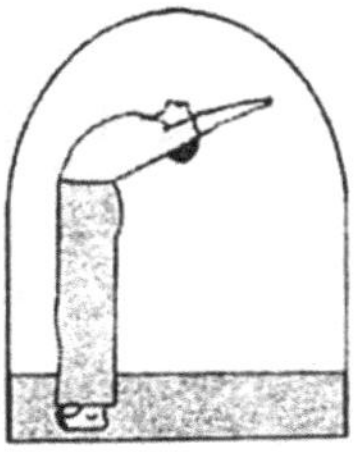

दूसरा चरणः सांस भीतर ले जाते हुए, दोनों हाथों को ऊपर ले जा कर पीछे की ओर झुकें व सांस रोक कर रखें (थोड़ा कुंभक करें)।

ऊँ रवये नमः।

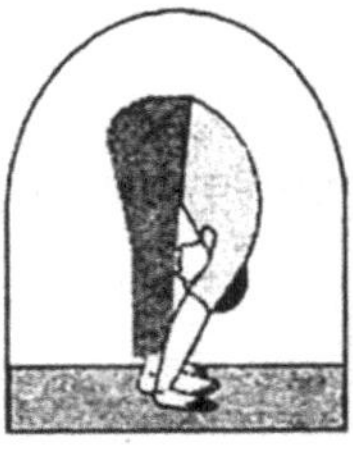

तीसरा चरणः अब सांस छोड़ते हुए आगे की ओर झुकें। घुटने सीधे रहें। दोनों हाथों को पांवों तक ले जाते हुए हाथों को जमीन पर टिकाएं व माथे को घुटन्नों से लगाने की कोशिश करें (कुंभक करें)।

ऊँ सूर्याय नमः।

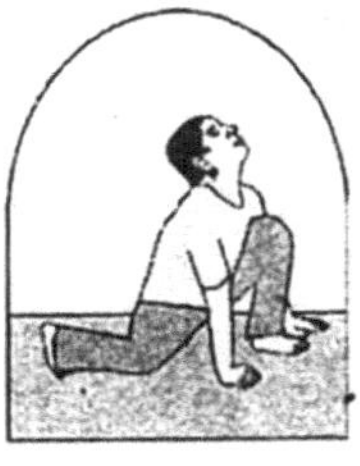

चौथा चरणः सांस लेते हुए बांया पांव पीछे की ओर ले जाएं लेकिन बाजू कुहनी से न मुड़े। अपना चेहरा ऊंचा करके आकाश की ओर देखें व कमर नीचे की ओर रखें (कुंभक भी करें)।

ऊँ भानवे नमः।

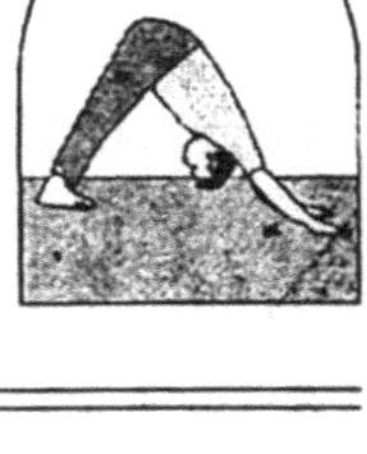

पांचवां चरणः सांस छोड़ते हुए टांगें पीछे की ओर ले जाएं। दोनों पांव के टखने व अंगूठे मिले रहें। गले का चिबुक से स्पर्श करें। नितंब व सिर का पिछला हिस्सा एक सीध में रखें (कुंभक करें)।

ऊँ खर्गाय नमः।

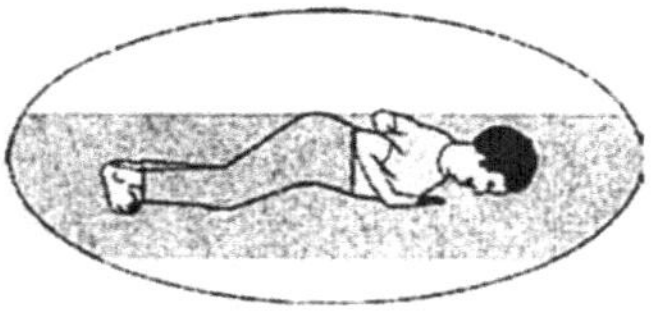

छठा चरण: इस चरण में आपको सबसे पहले सांस भीतर ले जाते हुए छाती के बल फर्श पर इस तरह लेटना होगा ताकि टांगें, घुटने, छाती, चिबुक, नाक व माथा फर्श को स्पर्श करें। फिर सांस छोड़ें। कुहनियां बाहर की ओर रखते हुए पेट को फर्श से ऊपर उठाएं।

ऊँ पुष्ने नमः।

सातावां चरण: सांस भीतर ले जाते हुए हाथ व बाजू सीधे रखें व भुजंगासन की स्थिति में सिर ऊंचा करें।

ऊँ हिरण्यगर्भः नमः।

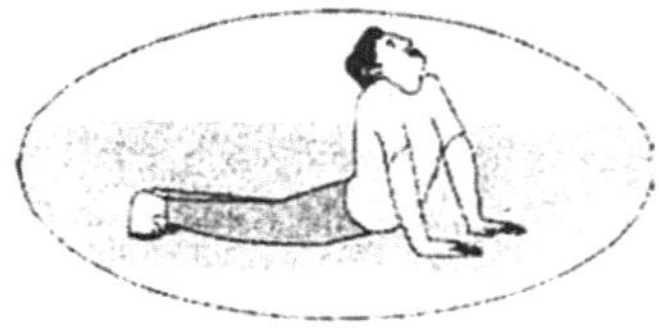

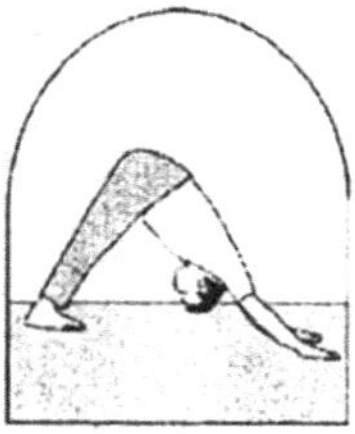

आठवां चरण: इस चरण में आप पांचवें चरण वाली मुद्रा में आ जाएं। सांस छोड़ते हुए अंदर व बाहर की ओर देखें।

ऊँ मारीचायः नमः।

नौवां चरण: सांस भीतर लेते हुए बाईं टांग दोनों बाजुओं के बीच ले आएं व चौथे चरण वाली मुद्रा में आ जाएं।

ऊँ आदित्याय नमः।

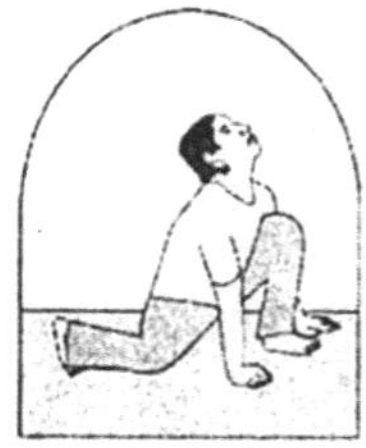

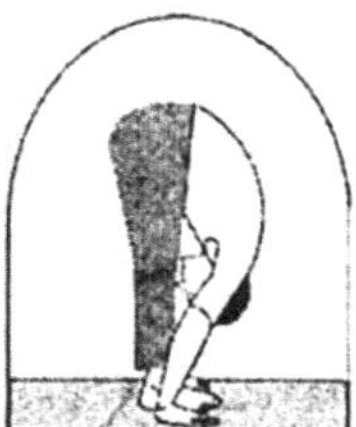

दसवां चरण: सांस छोड़ते हुए तीसरे चरण वाली मुद्रा में आ जाएं।

ऊँ सावित्राय नमः।

ग्यारहवां चरण: सांस भीतर ले जाते हुए दूसरे चरण वाली मुद्रा में आ जाएं।

ऊँ अर्काय नमः।

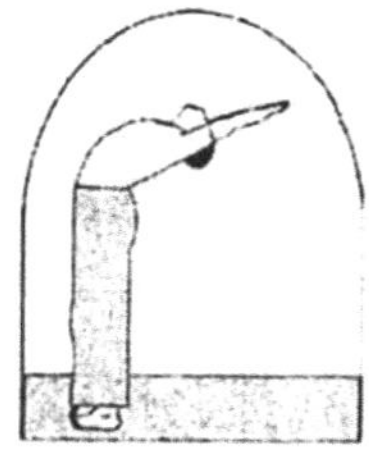

बारहवां चरण: सांस छोड़ते हुए पहले चरण वाली मुद्रा में आ जाएं। (यह सूर्य नमस्कार का पूर्ण चक्र है)

ॐ भास्कराय नमः

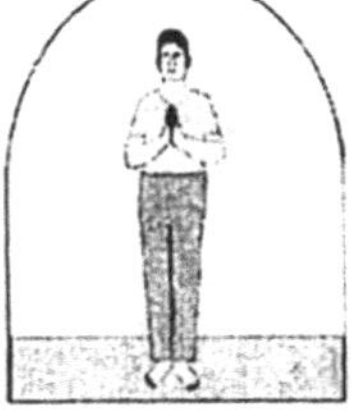

सूर्य नमस्कार से लाभ

1. श्वास रोगियों को श्वास नियमित करने में सहायता मिलती है। कब्ज, बवासीर व श्वास रोगों में सुधार होता है।
2. यह स्नायुमण्डल को शक्ति देता है व ऊर्जा केंद्रों को ऊर्जावान बनाता है।
3. सूर्य नमस्कार के साथ आसन करने से केंद्रीय स्नायुतंत्र मजबूत होता है।
4. नियमित अभ्यास से अच्छा स्वास्थ्य व संतुलन प्राप्त होता है।
5. साधक की मानसिक शांति व बुद्धि बढ़ती है। इससे याददाश्त में भी सुधार होता है।
6. शरीर की लोच बनाए रखने के लिए व्यायाम का वैज्ञानिक तरीका है।

जीवन में हास्य बिखेरें

यह कहना अनुचित नहीं होगा कि मन की प्रसन्नता हम पर ही निर्भर करती है। जब हम खुश रहने की कोशिश करते हैं, तभी खुश रह पाते हैं। यदि हम निराश व उदास होते हैं तो हम पर उदासीनता छाई रहती है। आपके विचार, भावनाओं, भावों व स्वास्थ्य पर भी प्रभाव डालते हैं इसलिए आपको हमेशा प्रसन्न रहना चाहिए।

1. बच्चों के लिए आवश्यक है ताकि वे स्वस्थ तथा ऊर्जावान रहें।
2. अगर बच्चों का ज्यादातर समय क्रोधित अध्यापक के साथ बीते तो वे अंतर्मुखी व रोगी हो जाते हैं।
3. यह एक खुशनुमा व्यायाम है। हंसने से चेहरे की मांसपेशियां हरकत में आती है व तनाव घटता है।
4. हंसने से पेट की मांसपेशियां सही तरह से काम करती हैं। पाचन शक्ति बढ़ती है। रक्त नलिकाओं की क्षमता में सुधार होता है। इससे भूख भी खुल कर लगती है।
5. खुल कर हंसने वालों को फेफड़ों के रोग नहीं होते क्योंकि हंसने से फेफड़ों को ताजी हवा मिलती है।
6. हंसी एक बढ़िया दवा है।
7. हंसी से कब्ज व टी.वी. जैसे रोग भी दूर हो जाते हैं।

हस्तमुद्राएं

सूर्यभेदी मुद्रा

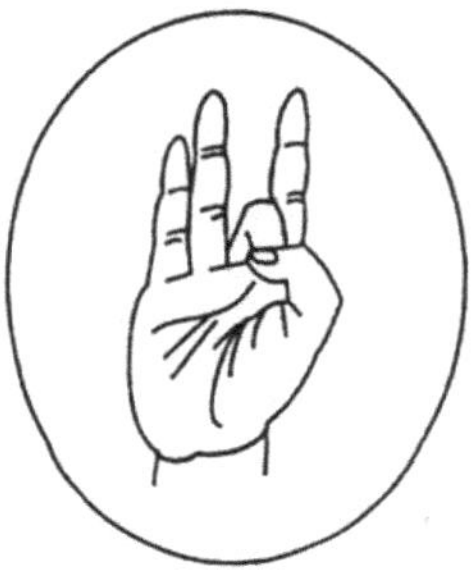

अनामिका उंगली को अंगूठे की जड़ में लगाएं व बाकी तीनों उंगलियां सीधी रहने दें। इस तरह सूर्यभेदी मुद्रा बनती है।
लाभः इस मुद्रा को करने से शरीर का संतुलन बना रहता है। वजन व कॉलेस्ट्रॉल घटता है। इस मुद्रा से मधुमेह, हृदय, गुर्दे व तिल्ली के रोग भी दूर होते हैं।

अपान मुद्रा

मध्यमा व अनामिका उंगली को मिला कर मोड़ते हुए अंगूठे के अगले हिस्से से स्पर्श करें। इस तरह अपान मुद्रा बनती है।
लाभः इससे शरीर की नाड़ियां शुद्ध होती हैं, कब्ज दूर होता है। बवासीर में लाभ होता है। मधुमेह, वायु-विकार, मूत्र-विकार व दांतों के रोग दूर होते हैं। यह पेट की सभी बीमारियों में लाभ पहुंचाता है। यह हृदय के लिए अच्छी है। इस मुद्रा से मूत्र व पसीना अधिक आता है।

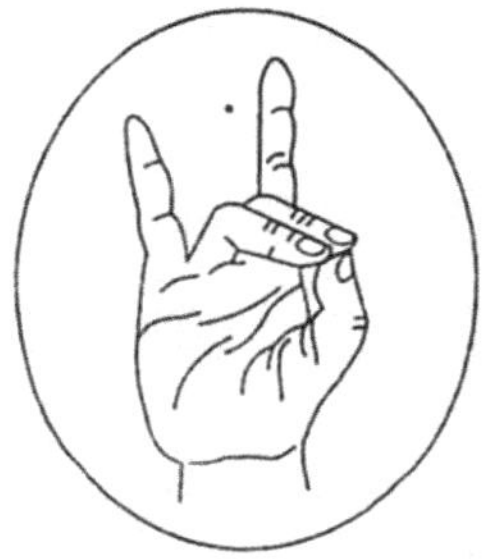

ज्ञान मुद्रा

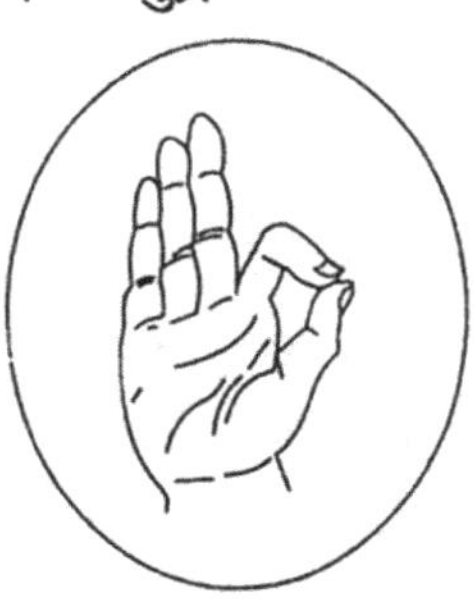

अंगूठे व तर्जनी को मिलाने से ज्ञान मुद्रा बनती है।
लाभः इससे याददाश्त व ज्ञान बढ़ता है। पढ़ने में मन लगता है। सिर-दर्द दूर होता है। गुस्से पर काबू करना आता है। मानसिक तनाव व चिड़चिड़ापन घटता है। अनिद्रा रोग दूर होता है। यह मुद्रा छात्रों व बुद्धिजीवियों के लिए वरदान से कम नहीं है।

वायु मुद्रा

तर्जनी को अंगूठे की जड़ में लगा कर उसे उंगली से दबाएं, इससे वायु मुद्रा बनेगी।
लाभः इस मुद्रा को करने से वायु रोग, गठिया रोग, लकवा, शरीर का दर्द, घुटने व रीढ़ की हड्डी का दर्द आदि ठीक हो जाते हैं।

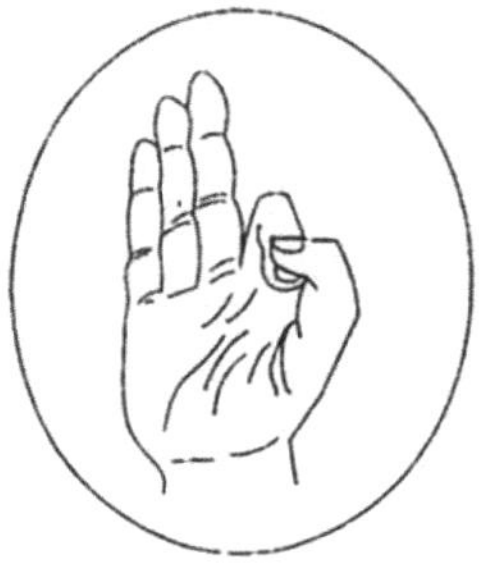

वरुण मुद्रा

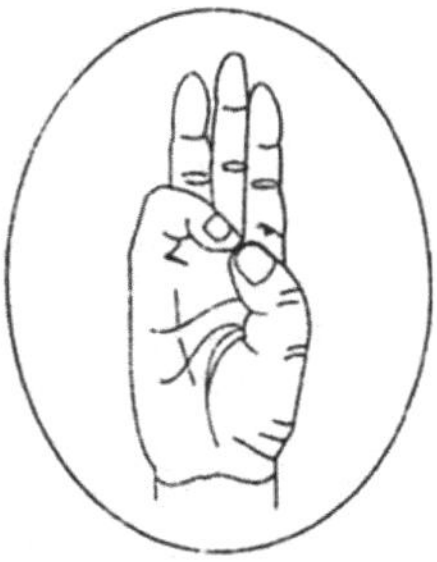

कनिष्का (छोटी उंगली) को मोड़ कर अंगूठे के अगले भाग से मिलाने से वरुण मुद्रा बनती है।

लाभः इस मुद्रा के अभ्यास से जल तत्त्व की कमी से होने वाले रोग दूर हो जाते हैं। चर्म रोग व मुहांसे दूर होते हैं। सौंदर्य में निखार आता है। इस मुद्रा से त्वचा व रक्त के विकार भी दूर हो जाते हैं।

सलाहः अधिक खांसी-सर्दी होने पर इस मुद्रा का अभ्यास ज्यादा देर तक न करें।

पृथ्वी मुद्रा

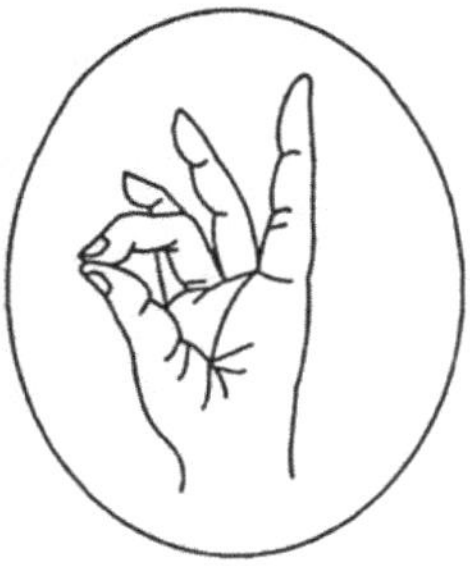

अनामिका को अंगूठे के अगले भाग से स्पर्श करने से पृथ्वी मुद्रा बनती है।

लाभः इससे शरीर ऊर्जावान बनता है। दुबला-पतला भी स्वस्थ हो जाता है व वजन बढ़ता है। इससे स्मरण शक्ति व क्षमता में वृद्धि होती है। इससे मस्तिष्क की ऊर्जा भी बढ़ती है।

अपानवायु या हृदय मुद्रा

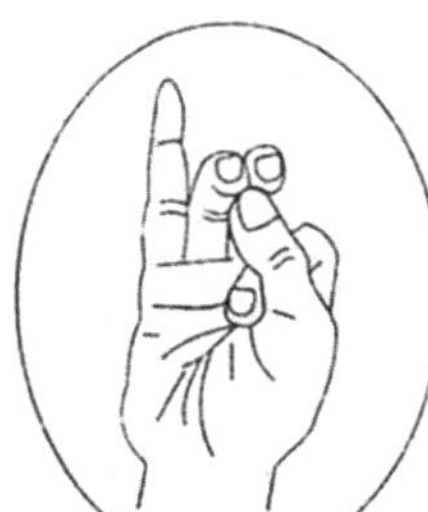

इस मुद्रा में तर्जनी उंगली मोड़ कर हथेली से छूएं या अंगूठे के निचले हिस्से से स्पर्श करें। मध्यमा व अनामिका उंगली को अंगूठे के अगले भाग से स्पर्श करें। इस मुद्रा में छोटी उंगली को सीधा रख सकते हैं।

लाभः यह मुद्रा दिल का दौरा रोकने के लिए इंजैक्शन का काम करती है। इसे नियमित रूप से करने से दिल की कमजोरी दूर होती है। इससे पेट की गैस निकलती है। सिर दर्द व दमे की शिकायत में लाभ होता है। हृदय व उच्च रक्तचाप के रोगी को सीढ़ियां चढ़ने से पांच मिनट पहले इस मुद्रा का अभ्यास करना चाहिए।

• • •